# 运动损伤处理指导手册

## （第5版）

[英]梅林达·J.弗莱格尔（Melinda J. Flegel） 著 罗伟 邓旻 金鑫 译

U0377426

人民邮电出版社

北京

**图书在版编目（CIP）数据**

运动损伤处理指导手册：第5版／（英）梅林达·J.
弗莱格尔（Melinda J. Flegel）著；罗伟，邓旻，金鑫
译. -- 北京：人民邮电出版社，2020.8
ISBN 978-7-115-52107-1

Ⅰ. ①运… Ⅱ. ①梅… ②罗… ③邓… ④金… Ⅲ.
①马拉松跑－运动性疾病－损伤－诊疗－手册 Ⅳ.
①R873-62

中国版本图书馆CIP数据核字(2019)第211522号

**免责声明**

本书内容旨在为大众提供有用的信息。所有材料（包括文本、图形和图像）仅供参考，不能用于对特定疾病或症状的
医疗诊断、建议或治疗，且不能保证每一位读者都能通过使用本书中的运动方法取得成功。作者和出版商都已尽可能
确保本书技术上的准确性以及合理性，且并不特别推崇任何治疗方法、方案、建议或本书中的其他信息，并特别声明，
对读者的运动效果不负任何责任，不会承担由于使用本出版物中的材料而遭受的任何损伤所直接或间接产生的与个人
或团体相关的一切责任、损失或风险。

## 内 容 提 要

能够对运动者的损伤及时做出正确的处理，是教练、家长乃至运动者自己必须掌握的重要技能。本书专门为运动
打造，旨在为发生损伤的运动者提供初步的有效帮助。本书介绍了运动损伤处理的基础知识及技能，包括身为不同角
色应做出不同的反应、损伤处理时的分步措施、损伤者的身体评估及转移方法，同时还针对超过 110 种不同的损伤，
提供了具体的损伤评估方法、处理措施、预防和复出策略，致力于帮助受伤的运动者及时获得科学的帮助。

◆ 著    ［英］梅林达·J. 弗莱格尔（Melinda J. Flegel）
　译　　罗　伟　邓　旻　金　鑫

　责任编辑　林振英
　责任印制　周昇亮

◆ 人民邮电出版社出版发行　　北京市丰台区成寿寺路 11 号
　邮编　100164　电子邮件　315@ptpress.com.cn
　网址　https://www.ptpress.com.cn
　北京捷迅佳彩印刷有限公司印刷

◆ 开本：700×1000　1/16
　印张：19.5　　　　　　　　　2020 年 8 月第 1 版
　字数：437 千字　　　　　　　2024 年 7 月北京第 3 次印刷
　著作权合同登记号　图字：01-2015-8627 号

定价：148.00 元
读者服务热线：(010)81055296　印装质量热线：(010)81055316
反盗版热线：(010)81055315
广告经营许可证：京东市监广登字 20170147 号

# 目　录

# 前　言

　　一名成功的教练不仅需要精通运动的技巧和策略，还需要懂得如何传授技战术，激励运动员，管理各种琐碎之事。同时教练还应当在第一时间对运动员的伤病做出反应。

　　据美国全国州高中协会联盟（NFHS）报告，2011至2012年，有7 692 520名高中生参加了运动项目。一项涵盖9种运动项目（橄榄球、男子篮球、女子篮球、男子足球、女子足球、棒球、垒球、排球和摔跤）的研究于2011至2012年随机选择了100所美国高中进行监测，研究者估计，在参与这些运动的运动员中，大约发生了1 392 262起损伤（Comstock et al., 2012）。研究者还发现，大约740 493起损伤是在比赛中发生的，还有651 769起发生在训练当中。

　　理想情况下，每次比赛和训练都应当有医务人员在场，例如经过认证的运动防护师或紧急医疗救护员（EMT）。遗憾的是，只有不到42%的美国高中有专门接受过运动损伤评估、处理和预防培训的认证运动防护师。即使学校有运动防护师，他们也并不一定能参加每一项运动的每次训练和比赛。有些比赛可能有紧急医疗救护员或医生在场，但是他们并不能出席每一场比赛和训练。所以，作为一名教练，你经常需要负责为受伤的运动员实施急救。

　　为了帮助你应对受伤运动员的施救难题，美国运动教育计划（ASEP）开发了一套运动急救课程，本书是该课程的教材。

　　本书及配套的运动急救课程涵盖了完成以下任务的具体指导内容。

　　1. 采取紧急措施。

　　2. 进行身体状况评估，对出血、组织损伤和不稳定损伤实施急救。

　　3. 移动受伤的运动员和让运动员返回赛场。

　　除了运动急救课程，ASEP还提供了具有广泛应用的教练原则课程和技战术教学课程。这些课程一起组成ASEP的铜牌课程（详见附录B）。ASEP通过ASEP专业教练教育计划向全国各地的在校执教教练传授这些课程，已经有30家州高中协会全部或部分采纳了该计划。

　　在编撰和修订过程中，本书经过了运动医学专业关键领域专家们的审查。他们认真仔细的审阅和宝贵的反馈意见，保证了这是一本有科学依据可循的新的教练用书。本书介绍的程序还经过了适当改良，以反映2010年美国心脏协会心肺复苏与紧急心血管救护指南中的部分内容。

　　但是，ASEP想强调的是，这本书是运动急救，而不是通用医疗程序指南。本书的内容是专为运动打造的，基本的观点是，教练应该首先对大多数运动员损伤做出反应，但却因为没有接受适当医学训练而不能提供初步急救反应之外的救护。

　　因此，本书是对运动场上的运动损伤的鉴别和紧急处理方法的讲解。最为基础的内容是，本书解释了有运动员受伤时，你应该做什么和不应该做什么。

本书第一部分介绍了有效的运动急救所需的团队合作与准备工作。第1章涵盖你在运动保障团队中的角色，包括你的职责和限制。你将了解其他人（包括家长和法律体系的人员）希望你这名运动急救员做些什么。你还会了解运动保障团队的其他成员的角色，以及怎样与他们合作以取得成功。第2章教你如何为在运动保障团队中的职责做好准备。这其中包括，赛季前的热身计划，营造安全的运动环境，为紧急的天气状况做计划，确保使用大小合适的防护装备，强制推行适当的运动技巧和安全规则，以及制定医疗应急计划。采用这些策略，你就能大大降低运动员的伤病风险。

在第二部分中，你将了解运动急救的基础知识。第3章涵盖解剖和运动急救的术语。第4章解释了实施紧急措施的步骤，以及对危及生命的状况进行急救，例如窒息。其中包括更新后的心肺复苏（CPR）、海姆利希手法和自动体外除颤器（AED）的使用指南。第5章则罗列了更常见状况的评估和护理，包括出血、休克、不稳定损伤和局部组织损伤，重点强调身体状况评估。第6章展示了如何安全地移动受伤或生病的运动员。

第三部分涵盖了超过110种不同的伤病，包括各种伤病的评估、急救、预防和复出策略。第7章至第11章涵盖了可能危及生命的问题的处理方法，例如呼吸疾病、头部、脊柱和神经损伤、内脏损伤、突发疾病和温度相关疾病。尽管这些问题并不常见，但一旦发生，你需要做好准备，提供快速、适当的急救，因为这能帮助你挽救运动员的生命。在第12章至第15章中，你将了解如何识别比较常见的运动相关的上半身和下半身肌肉骨骼损伤、面部和头皮损伤及皮肤状况，以及怎样进行急救。

ASEP最初组织编写本书是作为自己的运动急救课程的教材。其初衷是为学校和俱乐部体育教练提供运动损伤急救技巧和基础知识。本书第5版依然是运动急救课程最主要的资源，该课程现在有两种授课方式——线下和线上。

ASEP相信，只要掌握了本书和配套课程中的知识和技巧，你就有信心、有能力对自己的运动员实施急救。运动员的健康和成功取决于此。

## 参考文献

Comstock, R.D., Collins, C.L., Corlette, J.D. and Fletcher, E.N. 2013. National High School Sports-Related Injury Surveillance Study: 2011-2012.

Field, J.M. et al. 2010. Part 1: Executive summary: 2010 American Heart Association Guidelines for Cardiopulmonary Resuscitation and Emergency Cardiovascular Care. Circulation 122 (suppl 3): S640-S656.

National Federation of State High School Associations. 2011-12 High School Athletics Participation Survey Results.

Travers, A.H., et al. 2010. Part 4: CPR overview: 2010 American Heart Association Guidelines for Cardiopulmonary Resuscitation and Emergency Cardiovascular Care. Circulation 122 (suppl 3): S676-S684.

# 致 谢

没有大家的帮助，如此庞大的出书项目是根本不可能完成的。因此，我衷心地感谢对本书第5版有所帮助的每一个人。克里斯·德鲁斯、朱莉·马克斯·古德劳、玛莎·古洛、弗雷德·斯塔伯德，以及人体运动出版社的很多敬业的合作伙伴都在我完成新版本的过程中给予了很多帮助，并协助我完成本书的策划、制作和发行的工作。我还要感谢我的家人、朋友和同事一直以来的支持和鼓励。最后我还要感谢读者们不遗余力地为运动员提供安全的运动环境。

# 第一部分

# 运动损伤处理简介

"个人对团队事业的奉献——这是团队协作的根本……"

**文斯·隆巴迪**

　　个成功的运动保障团队需要团队协作并愿意时刻做好准备。没有哪位状态不佳或者不熟悉团队的运动员一走上赛场就能够获胜的。有效的运动急救员也是如此。

　　本书第1章介绍了你在运动保障团队中的角色，包括你的职责和局限。你将了解家长和法律规则希望你这名运动急救员做些什么。你还会了解运动保障团队的其他成员的角色，以及怎样与他们互动，并取得成功。

　　就像运动员需要赛季前准备或热身才能取得好成绩一样，你也需要为自己在运动保障团队中的责任做准备。制定损伤预防策略就是准备工作的一部分。第2章会提供一些建议，帮助你迈出第一步，包括实施赛季前的热身计划，营造安全的运动环境，针对突发天气状况做计划，以及强制推行适当的运动技巧和安全规则。这一章还会提供医疗应急计划制定的指导，帮助你为各种运动急救状况做好准备。采取这些策略，你就能大大降低运动员的伤病风险。

# 你在运动保障团队中的角色

**在本章中，你将了解如下内容。**

▶ 运动保障团队是什么，有哪些成员。

▶ 你在运动保障团队中的角色是什么。

▶ 家长们希望你具备哪些急救知识。

▶ 你可能会与哪些医生合作，与他们合作时你的作用是什么。

▶ 紧急医务人员、运动防护师和理疗师的工作是什么，与他们合作时你的作用是什么。

▶ 急救后续有哪些重要的治疗和康复过程。

**从**发令枪响起到终点线，如果想获胜，一个接力赛队伍就得像一台加了润滑油的机器一样高速运转。在这个团队中每一名团队成员都有特殊的作用——第一棒应该一开始就抢在前面，第二棒负责快速、顺利地过渡，第三棒帮助稳定优势，而最后一棒则要顶住压力，自信、冷静地比赛。一个人出错，全队皆输。运动保障团队也是如此。每位成员都要发挥其特殊的作用，才能保证进行适当的紧急评估，照顾受伤或生病的运动员。如果有一个团队成员启动速度比较慢、掉棒，或者越过自己的界线，运动员最终都将承受痛苦。结果就是会造成更大的损伤，延误运动员的康复，或者造成灾难性的后果。

如果说保持运动员健康是一场赛跑，那么这场赛跑一共分成四棒（见图1.1）。第一棒是预防伤病。第二棒是鉴别伤病，进行急救处理。第三棒是评估或诊断加治疗，而第四棒则是康复。

在这场赛跑中，很多团队成员都会参与。

● 运动员。

● 家长。

● 教练。

● 急救员或辅助医护人员。

● 医生。

● 运动防护师。

● 理疗师。

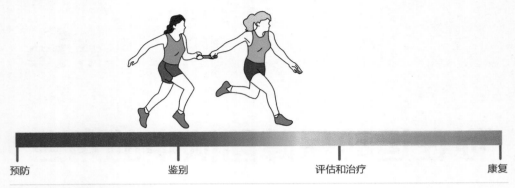

预防　　　　　　　鉴别　　　　　　　评估和治疗　　　　　　　康复

**图1.1**　运动医疗接力

- 牙医或口腔外科医生。
- 验光师。
- 体能教练。
- 装备管理员。

这场接力赛的独特之处在于，每一位成员都不只负责一棒。例如，作为运动健康专家，运动防护师可以参与这场比赛的三到四棒。运动员自己则参与比赛的每一棒。

在进一步介绍各位团队成员及其扮演的角色前，先看看你在运动保障团队中的某些角色。

## 教练在运动保障团队中的角色

作为教练，你很可能会参与运动健康接力的每一个环节——预防、鉴别、评估和治疗、康复。

你的角色是由以下因素决定的。

- 具体法律体系规则和学校管理规则。
- 家长的预期。
- 与其他运动保障团队成员的互动。

### 教练角色的法律定义

基本上，法律体系支持这一理论：教练的主要角色是，尽量降低运动员在教练监督下的受伤风险。这其中包括以下多项职责。

1. 运动前适当规划。
- 按正确的流程教授运动技能。
- 考虑各个运动员的发育水平和目前的身体状况。通过赛季前体能测试，评估运动员的体能和技能水平，并相应地制定锻炼计划。
- 保存体能测试结果和锻炼计划的书面记录。除非万不得已，否则不要偏离计划。
2. 提供适当的指导。
- 确保运动员的状况适合参赛。
- 教会运动员体育项目规则以及正确的技能和策略。例如，在橄榄球运动中需要教导运动员，擒抱时用头（顶撞）是违规的，也是一种很危险的技术。
- 循序渐进地教会运动员运动技能和热身练习，使运动员做好充分准备，以应对难度更高的技能或锻炼。
- 不断学习更好、更安全的体育技能。
- 提供有能力胜任且负责的助理。如果你有教练助理，不仅要确保他们熟悉运动技能和战术，还要确保他们的行为成熟、负责任。
3. 声明固有（潜在）的风险。
- 向家长和运动员口头或书面声明特定

运动固有的健康风险。

- 还应警告运动员潜在的有害情况，例如比赛条件危险或使用的装备有故障等。

4. 提供安全的物理环境。

- 监测当前的环境状况（刮风、温度、湿度和恶劣天气警告）。
- 定期检查训练场地、更衣室、力量训练室和危害躲避室。
- 消除所有隐患。
- 杜绝设施使用不当或者在没有指导的情况下使用。

5. 提供充分、恰当的装备。

- 确保运动员使用适当的装备，提供最大限度的损伤防护。
- 定期检查装备。
- 教导运动员如何穿戴、使用和检查自己的装备。

6. 适当匹配运动员。

- 根据身材、体格成熟度、技能水平和经验等条件匹配运动员。
- 不要硬让体格还不成熟的运动员或新手对抗处于巅峰状态、技术纯熟的运动员。

7. 评估运动员是否会受伤或能力不足。

- 要求所有运动员接受赛季前体能训练和检查，发现潜在的健康问题。
- 如果运动员只有在忍受疼痛甚至失能（例如走、跑、跳、掷等受限）的情况下才能完成训练和比赛，则要暂停该运动员的训练和比赛。

8. 密切监督运动员的活动。

- 不要让运动员在没有适当监督的情况下练习高难度或者可能有危险的技能。
- 禁止打闹，例如"摔跤"。

- 不要让运动员在没有监督的情况下使用运动设施。

## → 恢复比赛时以安全为重

运动员如果出现任何以下情况，都不能继续活动。

- 失能。这表示不能走、跑、冲刺、跳或无跛行单足跳。对于手臂，可以包括不能投掷、抓、击球或用手握持。
- 发热。
- 头痛、失忆、头晕、耳鸣或头部受伤昏迷不醒。
- 气温过高、过低导致的相关疾病。
- 活动时感觉疼痛。

运动员一旦出现这些问题，必须接受医生检查，待医生确认没有问题后方能恢复正常活动。

9. 提供适当的紧急救助。

- 学习运动急救和心肺复苏（CPR）相关知识。
- 必要时采取措施。法律规定，作为教练，当你所指导的运动员遭受任何伤病时，你应当负责提供急救。因此，运动员出现损伤时，如果没有医疗人员在场，你应当负责紧急处理。
- 仅使用那些你具备了相应资质的技能，按照所接受的运动急救、心肺复苏和其他运动医学课程培训的知识，提供相关的标准护理。
- 如果运动员为未成年人，应当在赛季前获得父母关于教练有责任向运动员提供紧急处理的书面同意。对于受伤的成年运动员，应明确询问其是否需要帮助。如果其没有反应，则通常表示默认同意。如果其拒绝帮助，则无须提供。事实上，如果你仍然坚持要进行护理，对方可以控告你骚扰。

美国的某些州还要求教练遵守额外的护理标准。

你应当熟悉这9项法律责任。前8项主要是关于预防措施的，第2章还会更详细地说明。本书的主要目的是帮助你应对第9项。

## 父母的期望

当孩子受伤时，父母会向你寻求指导。他们可能会问到如下问题。

你觉得我的孩子膝盖出了什么问题？

如果孩子继续比赛，情况会不会恶化？

我的孩子应该去看医生吗？

参加橄榄球比赛时，我的孩子需要戴防护性膝关节固定带吗？

固定带能不能预防孩子的脚踝再受伤？

我的孩子什么时候才能再参加比赛？

虽然你不能全部回答这些问题，但知道谁那里有这些问题的答案也会有所帮助。这个时候运动保障团队的其他成员就派上用场了。让我们来看看这个团队的其他成员，了解他们的职责，并学习怎样跟他们互动。

## 运动保障团队的其他成员

你在运动保障团队中的角色通常是由团队中的其他成员决定的。你可以鼓励运动员对自己的医疗负责。运动员的父母不仅需要从你那里获得信息（让他们了解预防措施和孩子遭受的伤病），还能够给予你大力支持，例如确保孩子进行赛季前体检，遵守你的伤病预防规定。最后，与运动医疗专科医生维持良好的合作关系，可以使交接过程更加顺利。

## 运动员

运动急救关键的第一点是，运动员必须自己进入角色，重视自己的医疗。他们需要积极参与赛季前的体检、体能筛查、热身，以及对自身损伤的评估和护理。同样重要的是，他们应当清楚地向父母、教练或运动保障团队的其他成员报告伤病的情况。最后，运动员还必须严格遵守受伤或生病时的参赛限制。

## 父母

父母可以辅助运动保障团队其他成员，确保孩子完成参加赛季前的体检、体能筛查和热身。父母还能随时注意伤病体征，确保孩子向教练或运动保障团队其他成员报告这类体征。最后，父母还应支持运动保障团队成员因伤病而限制孩子参加比赛的决定。

你的角色是随时告知父母他们的孩子遭受到的伤病。

## 急救医务人员和辅助医护人员

紧急医疗救护员和辅助医护人员必须都接受过急救方面的专业培训。他们应当有着娴熟的紧急严重问题评估监测技巧，以及基本的医疗护理技巧。他们还擅长严重外伤的固定，以及将伤病员安全转移到急救医疗机构。

尽量去认识本地的急救医务人员。在一些身体接触性运动（例如橄榄球和摔跤）的锦标赛和其他赛事期间，本地的急救医务人员有可能愿意来当志愿者，或者有偿提供人力和救护车，可以在必要时进行急救。

一旦急救医务人员到达现场，你就应当让他们接手治疗运动员。他们每天都在处理急诊，技术也更好。你的作用是在必要时提供辅助。

1. 提供相关信息，例如怎么受的伤，已经进行了哪些急救。
2. 负责维持现场秩序。
3. 必要时执行其他任务。

如果运动员受伤时没有急救医务人员在场，你的角色有以下几种。

1. 保护运动员，避免其再受伤害。
2. 如有必要，叫人去找急救医务人员。
3. 评估伤势。
4. 进行急救。
5. 向急救医务人员提供相关信息：事件的发生过程，已经进行了哪些急救。

# 医生

在整个运动保障团队中，医生是唯一有资格诊断运动员伤病的成员。医生还可以给出伤病疗法和康复方案。

### 医生的分类

受伤的运动员应该去看哪一科的医生——家庭医生、儿科医生、骨科医生，还是足科医生？虽然答案最终由运动员的父母或法定监护人（或运动员的保险）决定，但他们可能会询问你的意见。为了给出有用的答复，最好了解一下医生的分类。

**家庭医生**擅长家庭的全科医疗，下可治婴儿，上可医老人。

**儿科医生**则专门为婴儿至青少年提供医疗服务。

**骨科医生**所学习的是诊断骨骼、肌肉和其他关节组织如软骨、肌腱、韧带和神经损伤，并提供用药和手术治疗。

**眼科医生**负责眼睛的用药和手术治疗，以及眼部疾病和损伤的预防。

**理疗师**擅长诊断所有影响肌肉骨骼系统的伤病，并进行相关的训练与康复治疗。

**足科医生**为腿部和足部疾病提供药物治疗和实施手术。他们还能制作特殊的鞋垫，纠正脚和腿部的对齐问题。

很多专科医生团体，例如骨科和儿科医生组织，会给医生上特殊的运动医学培训课。参加过培训的医生对于运动员的特殊需求尤其敏感。他们会尽其所能，帮助运动员最快速、最安全地复出。

如果你实在找不到接受过运动医学培训的医生，自身热爱运动和开展锻炼的医生也会照顾到受伤运动员的独特需求。

### 与医生合作

作为教练，你应当尽量与医生建立起密切的合作关系。你可以请医生帮忙开展队员体检和赛季前筛查，以及向教练组教授运动医学基础知识。有些医生还会志愿或有偿地为主场比赛提供医疗帮助。

一旦医生对运动员进行了检查，你一定要支持医生的建议。这其中包括参赛限制。如果运动员的父母或法定监护人对医生的诊断和治疗不满意，也可以再看看别的医生。但是，不管是父母或者监护人，还是你自己，仅仅为了获得运动员继续比赛的许可就让运动员四处求医，这是不道德的。

受伤的运动员接受了医生的评估之后，你应该督促运动员坚持接受运动防护师或理疗师的治疗。这些专业人员都接受过相关培训，可以通过分析力量、关节活动、柔韧性、协调性，以及其他体格状况，指导运动员进行个性化康复项目。他们也懂得各种治疗形式，例如旋涡浴、按摩、超声和肌肉刺激，以及关节松动术等理疗法。这些方法可以减轻疼痛，减少肿胀，促进组织愈合，恢复功能，以保证运动员安全地返回运动场。

你应该建议运动员从医生那里获得转诊许可。然后运动员便可以预约运动防护师（如果学校没有的话），或者当地运动医学诊所、理疗诊所或医院医疗科的理疗师。

## 认证运动防护师

运动防护师是经过国家认证的综合性医疗保健人员，接受过运动损伤预防、评估、治疗和康复等专业培训。在练习和比赛过程中，运动防护师可以立即评估伤势并进行处理，还要确认受伤的运动员能否继续运动。他们接受过损伤康复培训，以确保运动员能够安全地回到运动场上。他们也具备相应资质，为运动员准备合适的防护垫和装备，以及起支撑作用的绷带和保护带。

运动防护师必须在医生的监督下或经医生推荐工作。在高中，运动防护师既可以只担任运动防护师，也可以白天当老师、课余时间当运动防护师。有的运动防护师本来在运动医学、骨科或理疗机构工作，以签约或"租借"形式到高中任职。如果你所在的高中没有聘用运动防护师，你可以建议通过这些途径聘请。现场有运动防护师不仅可以确保更加快速、全面地评估和护理受伤的运动员，还可以解放教练组，让他们将主要精力放在执教上。

运动防护师还可以通过筛查运动员，制定并实施赛季前热身计划，帮助预防受伤。具体来说，他们会评估运动员的力量、柔韧性和协调性，然后量身打造热身计划。最后，运动防护师可以为运动员提供有价值的合理运动的技巧。

当有运动员受伤时，你应当配合运动防护师做好以下工作。

- 说明受伤过程。
- 支持运动防护师的决定，包括运动员的护理，以及能否继续参与训练或比赛。
- 鼓励运动员坚持康复训练。

## 理疗师

理疗师属于医务人员，负责帮助伤病人员康复。他们接受过相关培训，可以处理多种医学问题，包括脑性麻痹、惊厥、心脏问题、下身麻痹、烧伤和运动损伤。

部分理疗师擅长评估和处理运动损伤，还擅长运动损伤后的康复。在这之前，他们必须具备2 000小时的临床运动医学经验，并成功通过运动理疗考试，方能得到认可，成为运动理疗师。

有运动员受伤时，你应当配合理疗师，此时你所起到的作用大致与你配合运动防护师时相同。

- 说明受伤过程。
- 支持理疗师的决定，包括运动员的护理，以及能否继续参与训练或比赛。
- 鼓励运动员坚持康复训练。

## 牙医或口腔外科医生

牙医和口腔外科医生都接受过相关培训，能够评估和治疗口腔、牙齿和下颌疾病和损伤。牙医一般要先接受三年或以上的本科教育，然后再读四年牙科。口腔外科医生则是完成了医院外科住院医培训的牙医，额外接受了手术治疗培训，包括影响口腔、牙齿和下颌以及面部的各种疾病。

你应当鼓励运动员在身体接触性运动中戴上适当的口腔或面部保护装置。

## 验光师

虽说验光师并不是医生，但也接受过专

业培训，并获得相关认证，可以诊断视力问题和眼睛疾病。他们还可以给患者配眼镜、选择隐形眼镜，以及开药治疗眼睛疾病。

你应当鼓励运动员在身体接触性运动中佩戴适当的护目镜或面部保护装置。

## 体能教练

体能教练可以进行状态评估，为运动员制定专门的热身计划并进行指导，从而为你节省宝贵的时间和精力。热身计划强调具体位置（例如平衡木选手或后卫球员）和特定运动项目（例如高尔夫或摔跤）对体能的需求。受过良好训练的体能教练都是通过全国

性组织机构获得认证的，例如美国国家体能协会和美国运动医学院。

你的角色是坚持让运动员参加体能评估，并参加所有的热身锻炼。

## 装备管理员

装备管理员可以负责监督装备的检查、清洁、维护、储存及安装。你可以与装备管理员协作，必要时辅助进行装备的安装和维护，并严格要求运动员正确使用装备。你还应当注意装备的磨损老化。

表1.1总结了运动保障团队成员的一般职责。

表 1.1　运动保障团队成员的职责

| 团队成员 | 第1棒——预防伤病 | 第2棒——鉴别和急救 | 第3棒——评估和治疗 | 第4棒——康复 |
| --- | --- | --- | --- | --- |
| 运动员 | • 接受赛季前的筛查和体检<br>• 参加热身项目<br>• 穿戴适当的护具<br>• 遵守安全规则 | • 告知父母、教练或运动防护师伤病情况<br>• 接受医生、运动防护师或运动理疗师的伤病评估 | 接受急救或医生的治疗 | • 严格遵循康复和热身锻炼<br>• 获得许可之后才能回到运动场上 |
| 父母 | • 确保运动员参加赛季前的筛查和体格检查<br>• 确保运动员参加热身项目<br>• 确保运动员穿戴适当的护具 | • 留意损伤和疾病<br>• 确保运动员的伤病得到全面评估，并接受适当的治疗 | 确保运动员接受适当的急救或医生的治疗 | • 鼓励运动员遵循康复和热身指导<br>• 在获得许可前，阻止运动员复出 |
| 教练 | • 确保运动员参加赛季前的筛查和体格检查<br>• 确保运动员参加热身项目<br>• 确保运动员穿戴适当的护具<br>• 推行安全规则 | • 留意损伤和疾病<br>• 作为急救评估和处理现场的第一人<br>• 建议其他人做适当的诊断检查，评估运动员状况 | 急救现场第一人 | • 鼓励运动员严格遵循康复和热身指导<br>• 在获得许可前，禁止运动员复出 |
| 医生 | 开展赛季前的体格检查 | • 在赛事过程中，志愿或有偿提供现场紧急医疗援助<br>• 自己或请他人做适当的诊断检查，评估运动状况 | • 指定适当的治疗方法<br>• 将受伤的运动员转诊给运动理疗师，以进行康复 | • 可以推荐或指定特定的康复锻炼<br>• 可以开出最终的全面复出许可 |
| 牙医或口腔外科医生 | 推荐并安装护齿套 | 评估口腔损伤 | 治疗口腔损伤 | 在口腔损伤后，开出最终的全面复出许可 |
| 验光师 | 推荐适当的护目镜和配镜 | | | |
| 急救员或辅助医护人员 | | 在赛事过程中，志愿或有偿提供现场紧急医学评估、护理和运送服务 | | |

续表

| 团队成员 | 第1棒——预防伤病 | 第2棒——鉴别和急救 | 第3棒——评估和治疗 | 第4棒——康复 |
|---|---|---|---|---|
| 运动防护师 | • 提供赛季前的体能和损伤风险评估筛查<br>• 辅助安排和开展赛季前的体检<br>• 推荐或制定赛季热身计划<br>• 检查装备和运动场状况<br>• 建议对有故障的装备或运动场进行更换或整改<br>• 确保为每位运动员准备合身的装备<br>• 必要时推荐防护固定器或绷带 | • 留意损伤和疾病<br>• 作为急救员或评估和处理现场的第一人<br>• 帮助急救员或辅助医护人员做好准备工作，以便将运动员送往医疗机构<br>• 必要时推荐就医诊断 | 按医生指定的方法治疗损伤（例如超声） | • 评估运动员的症状和身体机能<br>• 量身定制康复计划<br>• 在康复期间保持运动员的体能逐步复出<br>• 使运动员安全地逐步复出<br>• 研制和安装防护固定器或护垫，以防运动员再次受伤 |
| 理疗师 | 运动理疗师——<br>• 提供赛季前的体能和损伤风险评估筛查<br>• 更换故障装备或运动场<br>• 确保为每位运动员准备合身的装备 | 运动理疗师——<br>• 留意损伤和疾病<br>• 作为急救员或评估和处理现场的第一人<br>• 必要时推荐就医诊断 | 按医生指定的方法治疗损伤（例如超声） | • 评估运动员的症状和身体机能<br>• 量身定制康复计划<br>• 在康复期间保持运动员的体能逐步复出<br>• 使运动员安全地逐步复出<br>运动理疗师——<br>研制和安装防护固定器或护垫，以防运动员再次受伤 |
| 装备管理员 | • 检查装备状况<br>• 更换故障装备或监督整修<br>• 确保为每位运动员准备合身的装备 | | | |
| 体能教练 | • 提供赛季前的体能和损伤风险评估筛查<br>• 制定热身计划并监督执行情况 | | | 鼓励运动员严格遵循康复和热身指导 |

# 第1章　回顾

☐ 为了最小化运动员受伤的风险，你是否做到了以下几点？
　　☐ 运动前适当规划。
　　☐ 提供适当的指导。
　　☐ 声明固有（潜在）的风险。
　　☐ 提供安全的物理环境。
　　☐ 提供充分、恰当的装备。
　　☐ 适当匹配运动员。
　　☐ 评估运动员是否会受伤或能力不足。
　　☐ 密切监督运动员的活动。
　　☐ 提供适当的紧急救助。
☐ 你能否准备好了说明受伤过程？你是否支持运动保障团队的决定，并在康复期间鼓励运动员？
☐ 你是否认识本地的急救医务人员、医生、运动防护师和理疗师？你是否准备了本地不同科室医生的名单，需要时方便介绍运动员去看医生？
☐ 你是否与本地医生建立了合作关系？这些医生可以作为资源，并可以为运动队开展体检或赛季前筛查。

## 推荐阅读

McCaskey, A.S., and K.W. Biedzynski. 1996. A guide to the legal liability of coaches for a sports participant's injuries. *Seton Hall Journal of Sport Law* 6(1):7–125.

Spengler, J.D., Connaughton, D.P., and A.T. Pittman. 2006. *Risk Management in Sport and Recreation*. Champaign, IL: Human Kinetics.

# 第2章

# 比赛计划中的运动损伤处理

## 在本章中，你将了解如下内容。

▶ 自己如何学习最新运动损伤处理知识。

▶ 你应当保存各运动员的哪些医疗记录。

▶ 如何制定和实施天气应急计划。

▶ 在检查设施危险或装备尺码和使用是否得当时，应该查看哪些方面。

▶ 急救箱里应该放哪些东西。

▶ 为什么需要在比赛计划中加入赛季前的体检、体能筛查和热身计划。

▶ 怎样制定紧急损伤处理计划。

为了保持团队的竞技水平，你通常会做好训练计划，制定比赛战术，使运动员做好充分准备。你的经验告诉你，做好赛前计划是取胜的关键。运动损伤处理也是如此。为了有效处理损伤，你必须做好计划。不做好充分准备，便很难应对严重的伤病，例如失血、昏迷不醒以及呼吸困难。本章将说明如何做准备，包括搜集运动员的病历，制定应急计划，准备急救箱，以及在常规计划中加入体检筛查和热身。

## 损伤处理教育

美国运动教育计划强烈建议你在学习本书中的知识后，获取心肺复苏施行方法和自动体外除颤器（AED）使用方法的相关认证。你可以通过美国红十字会或美国心脏病协会获得认证。这些项目是全美范围内认可的急救标准。获得认证后，你便可以进行认证项目中教授的标准护理。

## 心肺复苏认证

每一位教练都应获得心肺复苏认证。你可以通过第13页中列举的机构，学习该课程，并获取认证。

## 与时俱进

随着运动医学的不断进步，你也需要跟上知识新进展的步伐。未来使用的运动损伤处理技术很可能与当前推崇的方法截然不同，也先进得多。以下方法可以帮助你跟上这些变化：

- 阅读最新的运动医学书籍和文章，学习最新的技术。
- 更新你的损伤处理培训和心肺复苏认证。某些心肺复苏认证有效期只有一到两年。
- 参加运动医学和损伤处理研讨会、门诊培训。随着该领域的发展，损伤处理课程也会更新，几年后你可以再次学习该课程（详情见附录B）。

## 认清局限性

即便你自学了大量运动损伤处理的知识，也不要插手医生的职责。你需要认清自己的局限性，只做自己有资质的处理。如果你无视自身培训的局限性，则可能对运动员造成多年无法摆脱的伤害。如果真的因为你不负责任的行为伤害到运动员，你可能会惹上官司。如果现场有医务人员，应该让他们全权负责伤病的处理，但是对方要求时可以提供帮助。

## 保存运动员的医疗记录

跟大部分教练一样，你很可能也保存着

运动员表现的统计学记录。你是否也熟悉每位运动员的健康状况？如果回答为否，请收集每位运动员的以下信息。

- 同意书。
- 病史。
- 急诊信息卡。

## 同意书

记住，在没有经过同意的情况下，不能对未成年人实施损伤处理。赛季前，你必须请父母或法定监护人为他们的孩子填写并交回措辞明确的同意书。像图2.1这样的知情同意书会告知父母或监护人以及运动员运动固有（潜在）的风险，并请父母或监护人同意你治疗孩子的突发疾病或损伤。

## 病史

你应当了解自己的运动员有没有可能影响参加比赛的健康问题，这一点非常重要。这其中包括糖尿病、哮喘、癫痫、心脏杂音和皮肤疾病。如果医生允许有健康问题的运动员参赛，你应当保存以下记录。

- 健康问题。
- 运动员需要使用的特殊药物。
- 运动员活动限制。

病史（见图2.2）就含有这些信息。

## 急诊信息卡

如果发生紧急情况，你必须能够联系上运动员的父母或监护人以及医生。急诊信息卡（见图2.3）会给出他们的姓名和电话。卡上还会注明可能影响运动员治疗的已有健康问题，以示警告。赛季前，运动员的父母必须填写此卡。运动队到校外练习或比赛时，你应当随身携带一张急诊信息卡。

## 知情同意书

本人特此许可＿＿＿＿＿＿＿＿＿＿在于＿＿＿＿＿＿＿＿开始的赛季期间参加＿＿＿＿＿＿＿＿。此外，本人授权学校在我的孩子受伤或生病时，施以紧急治疗，前提是，具备相关资质的医务人员认为治疗有必要并负责进行治疗。只有当反复尝试联系本人未果时，本授权才有效。

日期＿＿＿＿＿＿＿＿＿＿＿＿＿＿＿　父母或监护人＿＿＿＿＿＿＿＿＿＿＿＿＿＿

地址＿＿＿＿＿＿＿＿＿＿＿＿＿＿＿＿＿　电话（　）＿＿＿＿＿＿＿＿＿＿＿＿

手机（　）＿＿＿＿＿＿＿＿＿＿＿＿＿　传呼机（　）＿＿＿＿＿＿＿＿＿＿

家庭医生＿＿＿＿＿＿＿＿＿＿＿＿＿＿　电话（　）＿＿＿＿＿＿＿＿＿＿＿

现病史（例如过敏或慢性疾病）＿＿＿＿＿＿＿＿＿＿＿＿＿＿＿＿＿＿＿＿＿＿

＿＿＿＿＿＿＿＿＿＿＿＿＿＿＿＿＿＿＿＿＿＿＿＿＿＿＿＿＿＿＿＿＿＿＿＿＿＿

发生突发情况时可以联系的其他人＿＿＿＿＿＿＿＿＿＿＿＿＿＿＿＿＿＿＿＿＿＿

与本人的关系＿＿＿＿＿＿＿＿＿＿＿＿＿＿　电话（　）＿＿＿＿＿＿＿＿＿＿

我的孩子和本人知晓，参加＿＿＿＿＿＿＿＿＿可能存在一定的危险。我们承担参与这项运动的所有风险，包括但不仅限于摔倒，与其他参与者身体接触，天气的影响，交通，以及与该运动相关的其他合理风险。我的孩子和本人均知晓和理解所有这些风险。

我们理解这份知情同意书的含义，同意其条款。

孩子签字＿＿＿＿＿＿＿＿＿＿＿＿＿＿＿＿　日期＿＿＿＿＿＿＿＿＿＿＿

父母或监护人签字＿＿＿＿＿＿＿＿＿＿＿＿　日期＿＿＿＿＿＿＿＿＿

**图2.1** 知情同意书

记住，运动员的病史和伤病状态是保密信息。因此，妥善保管这些信息是对运动员的尊重。另外，除非有运动员和父母或监护人的书面许可，否则也不要（向粉丝、运动员、媒体等）提及运动员的状态。

# 制定天气应急计划

闪电、龙卷风、洪灾、冰雹、飓风和其他紧急天气状况均可造成户外练习和比赛时的混乱。为了避免混乱，预防运动员、工作人员和观众受伤，你应当制定并实施天气应急计划。以下是应当包括的关键要素（Walsh et al., 2000）。

- **天气决策者**——负责决定何时停止练习和比赛的人。
- **暂停活动具体标准**——例如，为了防止被闪电击中，如果在闪电之后30秒内听到雷声，应立即躲避。或者，如果只听到雷声，没看到闪电，只需要停止活动即可（Walsh et al., 2000）。
- **天气观察者**——负责监听天气预警和警报，如有恶劣天气情况，通知决策者。
- **监听天气情况的方法**——例如广播。

## 运动员体检 _____

（运动项目）

姓名 _____ 年龄 _____ 出生日期 _____

地址 _____ 电话 _____

（城市）　　　　　　　（街道）　　　　　　（邮编）

**说明**

必须回答所有问题。隐瞒相关医学信息可导致医疗保险失效，并失去参加校际比赛资格。此次检查时，必须告知医生所有健康问题。

**病史**

你是否曾患过任何以下疾病？如果"是"，请向检查医生详细说明。

|  | 否 | 是 | 详细说明（如果是） |
|---|---|---|---|
| 1. 头部外伤或脑震荡 | ___ | ___ | _____ |
| 2. 骨或关节疾病、骨折、脱位、习惯性关节脱位、关节炎或腰背痛 | ___ | ___ | _____ |
| 3. 眼睛或耳朵问题（疾病或手术） | ___ | ___ | _____ |
| 4. 中暑 | ___ | ___ | _____ |
| 5. 头晕、晕厥或惊厥 | ___ | ___ | _____ |
| 6. 结核病或支气管炎 | ___ | ___ | _____ |
| 7. 心脏问题或风湿热 | ___ | ___ | _____ |
| 8. 血压过高或过低 | ___ | ___ | _____ |
| 9. 贫血、白血病或出血性疾病 | ___ | ___ | _____ |
| 10. 糖尿病、肝炎或黄疸 | ___ | ___ | _____ |
| 11. 溃疡、其他胃病或结肠炎 | ___ | ___ | _____ |
| 12. 肾或膀胱问题 | ___ | ___ | _____ |
| 13. 疝气（破裂） | ___ | ___ | _____ |
| 14. 精神疾病或精神失常 | ___ | ___ | _____ |
| 15. 药物或酒精成瘾 | ___ | ___ | _____ |
| 16. 手术或医生建议手术 | ___ | ___ | _____ |
| 17. 长期用药 | ___ | ___ | _____ |
| 18. 过敏或皮肤问题 | ___ | ___ | _____ |
| 19. 月经问题；末次经期 | ___ | ___ | _____ |
| 20. 确诊有镰状细胞特性 | ___ | ___ | _____ |

签字 _____ 日期 _____

**图2.2** 病史

## 急诊信息卡

运动员姓名 _____ 年龄 _____

地址 _____

住宅电话 _____ 手机 _____

运动项目 _____

请列出紧急情况下的两名联系人：

父母或监护人姓名 _____ 住宅电话 _____

地址 _____ 办公室电话 _____

第二名联系人 _____ 住宅电话 _____

地址 _____ 办公室电话 _____

与运动员的关系 _____

保险公司 _____ 保险号 _____

医生姓名 _____ 电话 _____

你是否对任何药物过敏？ _____ 如果是，何种药物？ _____

你是否有过敏（例如蜂蜇、粉尘）？ _____

你是否患有_____哮喘、_____糖尿病或_____癫痫？（请打钩）

你是否使用任何药物？ _____ 如果是，何种药物？ _____

你是否戴隐形眼镜？ _____

其他 _____

签字 _____ 日期 _____

**图2.3** 急诊信息卡

- 指定安全区域——躲避恶劣天气状况的区域。遇到闪电时，躲在建筑物内最安全，严禁使用有线电话、淋浴、浴缸和游泳池。如果找不到其他躲避处，躲在带金属车顶且关闭车窗的车中也可以。遇到冰雹、龙卷风、飓风和大风天气时，可以躲到地下室、靠里的房间或者远离窗户的过道。
- *继续活动指南*——要继续活动必须符合的标准。例如，遇到闪电时，要等到最后一次闪电或打雷过去30分钟后，才能离开躲避处。

对员工、运动员和观众进行天气应急计划教育。

## 检查设施和装备

尽管运动场地的准备和维护可以交给场地管理员或清洁人员负责，但你要负责安全检查。垃圾、地板湿滑、球门损坏、赛场地面破损等问题均可导致受伤。一定要检查有没有危险，并在赛季前修复完毕（见图2.4）。

各赛季前检查运动装备，检查球棍、球拍、球棒、体操设备、防护头盔和防护垫等装备是否有损坏，确保球门柱、网固定杆、沙坑和体操设备均有充分缓冲和牢固固定。

你还需要处理损伤所需的装备和补给。每次比赛和训练时必须在边线上准备好急救箱和储冰盒。

**17**

# 设施检查清单

检查者姓名＿＿＿＿＿＿＿＿＿＿＿＿＿＿＿＿＿＿＿ 检查日期 ＿＿＿＿＿＿＿＿＿＿＿＿＿＿＿＿

设施名称和位置＿＿＿＿＿＿＿＿＿＿＿＿＿＿＿＿＿＿＿＿＿＿＿＿＿＿＿＿＿＿＿＿＿＿＿

＿＿＿＿＿＿＿＿＿＿＿＿＿＿＿＿＿＿＿＿＿＿＿＿＿＿＿＿＿＿＿＿＿＿＿＿＿＿＿＿＿＿＿

注：本表仅为检查清单示例，并不全面。你可以在此基础上针对具体的设施制作适合的清单。

**设施状况**

如果状况良好，选是，如果需要整修则选否。并在下方空白处注明具体整修措施。

**体育馆**

| | | | |
|---|---|---|---|
| 是 否 | 地板（水渍、凹凸不平、松动） | 是 否 | 垫子（清洁、适当储存、无故障） |
| 是 否 | 墙（无破坏，有适当缓冲垫） | 是 否 | 直立或凸出物体（带缓冲垫） |
| 是 否 | 灯（都亮） | 是 否 | 墙上插座（遮盖） |
| 是 否 | 窗户（牢固） | 是 否 | 灯开关（功能都正常） |
| 是 否 | 屋顶（恶劣天气破坏） | 是 否 | 冷暖系统（温度控制） |
| 是 否 | 楼梯（照明） | 是 否 | 管道、散热器和管子 |
| 是 否 | 露天看台（支撑结构扎实） | 是 否 | 温度调节装置 |
| 是 否 | 出口（灯都亮） | 是 否 | 火灾报警器（定期检查） |
| 是 否 | 篮筐（高度、牢固固定） | 是 否 | 火灾时体育馆疏散指示牌 |
| 是 否 | 篮板（无裂缝、干净） | 是 否 | 灭火器（定期检查） |

其他（请列出）＿＿＿＿＿＿＿＿＿＿＿＿＿＿＿＿＿＿＿＿＿＿＿＿＿＿＿＿＿＿＿＿＿

＿＿＿＿＿＿＿＿＿＿＿＿＿＿＿＿＿＿＿＿＿＿＿＿＿＿＿＿＿＿＿＿＿＿＿＿＿＿＿＿＿

**更衣室**

| | | | |
|---|---|---|---|
| 是 否 | 地板 | 是 否 | 长凳 |
| 是 否 | 墙 | 是 否 | 柜子 |
| 是 否 | 灯 | 是 否 | 出口 |
| 是 否 | 窗户 | 是 否 | 喷泉式饮水器 |
| 是 否 | 屋顶 | 是 否 | 厕所 |
| 是 否 | 淋浴 | 是 否 | 运动防护师房间 |
| 是 否 | 排水 | | |

其他（请列出）＿＿＿＿＿＿＿＿＿＿＿＿＿＿＿＿＿＿＿＿＿＿＿＿＿＿＿＿＿＿＿＿＿

＿＿＿＿＿＿＿＿＿＿＿＿＿＿＿＿＿＿＿＿＿＿＿＿＿＿＿＿＿＿＿＿＿＿＿＿＿＿＿＿＿

**图2.4** 设施检查清单

源自：Human Kinetics, 1985, *American Coaching Effectiveness Program Level 2 Sport Law Workbook* (Champaign, IL: Author), 40-41, and J.R. Olson, "Safety checklists: Making indoor areas hazard-free", *Athletic Business*, November 1985, 36-38.

## 运动场或场外运动区域

是 否 看台      是 否 洒水装置      是 否 球门柱

是 否 投手丘      是 否 垃圾      是 否 网

是 否 休息处      是 否 安全围栏      是 否 网的固定杆

是 否 跑道和围栏      是 否 喷泉式饮水器

是 否 边线      是 否 库房

其他（请列出）_____

_____

## 游泳池

是 否 装备完好      是 否 化学品妥善保管

是 否 卫生      是 否 张贴法规和安全规则

是 否 避免跳台和跳板湿化

照明——亮度足够      出口——无障碍并牢固

是 否 无强光      是 否 大小、数量均合适

是 否 穿透至泳池底部      是 否 自动关闭的门

是 否 出口指示灯完好      是 否 自锁门

是 否 大厅和更衣室符合法规要求      是 否 挡板牢固固定

是 否 灯开关适当接地      是 否 无障碍物和渣土

是 否 除常规电源外，有应急发电机备用      是 否 办公室和储藏室上锁

救生圈      救生员椅

是 否 直径20英寸（1英寸为2.54厘米）      是 否 视野无阻挡

是 否 绳长50英尺（1英尺为30.48厘米）      是 否 高度足以看清泳池底部

泳池等级分界点（深水区）安全线      急救箱

     是 否 定期清点和补充

是 否 颜色鲜艳的漂浮物      担架、两张毯子和脊柱板

是 否 0.75英寸的绳子      是 否 清点并保持完好

### 跑道

是 否 投掷区      地面

是 否 围栏      是 否 渣土

是 否 喷泉式饮水器      是 否 无孔和突起

其他（请列出）_____

_____

建议/发现 _____

_____

_____

**图2.4（续）** 设施检查清单

## 准备急救箱

准备充分的急救箱应包含以下物品。

| | | |
|---|---|---|
| 抗菌皂或湿纸巾 | 泡沫橡胶——0.125英寸、 | 护目镜——供急救医务人员使用 |
| 臂吊带 | 　　0.25英寸和0.5英寸 | 安全别针 |
| 运动绷带——1.5英寸 | 蚊虫叮咬处理包 | 眼用生理盐水 |
| 绷带剪 | 紧急电话清单 | 无菌纱布垫——3英寸和4英寸方 |
| 绷带条——各种大小 | 镜子 | 　　形（最好是非粘贴的） |
| 血液溅出处理包 | 厚绒布 | 无菌纱布卷 |
| 手机 | 指甲剪 | 防晒霜——防晒系数（SPF） |
| 隐形眼镜盒 | 口腔温度计（确定运动员 | 　　30或以上 |
| 棉签 | 　　是否生病发热） | 胶带、胶水和清除剂 |
| 弹性绷带——3英寸、 | 小手电筒 | 压舌板 |
| 　　4英寸和6英寸 | 凡士林 | 牙齿保护工具包 |
| 保温毯 | 装碎冰的塑料袋 | 三角形绷带 |
| 检查手套——不含乳胶 | 自黏性绷带——胶带下层 | 镊子 |
| 眼罩 | 　　用（绷带） | |
| 急救霜或抗菌软膏 | 肛温计（怀疑中暑时使用） | |

在准备急救箱时，只准备基本运动急救必需的物品。略过所有药品，包括非处方药（例如阿司匹林、止痛药和减充血剂）和处方药。教练给运动员用药是不合法的。另外也不要准备碘酒；有些运动员对碘酒过敏。

### ➜ 恢复比赛时以安全为重

教练给运动员用药是违法的，包括非处方药，例如阿司匹林、止痛药和减充血剂。

## 帮助运动员进入状态

状态不佳的运动员更容易受伤。以下方法可以保证运动员的状态。

- 赛季前体检。
- 赛季前筛查。
- 赛季前热身。
- 适当运动前热身和运动后放松。
- 防护装备、固定器和绷带。
- 正确的技术指导。
- 完善的营养指南。
- 禁止打闹。

## 因健康问题取消资格

如果体检医生发现某些问题，可取消运动员参赛资格，或限制其参与比赛，常见的有以下几种。

- 未能控制的糖尿病。
- 未能控制的哮喘。
- 心脏问题。
- 未能控制的高血压。
- 癫痫。
- 头部外伤史。
- 脊柱外伤史。
- 慢性骨科疾病（例如膝盖、脚踝或肩部不稳定）。

在以前，有镰状细胞特性的人通常不能参与运动项目，因为过去人们认为带有这种特征的人有一定的猝死风险。但是，在一项大规模的部队新兵研究中，艾卡特（Eckart）等人（2004）证实，不带镰状细胞特性的人猝死风险实际上比带有镰状细胞特性的人更高。这并不表示带有镰状细胞特性的人在运动中没有风险，而是说不能因镰状细胞特性就取消运动员参与运动项目的资格。

## 赛季前体检

帮助运动员做好运动准备的第一步是要求做赛季前体检。应当由医生进行非常全面的检查，包括全身健康检查和循环、呼吸、神经、骨科、视力和听力检查；还应进行血常规和尿常规检查。在决定运动员是否可以参加运动项目时，医生还应注意和考虑任何已有或潜在的健康问题。

所有运动员都必须在赛季前上交体检表。对于有特殊疾病，例如哮喘、糖尿病、严重过敏和癫痫，可能影响参与运动的运动员，

你应当多熟悉他们的记录，妥善保管好所有类型的文件，供今后查阅。

## 赛季前筛查

尽管体检可以发现特定的健康问题，但却无法了解运动员的体能状态。而赛季前筛查则可以提供这方面的信息。

赛季前筛查应当在两个赛季之间进行，并由接受过专业培训的医务人员负责，例如运动防护师，或者由体能专业人员进行，例如获得认证的体能教练。根据具体的运动项目，应当评估运动员的以下方面。

- **力量**：具体运动项目中最常使用的肌群的力量——例如，橄榄球运动员的颈部力量，或者篮球运动员的脚踝力量。
- **柔韧性**：主要肌群和肌腱的紧张度——腘绳肌、股四头肌、肩部肌肉、小腿肌肉和跟腱。
- **耐力**：重复或持续收缩的肌肉的耐久力。
- **心血管耐力**（尤其是耐力运动员，例如越野跑运动员、田赛运动员、铁人三项运动员和自行车手）。
- **人体构成**：体脂百分比（对于摔跤手、体操运动员和田赛运动员尤其重要，他们都会严重限制饮食，控制体重）。
- **上下身协调性**：确定运动员肌肉发动速度够不够快，能否保护关节免受损伤。例如单腿平衡测试，让运动员单腿站立并计时，看能坚持多久不摇晃或不放下另一只脚。

这些测试可以准确地查出可能导致受伤的体能问题。教练和运动防护师可以教运动员一些热身练习，帮助他们在赛季前改善这些状况。

## 赛季前热身

应当在赛季前至少六周开始热身项目，让运动员恢复状态。热身练习应当把重点放在运动项目所需的肌肉力量、耐力、柔韧性、爆发力和速度上。

为了增强力量，每项锻炼运动员需要重复动作6到8次，至少做2组动作，每周坚持3天。已过青春期的运动员应当至少举起最大负荷的70%，以增强力量。虽然已经证明在悉心指导下进行阻力训练对于已过青春期的运动员是安全的，但可以通过多做一些需要运动员克服自身体重的活动（例如俯卧撑）来避免举重带来的损伤。每次至少持续20分钟，每周训练3天，这是提升心血管耐力所必需的。为了增加柔韧性，每周运动员至少有5天要做拉伸练习。

这些只是培训运动员的基础指南。关于赛季前筛查和热身，详情请查阅美国运动教育计划（ASEP）的*Successful Coaching*（Martens，2012）。

## 适当运动前热身和运动后放松

训练、练习和比赛前，一定要让运动员热身。这不是说练习前5分钟出去踢一踢或投一投球。适当的热身是一套锻炼活动，使身体为激烈的体力活动做好准备。运动员应当按以下顺序在活动前至少热身15分钟。

1. **全身热身**。运动员在低强度下慢跑或骑单车5至10分钟。全身热身的强度应当使心率和呼吸频率略微增加，还应使运动员略微出汗。这样有助于心、肺、肌肉和肌腱为剧烈活动做好准备，最终目的是帮助预防损伤，增进运动表现。

2. **轻度健美操练习**。全身热身后，运动员可以通过适当的健美操练习，对特定部位进行热身，例如以下训练。
   - 俯卧撑。
   - 开合跳。
   - 卷腹。
   - 弓步。
   - 前交叉步。

3. **专项运动练习**。这些是让运动员练习特定运动项目技巧的锻炼，例如，垒球专项运动练习包括击球和投球；在网球和壁球练习中，球员可以练习发球和反手、正手击球。

在每项练习、锻炼或比赛结束时，运动员应当逐渐放松身体。也就是说，他们应当慢慢地降低运动强度，直到心率和呼吸频率降至接近正常静息水平。突然停止运动会妨碍身体从运动中恢复，并导致晕厥等问题。放松活动可以是散步或慢跑5到10分钟。

放松的最后阶段，运动员可以做拉伸。由于运动后肌肉还很兴奋，拉伸更容易，维持拉伸姿势的时间也更长。这就是为什么放松阶段是运动员长期提升柔韧性的最佳时段。运动员应当拉伸与自己的运动项目相关的各个肌群2到3分钟。例如，有些需要拉伸的肌群位于以下部位。
- 肩部和胸部。
- 上臂和前臂。
- 躯干（背部和腹部）。
- 髋部和大腿。
- 小腿。

总体上，肌肉每天需要拉伸2到3分钟，力量才会持续增长。每个肌群的拉伸可以分解为每次15到30秒，重复多次。

## 防护装备、固定器和绷带

作为教练，你应当熟练掌握如何选择合身的运动防护装备以及如何使用。此外，你还必须指导运动员正确选择和穿戴装备。对于橄榄球项目来说尤其如此，头盔必须大小正好，运动员还需要穿上所有的防护垫；还要进行突击检查，以确保运动员装备合身并妥善维护自己的装备。为了尽量降低装备破损风险，尤其是在橄榄球项目中，应该进行定期检查，并定期整修和测试肩垫和头盔。

有两件经常被忽视但却很重要的装备：护目镜（见图2.5）和护齿套。如果眼睛有可能受伤，尤其是在有身体接触和使用球拍的运动项目中，运动员应当戴护目镜。护齿套（见图2.6）可以预防牙齿损伤。

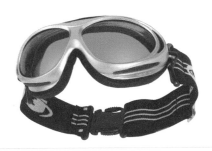

**图2.5** 运动护目镜

源自：©Bolle Eyewear, Inc.

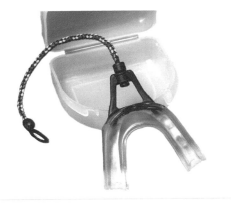

**图2.6** 运动护齿套

那么固定器和绷带保护呢？你可能听说过有的教练要求某些橄榄球运动员穿护膝提供保护，或者要求篮球运动员在脚踝上缠绷带——虽然运动员并没有受伤。教练觉得固定器和绷带可以防止受伤。

### 戴还是不戴？

保护性固定器和绷带是不是真的像所说的那么好？它们肯定不能替代运动员自身的良好状态。记住，力量、柔韧性、耐力和爆发力才是防止受伤的关键。固定器和绷带的重要性次之。除了某些特殊的护踝，其他保护性固定器和绷带并未显示出明确的损伤预防效果。而且也很难证明损伤的减少是因为戴了固定器。预防性固定器和绷带的问题最终需要由运动员和家长决定。另外，在有些州，可能还需要医生论证戴固定器的必要性后，运动员方能戴着固定器或夹板参赛。

## 正确的技术指导

很多运动员之所以受伤，就是因为技术不正确。自从橄榄球比赛中的长矛擒抱被认定为犯规以后，球员头部和颈部受伤已经有所减少。棒球运动员如果头先着地上垒，而不是脚在前滑行，则牙齿、头部和颈部容易受伤。很多网球运动员患有网球肘病，这是因为他们使用的反手击球技术不正确。

你可以教给运动员安全、得当的技术，预防受伤。此外，还要注意那些使用的技术可能有害的运动员，警告运动员可能受伤的部位，然后重新教授适当的技巧。

## 完善的营养指南

鼓励运动员根据"我的餐盘"（MyPlate）

指南（见图2.7），摄入平衡的膳食。你可以推荐运动员及其父母访问其网站，然后单击SuperTracker链接，帮助他们确定营养需求。运动员可以创建个人档案，SuperTracker便可以根据体型、性别、年龄和运动量，帮助他们确定营养需求。

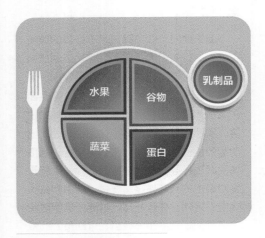

**图2.7**　"我的餐盘"

还可以鼓励运动员多喝水，充分补水。具体来说，美国国家运动教练员协会（Casa et al., 2000）建议如下。

- 在锻炼、练习和比赛至少2小时前，补充17到20盎司（作为体积单位：1盎司约为29.57毫升）液体；
- 在锻炼、练习和比赛前10到15分钟，再喝7到10盎司水或运动饮料；
- 在锻炼、练习和比赛过程中，每10到20分钟补充7到10盎司的凉水（10到15摄氏度）或运动饮料；
- 在锻炼、练习和比赛之后，体重因出汗每减少1磅（1磅约为0.45千克），便需补充16到24盎司水或运动饮料（Manore, Barr and Butterfield, 2000）。

如果运动持续60分钟以上，运动员最好喝运动饮料。运动饮料通常是碳水化合物、钾钠电解质和水的组合。含6%到7%（这个比例较适当）碳水化合物（每240毫升14到17克碳水化合物）的运动饮料可以促进液体吸收，为运动的肌肉提供能量。关于补水，详情见第11章。

与人们普遍认为的相反，健康的运动员并不需要摄入维生素、矿物质、蛋白质和碳水化合物补充剂。只要遵循"我的餐盘"网站上给出的平衡饮食，运动员就可以获得竞技所需的所有营养。

### 吃在路上

只需稍做安排和组织，在路上也可以获得充足、富含碳水化合物、蛋白质含量适中、并且低脂（占总热量的20%到25%）的膳食（Manore, Barr & Butterfield, 2000）。如果预算允许，可以自带干果、果汁、低脂燕麦能量棒和其他零食，作为健康的食品代替自动贩卖机里的食物。此外，很多酒店乐意提供特殊的团餐，例如意面能量棒、低脂三明治和新鲜果蔬。让运动员多摄入果汁和脱脂奶制品，少喝软饮料；选择烤、煎或煮的肉，少吃油炸的肉；摄入大量富含碳水化合物的食物，例如土豆、米饭、意大利面、面包、百吉饼、水果和蔬菜。每一份的分量必须适当，而且一定要计划好进餐时间，确保比赛前有足够的时间消化（根据食物的不同，消化需要2到5小时）。

充分的膳食对于运动员来说就像汽油之于汽车。膳食是运动的燃料。为了更清楚地为你所教授的运动员讲解饮食中的"辛烷"值，更全面地了解运动饮料和其他营养问题，推荐你阅读*Nancy Clark's Sports Nutrition Guidebook, Fifth Edition*（Clark, 2013）。

### 为运动而吃

为了防止比赛过程中胃不舒服，运动员应当注意以下事项。

- 在练习、锻炼和比赛开始至少3到4小时前用餐。
- 忌高脂肪食物，例如炸薯条、薯片和花生酱。
- 忌多纤维食物，例如生菜、豆类、卷心菜、菠菜和坚果。
- 忌高糖食品，例如糖果、蛋糕、炸面包圈和蜂蜜。
- 多吃易于消化的高碳水化合物食品，例如意大利面、面包、低纤维麦片、果汁、土豆和香蕉。
- 尽量吃自己常吃的食物——赛前不适合尝试新食物。

## 禁止打闹

虽然玩笑嬉戏基本上无害，但打闹可能导致不必要的损伤，例如"摔跤"、推搡和扭打。在赛季一开始就立下"不准打闹"的规矩，并贯彻执行下去。

# 制定急救计划

为运动损伤做准备的最后一步是制定急救计划。为了对受伤的运动员进行全面评估，启动紧急医疗系统（EMS），并提供有效的急救。要使用改编自美国安全及健康所（American Safety & Health Institute）的以下应急计划。

- 评估——怎样评估现场情况和受伤的运动员？
- 报警——怎样启动紧急医疗系统？
- 救护——怎样进行急救？

### 评估

首先，你的计划需要说明怎样评估受伤的运动员。这项计划应当说明以下方面：

- 当你来到受伤的运动员身边，首先应当做什么。
- 如何评估现场情况，看它对于受伤的运动员来说是否安全。
- 针对有反应和没有反应的运动员，各自的评估步骤。

第4章和第5章给出了更详细的伤病评估指南。

### 报警

接下来，你的计划应当说明怎样启动紧急医疗系统。如果现场没有医务人员，如何在评估运动员和进行急救的同时，联系医疗辅助？为了在紧急伤病时让一切运转得更流畅，你应当在赛季开始前就制定紧急医疗系统启动计划。以下是有效分步法的一个例子：

1. 派人负责寻求医疗帮助。被派去的人员可以是助理教练、父母和运动员。但这个人必须沉着冷静、负责任。要确保这个人每场练习和比赛都在场。
2. 列一份急救电话清单。把这份清单存到手机里，再在急救箱里备一份打印版，每场练习和比赛都带上。其中应包括以下电话。
   - 急救单位。
   - 医院。
   - 队医（如果有的话）。
   - 警察。
   - 消防。

客场比赛出发前，要向主场教练了解当地的紧急救助情况。

3. 每场练习和比赛都要带上每位运动员的急诊信息卡。当运动员失去意识，没法告诉你应该联系谁，或者给不了你这个人的电话号码时，这一点尤其重要。

4. 给呼叫紧急救援的联系人应急卡（见图2.8）。这样可以方便求救者向急救医务人员提供关键信息。为求救者提供与急救医务人员沟通所需的一切东西，也能让求救者保持冷静。

5. 有人受伤后，填写受伤报告表并存档。这张表应提供图2.9中要求的信息。

# 救护

最后，你的计划应当说明怎样进行处理。当有人受伤时，如果现场就有医务人员，那么在他们接手照顾受伤的运动员后，在他们需要帮忙时搭把手。如果现场没有医务人员，那么就尽你所能地提供帮助。第4、5、6章会论及损伤处理的基本常识和转移受伤运动员的合理方式。第三部分论述的是对一些特殊伤害的处理方法。

## 处理轻伤

许多伤害并不要求采取紧急救护措施。一个只是脚踝轻微扭伤或略微碰伤的运动员，其受伤程度谈不上有多大。可是，有时恰恰是一些没什么大不了的伤病会严重拖累运动员的运动表现。因此，你应该对这些伤病做出评估并密切留意，以确保不会出现进一步的并发症。

对这些所谓的"轻"伤，你应该采取如下措施。

1. 对受伤情况做个评估。

2. 处理损伤。

3. 如果运动员非常痛苦或运动功能严重受挫（比如，无法走、跑、跳、投掷），则要将其撤出赛场。

4. 联系该运动员的家长以讨论受伤事宜。

5. 为排除重伤的可能性，建议运动员就医。

6. 在你对运动员的受伤过程还记忆犹新时，填好伤情报告表。

## 处理重伤

一旦发生重伤或急病，请遵循下列程序开启你的紧急处理计划。

1. 对现场的安全程度及运动员的反应水平做出判断。

2. 派一个联系人去向急救医务人员和运动员的家长通告紧急情况。

3. 派人去接应救援队，为他们开门并带领他们来到受伤的运动员身边。

4. 对受伤情况做个评估。

5. 处理损伤。

6. 帮助急救医务人员准备将伤员转移到医疗机构。

7. 如伤员的家长不在场，可指派专人随伤员一道转移。随行的人应负责任、冷静、和伤员很熟。助理教练是这一角色的首要人选。

8. 在你对运动员的受伤过程还记忆犹新时，填好伤情报告表。

## 急救电话中要告知急救医务人员的信息

（请务必准备好这些信息，并将其告知急救医疗系统的调度人员）

1. 位置

    街道地址 _____

    城市或城镇 _____ 邮政编码 _____

    路线提示（如交叉路口或地标）_____

2. 正在打电话者的电话号码 _____

3. 打电话者的名字 _____

4. 发生了什么事情 _____

5. 伤员数量 _____

6. 伤员情况 _____

    _____

7. 已经采取过的帮助（急救）措施 _____

注意事项：请不要先挂电话，让急救医疗系统的调度人员先挂电话。

**图2.8** 应急卡

## 伤情报告

运动员的名字 _____

日期 _____ 时间 _____

急救者（名字）_____

受伤过程 _____

_____

_____

损伤类型 _____

伤口位置 _____

已经采取过的急救措施 _____

_____

_____

已经采取过的其他措施 _____

_____

转诊措施 _____

_____

急救者（签名）

**图2.9** 伤情报告表

# 第 2 章　回顾

- ☐ 你是否会定期学习运动医学文献并参加相关论坛?
- ☐ 目前你是否取得了心肺复苏认证?
- ☐ 你所指导的那些运动员,是否人人都填写过知情同意（接受紧急医疗救助）书、病史表和急诊信息卡?
- ☐ 你是否准备并实施过一个天气应急计划?
- ☐ 你是否会定期检查比赛场地及器材的状况?
- ☐ 在每个赛季开始前,你是否会去发现并修复比赛器材出现的瑕疵?
- ☐ 你是否有一个应有尽有、随时待命的急救箱?
- ☐ 你是否会为了要明确运动员有无任何潜在的健康问题或体能问题,而去要求他们接受全面体检和赛季前筛查?
- ☐ 你是否有一个赛季前的热身计划?你是否会在每次练习和比赛前后都开展热身活动与放松活动,从而帮助运动员预防运动损伤?
- ☐ 你是否会推行一些规定,要求运动员穿戴运动护具,不许他们打闹?
- ☐ 你是否会向运动员传授正确的体育运动技能技巧,并反复警告他们不要去模仿那些具有潜在危险性的技术?
- ☐ 你是否会提供有效的营养方面的指导,运动员是否有获得充足的补水以及富有营养的饮食的机会?
- ☐ 你是否制定过紧急处理计划,其内容包括各司其职的人员落实情况、各种职责理所应当的履行方法、何时应采取何种措施以及需要完成哪些书面工作?

# 参考文献

American Safety & Health Institute. 2006. *CPR and AED for the Community and workplace*. Holiday, FL: American Safety & Health Institute.

Casa, D.E., S.K. Hillman, S.J. Montain, R.V. Reiff, B.S.E. Rich, W.O. Roberts, and J.A. Stone, 2000. National Athletic Trainers' Association position statement: Fluid replacement for athletes. *Journal of Athletic Training* 35(2): 212–224.

Clark, N. 2003. *Nancy Clark's Sports Nutrition Guidebook, Fifth Edition*. Champaign, IL: Human Kinetics.

Eckart, R.E., et al. 2004. Sudden death in young adults: A 25-year review of autopsies in military recruits. *Annals of Internal Medicine* 141: 829–34.

Manore, M.M., S.I. Barr, and G.E. Butterfield. 2000. Nutrition and athletic performance: Position of the American Dietetic Association, Dietitians of Canada, and the American College of Sports Medicine. *Journal of the American Dietetic Association* 100:1543–1556.

Martens, R. 2002. *Successful Coaching, Fourth Edition*. Champaign, IL: Human Kinetics.

Walsh, K.M., B. Bennett, M.A. Cooper, R.L. Holle, R. Kithil, and R.E. Lopez. 2000. National Athletic Trainers' Association position statement: Lightning safety for athletics and recreation. *Journal of Athletic Training* 35(4): 471–477.

# 第二部分

# 基本的运动损伤处理技能

"在体育运动中取得成功和实现个人的荣耀时刻，较少与输赢有关，而更多的是与学习如何做好自我准备工作有关。后者会让你在一天末了时，无论身处跑道上还是办公室内，都知道为了达到你的最终目标，你已经做了一切该做的。"

——杰姬·乔伊纳-克西

**对** 实施运动损伤处理而言，准备工作是消减焦虑和不确定因素的关键所在。和你所指导帮助的运动员一样，如果你掌握了基本技能、学到了基本规则和策略的话，你就会变得更加自信，成功的概率也更大。

第3章会帮助你建立一套基本的解剖学知识体系，这对你成为一名合格的运动损伤处理人员而言至关重要。

一旦你已经打下了一个坚实的知识基础，你将会在第4章中了解到一些评估及处理威胁生命安全的各种情形方面的基本知识。

评估及处理出血、休克、不稳定损伤及局部组织损伤的策略会在第5章中统一介绍。你将能够把这些基本技能和指导方法，应用于除第4章提到的可能会威胁生命安全的其他情形的伤病。

在第二部分的最后，你会在第6章中学习安全转移伤病员的方法。该章强调的是转移时要小心谨慎和使用得当的技术。

本部分各章所提供的信息，将帮助你无须猜测即可评估伤病情况、照料伤病员。

# 解剖学与运动损伤术语

**在本章中，你将了解如下内容。**

▶ 肌肉骨骼系统、神经系统、消化系统、呼吸系统、循环系统以及泌尿
  系统的作用。

▶ 大多数伤病是如何发生的。

▶ 急性损伤与慢性损伤的区别何在。

▶ 如何识别急性损伤与慢性损伤的主要类型。

**要**想赢，就得准确无误地施展出自己的技术或战术。如果二垒手不到位，未能守住游击手的来球并将球掷回一垒，那么6-4-3式双打就打不出飞球。人体也以类似的方法运行着，一个系统或器官的运行情况会直接影响到另一个。如果一个部位出现问题，那么其他部位也可能无法正常运转。

为了能对身体损伤部位做出得当的第一反应措施，你必须了解人体的各个系统、解剖结构以及常见的功能性障碍（各类伤病）。如此，你便能够对损伤有更加深入的认识，并能更加有效地将（受伤）运动员的症状和问题反馈给急救医务人员、运动医学专业人士以及家长或监护人。

也许你还在想：懂得解剖学术语真的有那么重要吗？如果你有这样的想法，不妨设想一下这个情景：你很可能接触过肌腱拉伤或韧带扭伤的运动员。但你知道肌腱与韧带之间的区别吗？你知道究竟何为扭伤吗？与拉伤（劳损）或骨折相比，扭伤有何不同？你知道韧带扭伤后要多长时间才能愈合吗？如果你对这些问题都没有确切答案的话，那么本章就是为你准备的。

为了更好地掌握运动损伤术语，让我们复习一下人体解剖学的基础知识。人体可分为几个系统，其中每个系统都有其独特的器官与组织。对维系生命和提高顶级运动表现水平而言，所有的人体系统都至关重要。

## 肌肉骨骼系统

肌肉骨骼系统由骨头、关节、肌肉、肌腱和其他组织构成。

## 骨头

骨骼（骨头）是人体的基本构架。它用来：

● 维持身体的形状并支撑身体；

● 保护大脑、心肺等重要器官。

图3.1描绘了一些骨头的解剖学名称。

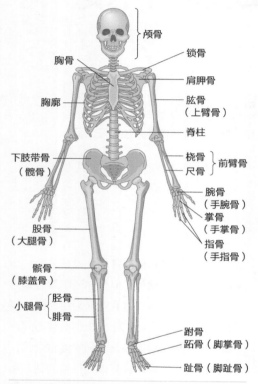

**图3.1**　骨骼系统

## 关节

两个骨头之间的地方是关节。关节由韧带、肌腱、软骨和滑囊组成（见图3.2）。没有关节，身体就动弹不得。主要的关节包括髋、膝、踝、肩、肘及腕关节。

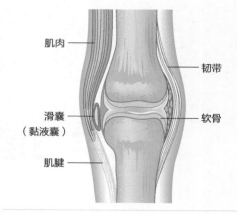

**图3.2**　关节结构

## 韧带

韧带在关节处连接骨头。这一功能对维持关节的稳定性而言至关重要。离开了韧带的拉扯，骨头和关节就永远无法移动到位，从而无法完成任何有目的的动作。

## 软骨

软骨是一种非常有用的牢牢附着在骨头末端的组织。软骨的类型有很多种，它们主要用来在骨头相互碰撞时吸收撞击力，以及在骨头相互摩擦时减少摩擦力。

## 肌肉

肌肉是用来拉动骨头的弹性组织。体育运动中颇为重要、容易受伤的肌肉群包括肩袖肌群、股四头肌、腘绳肌和腓肠肌（见图3.3）。

**肩袖肌群：** 位于肩胛处，这些肌肉在投掷、游泳和击球（排球及使用球拍的各种运动）中会用到。在帮助把上臂骨（肱骨）始终卡在关节窝内这一方面，肩袖肌群也起着主要作用。

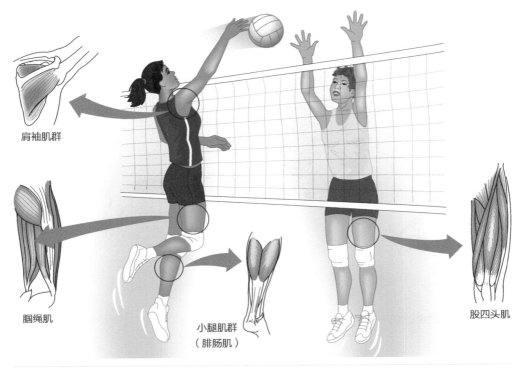

肩袖肌群

腘绳肌

小腿肌群
（腓肠肌）

股四头肌

**图3.3**　四大容易受伤的肌群

　　**股四头肌**：位于大腿前部，这些肌肉负责伸直膝盖，并带动大腿向前。它们提供爆发力并助力跑、跳。

　　**腘绳肌**：位于大腿后部，这些肌肉负责弯曲膝盖，把大腿往后拉。在跑步过程中的着地阶段，它们帮助产生身体前移所需的力量。

　　**小腿肌群（腓肠肌）**：位于小腿后部，这些肌肉负责使脚尖朝下，同时也帮助弯曲膝盖。当腿部蹬地（使劲）跑跳时，它们会显得特别活跃。

## 肌腱

　　肌腱将肌肉附着在骨头上面。它们多少

有些弹性，以拉伸肌肉。体育运动中经常会受伤的几处肌腱（见图3.4）包括跟腱（脚后跟）、髌骨肌腱（膝盖肌腱）、肱二头肌肌腱（上臂）及肩袖肌群肌腱。肌腱纤维上覆盖着好几层不同类型的肌腱鞘。其中一种叫滑膜鞘，它会分泌并吸收一种液体，这种液体会充当肌腱纤维与肌腱束之间的润滑剂。

## 滑囊

　　滑囊是位于骨头、肌肉、肌腱及其他组织之间的，充满液体的小囊。这些小液囊有助于减少组织（比如肌腱与骨头）间的摩擦。

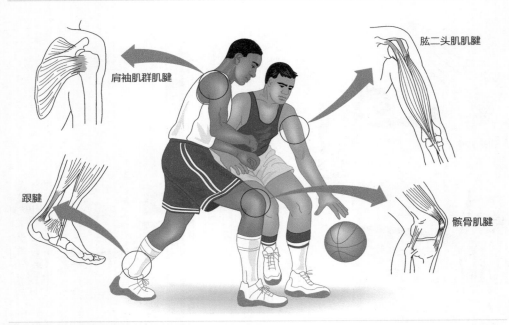

肩袖肌群肌腱

肱二头肌肌腱

跟腱

髌骨肌腱

**图3.4** 体育运动中经常受伤的四处肌腱

# 神经系统

神经系统是人体的控制中心（见图3.5）。它由大脑、脊髓和神经网络组成。大脑负责协调所有系统和组织的功能。消化、呼吸与心率、肌肉收缩以及大部分其他身体功能的实现，都依赖于大脑发出的信号。神经会把这些来自大脑的信号转发到身体各处，同时也会将来自身体组织的反馈信息回送给大脑。

脊髓是一条神经主干，各路神经由此分叉出去。脊柱包裹并保护着脊髓。构成脊柱的各椎骨由韧带连成一体，并由椎间盘相互隔开（见图3.6）。

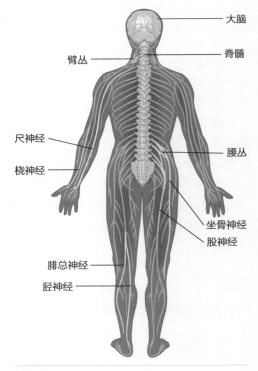

大脑

臂丛

脊髓

尺神经

桡神经

腰丛

坐骨神经

股神经

腓总神经

胫神经

**图3.5** 神经系统

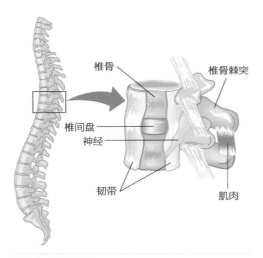

**图3.6** 脊柱结构

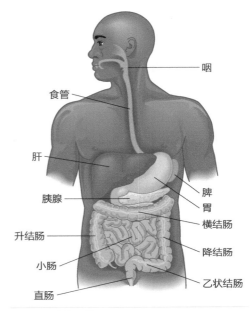

**图3.7** 消化系统

# 消化系统

　　消化系统是人体的能量供应中心。消化系统内的各器官，帮助身体把食物分解为能为肌肉和其他组织提供能量的各种（营养）物质（见图3.7）。一旦被咽下后，食物就会通过一条长长的管道，这就是食管。食物经由食管进入胃中，在胃中会经过部分消化。胃消化过的食物继续通过小肠和大肠，其中的营养成分在肠道中进一步分解，并被身体吸收利用。同时，食物经消化吸收后剩下的废产物，也会经直肠排出。在消化过程中，肝会排出一种液体（胆汁）以帮助分解脂肪。胆囊会充当胆汁的外部储存器。胰腺也会排出促进消化的液体，同时还会分泌出胰岛素——这是一种帮助调节人体血糖水平的激素。阑尾是大肠的一部分，但尚不清楚它对人体有何作用。

# 呼吸系统与循环系统

　　如果说消化系统是能量的供应系统，那么呼吸系统和血液循环系统就是能量的释放系统了。这两个系统相互配合，共同为身体提供维系生命所必需的氧气。氧气促进能量从血液中释放出来，去供应给身体组织。

　　呼吸系统是人体的氧气输送网络。呼吸器官位于头部和胸部（见图3.8）。

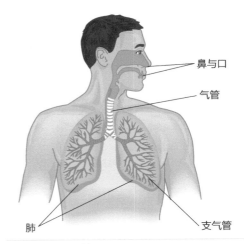

**图3.8** 呼吸系统

循环系统由图3.9所示的血液输送网络构成。心脏泵出血液，经血管流经全身。

## 呼吸系统与循环系统的工作原理

一个人通过口（或/和）鼻吸进含有氧气的空气。这股被吸入的空气，会经气管一路往下，直至肺部。在肺里，氧气会通过被称为肺泡的微小气囊，进入叫作毛细血管的细小血管中。无数毛细血管聚集成叫作肺静脉的粗大血管，肺静脉会把含有氧气的血液输送到心脏。

心脏会泵出输送给它的含氧血液，并通过动脉将其输送到身体的其余各处。组织利用氧气（$O_2$）释放能量，其分解物中有一种废产物叫二氧化碳（$CO_2$）。毛细血管会收集这些二氧化碳。吸收二氧化碳后的血叫静脉血或低氧血，它通过静脉流回心脏。心脏会将低氧血泵至肺部，肺呼出二氧化碳，吸收新吸进来的空气中的氧气。

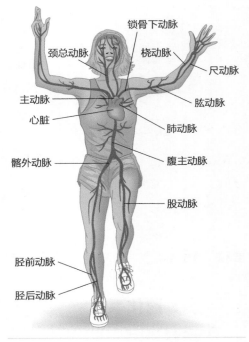

**图3.9　循环系统**

血液循环的大概过程如图3.10所示。

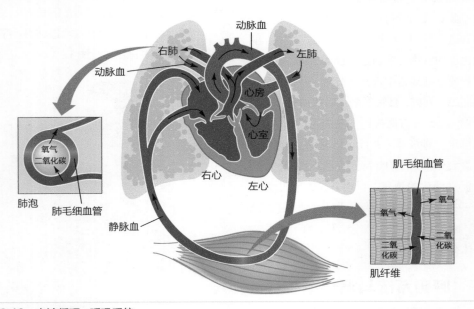

**图3.10　血液循环–呼吸系统**

## 泌尿系统

在能量（通过消化）得以供应，并（通过循环与呼吸）释放给身体加以利用后，就会产生副产品。泌尿系统负责把能量分解的废产物排出去。图3.11所示的各器官，都参与了这一过程。

废产物通过血液（循环系统）被带到肾脏。肾脏会从血液中过滤出这些废产物，并将其与水结合形成尿液。尿液由肾脏释放出来后，会经过输尿管到达膀胱。此后，在被排出体外前，尿液都会被储存在膀胱里。

当上述所有系统都正常运作时，运动员就会展现出最高的运动水平。但当出现伤病时会发生什么呢？

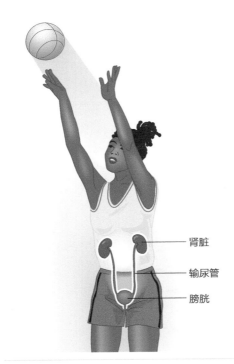

**肾脏**

**输尿管**

**膀胱**

**图3.11** 泌尿系统

## 伤病是如何发生的

人们往往以伤病发生的原因及它们要花多久才能表现出来作为依据，对伤病进行归类。

### 伤病发生的原因

导致伤病出现的原因有：挤压、绷紧或拉伸及剪切。

**挤压**：这是一种身体某一部位受到撞击时产生的损伤，这种损伤可引起出血、表层或深层组织的撞伤、骨折或关节损伤。典型的挤压伤包括：与另一位运动员或体育器材相撞，以及落在一个坚硬的表面上。

**绷紧或拉伸**：当拉伸一个身体组织超过其正常的极限时，就会发生这种损伤。因绷紧引发的损伤情况包括：跳远（高）着地时，跑步时步子迈得过大，落地时伸出手掌撑地。

**剪切**：由两个表面相互摩擦引起的损伤。皮肤与地面间的接触会导致皮肤受到剪切伤（如在滑进一个垒时）。尽管剪切通常会令皮肤受伤，但它也会影响到其他组织，如软骨。

### 伤病表现出来所需的时间

伤病既可以是突然发生的，也可以是在较长时间里慢慢产生的。

**急性伤病**：由特定的损伤机制造成（比如撞到或是触碰到另一位队员或器材），它是突然发生的。急性伤病的例子包括：骨折、割伤、撞伤以及肾脏受损。

**慢性伤病**：会在长达数周的时间里慢慢表现出来，往往是由反复受伤所引起的。慢性伤病包括：胫腓骨疲劳性骨膜炎、网球肘、糖尿病及癫痫。

# 急性损伤

下面来看一下几种具体的急性损伤及其可能的发生方式。急性损伤是突然发生的，它们是由某一种具体的损伤原理所导致的。常见的急性损伤如下几种。

- 挫伤。
- 擦伤。
- 刺伤。
- 割伤（切伤、划伤、撕脱伤）。
- 扭伤。
- 拉伤。
- 软骨撕裂。
- 脱位与半脱位。
- 骨折。

## 挫伤

挫伤或撞伤，是由直接受到撞击引起的。组织和毛细血管会受损，流出组织液与血液。表皮挫伤（见图3.12）是轻伤，但骨头或肌肉受到的深层挫伤则可能会让身体失去一部分机能。如果直接撞击对心、肺、大脑或肾脏造成挫伤，那么就可能会造成受损组织大量出血，这会导致流到器官的血量变少。这类挫伤可能对生命构成威胁。在一项对美国高中男女生受伤情况的调查中，挫伤占各类损伤的15%（Comstock, Collins and Yard, 2008）。

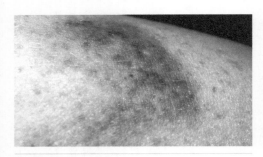

**图3.12** 挫伤
源自：©Bruce Coleman Inc./ Photoshot.

## 擦伤

当组织因摩擦和剐蹭而受伤时，就是发生了擦伤。大部分擦伤，比如草皮着火型与草莓型擦伤，损伤的都是皮肤（见图3.13）。然而，角膜（眼睛的外层）也能被灰尘或其他物体擦伤或刮伤。

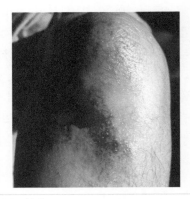

**图3.13** 擦伤
源自：©Bruce Coleman Inc./ Photoshot.

## 刺伤

刺伤是皮肤或体内器官所受的创口狭小的戳伤。在体育运动中，刺伤往往由跑步用钉鞋或木头尖刺造成（见图3.14）。尽管表皮

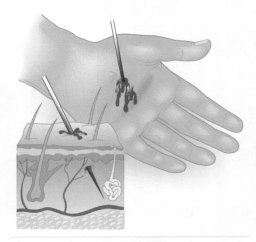

**图3.14** 刺伤是创口狭小的戳伤

刺伤不会流很多血，但这种损伤会成为孕育感染的温床，因为细菌能够乘虚而入，进入更深层的组织里。标枪及其他尖锐的运动器材，能够刺穿肺部等体内器官。这类损伤会危及生命，需要立刻得到治疗。

## 割伤

　　组织会受到以下几种方式的切割或撕扯。

　　**裂伤**：钝器撞击造成的伤口呈锯齿状的软组织损伤（见图3.15）。这种损伤造成的伤口要深于擦伤的伤口，伤口会不停流血。例如，篮球运动员在面部撞到（别人的）肘部时，眼睛上方可能会形成割伤。

　　**切伤**：由玻璃或金属这类特别尖利的锐器造成的损伤，伤口齐整（见图3.16）。这种损伤往往会造成大量出血，且血流得很快。可以通过定期并彻底地检查体育设施与运动器材这一简单方式，预防大部分切伤的发生。

　　**撕脱伤**：组织的完全撕脱（见图3.17），比如耳垂末端的撕扯掉落。戴戒指有时会引发手指的撕脱伤，如果戒指被什么东西卡住，强行拉拽时就会发生撕脱伤。显而易见，如果禁止运动员佩戴首饰，大部分此类损伤都是可以避免的。

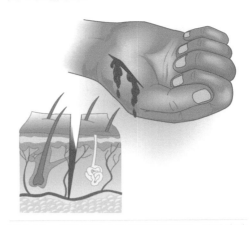

**图3.16**　切伤会形成外观齐整的伤口，往往会造成大量出血且流血较快

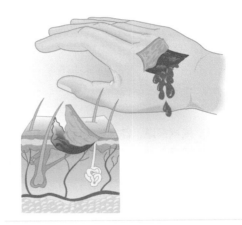

**图3.17**　撕脱伤会造成组织的完全撕脱

## 扭伤

　　扭伤是韧带遭受的拉扯性或撕裂性损伤，其程度从轻伤到重伤被分为一、二、三级不等（见图3.18）。通常，挤压、扭拧、扭转等动作会造成扭伤。在一份2005到2006年度及2006到2007年度的美国高中体育损伤情况调查中，韧带扭伤是到那时为止报道的最为常见的一类损伤，占损伤总数的32.6%（Comstock，Collins and Yard, 2008）。关于各项运动中扭

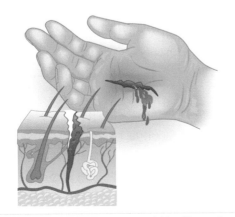

**图3.15**　裂伤造成的伤口呈锯齿状、较深，伤口会不停出血

伤所占的百分比，请参见表3.1。

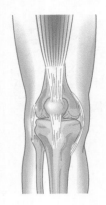

**一级扭伤**
韧带遭到轻微拉扯，少部分纤维可能被撕裂了

**二级扭伤**
韧带遭到拉扯并被部分撕裂

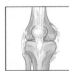

**三级扭伤**
韧带被完全撕裂

**图3.18　扭伤**

**表3.1　根据报道，各类体育运动中扭伤在所有类型损伤中所占的比例（发生频率）**

| 运动项目 | 百分比 |
| --- | --- |
| 排球（女生） | 55.3% |
| 篮球（男生） | 44.6% |
| 篮球（女生） | 44.3% |
| 足球（女生） | 35.1% |
| 橄榄球 | 29.2% |
| 垒球（女生） | 27.4% |
| 足球（男生） | 26.4% |
| 摔跤 | 25.4% |
| 棒球 | 22.5% |

源自：Comstock, Collins and Yard, 2008.

在轻度扭伤或一级扭伤中，一些韧带纤维受到拉扯，其中少部分可能会被扯断。这会导致轻度的疼痛，不会引起肿胀或只引起很轻微的损伤，也不会影响运动。在二级或中度扭伤中，一些韧带纤维被拉扯，更多的纤维被撕裂，但仍有相当部分的韧带是完好无损的。这些损伤会导致一定程度的疼痛与肿胀，并会让关节失去其功能。在重度或三级扭伤中，一根韧带彻底被扯断。运动员只要动一下关节就会疼得要命，因而可能无法动弹。受伤部位的关节可能也会肿胀得厉害（尤其在脚踝、肘部、手指、膝盖以及脚趾的扭伤中）。

由于韧带通过把骨头绑定在一起来支撑关节，扭伤可能会导致关节的极不稳定。一旦被扯断或撕裂，韧带可能无法愈合得完好如初。这会造成韧带与关节的松弛，能引发多次再度损伤（扭伤）。即便韧带愈合后能恢复到其最初的长度，也要花上6到12周才能完全长好。

## 拉伤

如果一块肌肉或一根肌腱被强行过度收缩或拉伸，就可能会造成拉伤。和扭伤一样，拉伤也是一种拉扯或撕裂伤（见图3.19）；不同的是，拉伤的对象是肌肉和肌腱。在一项对美国高中生运动损伤情况的调查中，拉伤是报道的第二常见的损伤类型，其发生频率为17.6%（Comstock, Collins and Yard, 2008）。关于拉伤在各种运动中的发生频率，请参见表3.2。

和扭伤类似，拉伤的程度也分为一级（轻度）、二级（中度）以及三级（重度）。在轻度或一级拉伤中，一些肌纤维或腱纤维会被拉扯，但被撕裂的可能为数不多。这会造成些许疼痛，略微肿胀或无肿胀，不会妨碍运动。二级或中度拉伤中更多肌纤维或腱纤维遭到拉扯，但仍有相当部分的肌肉或肌腱

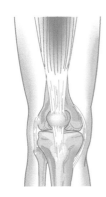

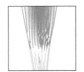

**一级拉伤**
肌肉或肌腱遭到轻
微拉扯

**二级拉伤**
肌肉或肌腱遭到拉
扯并被部分撕裂

**三级拉伤**
肌肉或肌腱被完全
撕裂

**图3.19** 拉伤

**表3.2 根据报道，各类体育运动中拉伤在所有类型损伤中所占的比例（发生频率）**

| 运动项目 | 百分比 |
| --- | --- |
| 棒球 | 23.5% |
| 足球（男生） | 21% |
| 足球（女生） | 20.7% |
| 摔跤 | 19.7% |
| 垒球（女生） | 18.5% |
| 排球（女生） | 18.1% |
| 橄榄球 | 15.3% |
| 篮球（女生） | 13.5% |
| 篮球（男生） | 12.7% |

源自：Comstock, Collins and Yard, 2008.

完好无损。这类拉伤会引发一定程度的肿胀与疼痛，并造成肌肉与关节功能受损，还可能引起受伤部位的凹陷。在重度或三级拉伤中，肌肉或肌腱会被完全撕裂。运动员很可

能会感到异常疼痛，并无法活动与受伤肌肉或肌腱相连的关节。被扯断的肌肉或肌腱会缠在一起，形成一个肿块。

## 软骨撕裂

你可能会记得，之前讲过，覆盖在骨头上及位于骨头之间的软骨有减震和减轻摩擦的作用。如果连着一个关节的骨头遭到扭转或挤压，它们可能就会撞伤、扭伤或扯伤软骨。这种情况以膝盖部位最为常见（见图3.20）。

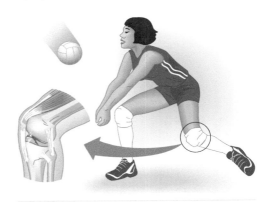

**图3.20** 膝盖软骨撕裂

## 脱位与半脱位

有时，当关节遭到撞击或扭转时，骨头会错位。在发生脱位时，骨头会保持错位状态，直到医生把它们复位。如果骨头"猛然"离位但随即又"猛然"就位，那么就是发生了半脱位现象。在体育运动中，脱位与半脱位最常见于肩部（见图3.21）、肘部、手指及膝盖。

脱位与半脱位也会对关节周围的软组织造成伤害。比如，韧带经常会在发生脱位与半脱位时被扭伤，这是由于骨头错位时会拉动或撕扯韧带。还有些时候，这类损伤过程会伴随骨折与软骨撕裂。

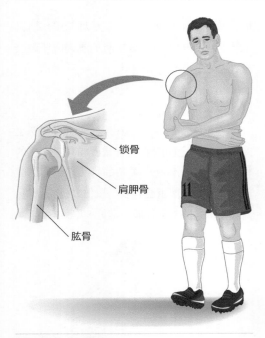

**图3.21** 肩部脱位

锁骨

肩胛骨

肱骨

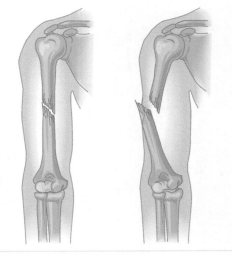

**图3.22** 闭合骨折与开放骨折

## 骨折

在被挤压、扭转、撞击得过于厉害时，骨头会破损或被折断。在最近几份关于美国高中生运动损伤的调查（Comstock, Collins and Yard, 2008；Yard and Comstock, 2006）中，骨折的发生频率为9.4%。关于各项体育活动中骨折占所有损伤的比率，请参见表3.3。图3.22所示是两种主要的骨折类型：闭合骨折与开放骨折。

### 闭合骨折

闭合骨折指的是骨头破损但未穿透皮肤。这是体育运动中最为常见的骨折类型。有时，它们会引发受伤部位相当明显的畸变——尽管并不总是这样。体育运动中较为常见的两种闭合骨折是撕脱骨折和骨骺骨折。

**表3.3　根据报道，各类体育运动中骨折在所有类型损伤中所占的比例（发生频率）**

| 运动项目 | 百分比 |
| --- | --- |
| 兜网球（女生） | 21.4% |
| 垒球（女生） | 16.5% |
| 曲棍球（女生） | 14.5% |
| 棒球 | 13.9% |
| 摔跤 | 11.8% |
| 篮球（男生） | 11.3% |
| 橄榄球 | 10.2% |
| 兜网球（男生） | 8.3% |
| 足球（男生） | 7.9% |
| 足球（女生） | 6.4% |
| 篮球（女生） | 6.2% |
| 冰球（女生） | 6.2% |

源自：Comstock, Collins and Yard, 2008, and Yard and Comstock, 2006.

**撕脱骨折**：当被扭伤的韧带扯断一根骨头时，便发生了撕脱骨折。这种骨折常见于脚踝（见图3.23）与手指。

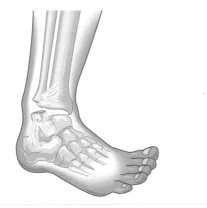

**图3.23**　脚踝部位发生撕脱骨折

**骨骺（骨板）骨折**：当骨头末端较软的骨板受伤时，便发生了骨骺骨折。这类骨折往往最容易发生在18岁以下的运动员身上，并会对骨头的生长产生影响。骨板骨折典型的发生部位是棒球投球手的肘部（见图3.24）。

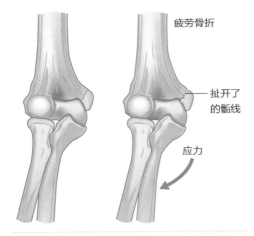

**图3.24**　骨骺（骨板）骨折

### 开放骨折

当破损的骨头穿透皮肤时，便发生了开放骨折。这类伤口必须用无菌纱布精心包扎起来，防止外露的骨头与肌肉组织感染。幸运的是，开放骨折在大部分体育运动中都较为罕见。

# 慢性损伤

慢性损伤是长期损伤积累而表现出来的，其受伤原因往往包括反复撞击、过度拉伸、反复摩擦或是过度劳损。这类反复性创伤会损伤肌肉、肌腱、滑囊与骨头。那些肌肉力量与柔韧性没有得到平衡发展，或是运动过度的运动员，往往会遭受慢性损伤。

## 慢性肌肉拉伤

如果一块肌肉处于反复的过量工作状态中，或是被反复拉伸，那么它就可能会遭受慢性拉伤。这种类型的损伤会在数周或数月内表现出来。慢性拉伤不同于急性拉伤，这是由于它们并非由某一次具体的受伤事件（例如飞奔至一垒）所引发的。

## 滑囊炎

如果滑囊受到反复撞击或刺激，它就可能会变得又肿又疼。肌腱在滑囊上来回摩擦，也会引发滑囊炎。肘部（见图3.25）与膝盖部位的滑囊炎在体育运动中最为常见。

## 肌腱病变、腱鞘炎与腱围炎

正如滑囊会受到刺激一样，肌腱也可因反复受到拉伸或反复劳损而受到刺激，尤其是当它们较为柔弱或绷紧时。肌腱的损伤也有好几个类型。这些损伤尽管常常以腱炎这一笼统说法为人所知，但还是可以根据受到影响的肌腱部位的不同，给它们进行进一步的分门别类，并取上不同的名字。比如，当肌腱内部发生微小撕裂时，就叫肌腱病变。腱鞘炎指的是肌腱周围滑膜鞘的炎症。而腱围炎则是腱鞘（不是滑膜鞘）的炎症或增生。

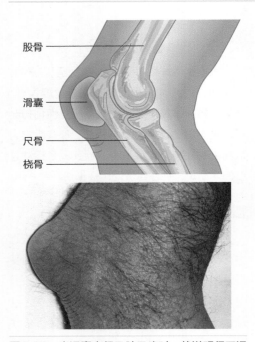

与扭伤和拉伤类似，腱炎也按照严重程度分为轻度、中度和重度腱炎。轻度腱炎的症状包括：运动员在非常用劲地施展某些特定技能或开展某些特定活动时，会感到一些轻度的疼痛。一旦引起疼痛的活动停止，疼痛也随之消退。发炎部位无肿胀或微微发肿，不会妨碍活动。中度腱炎可能会引起一定程度的肿胀。此时，引起疼痛的运动技能或活动变多了，疼痛会限制肌肉的极度发力，并会在活动停止后持续几小时。而得了重度腱炎时，疼痛会加剧，不管发多大的力都会引发疼痛。此时，就连日常活动都会引发疼痛，且疼痛持续时间较长（有时在活动停止后，会持续疼痛超过24小时）。疼痛还会限制肌肉与关节发挥各自的作用。肌腱（尤其是跟腱或髌骨肌腱）的肿胀或增生会变得更

加明显。针对身体不同部位可能出现的腱炎，第12章和第13章论述了它们各自的病发体征与症状，以及合适的损伤护理方法。

肱二头肌、髌骨（膝盖骨）、脚踝（脚后跟）以及肩部等部位的肌腱，特别容易在体育运动中受到反复创伤的损害。缺乏柔韧性、柔软的髌腱和跟腱，可能经受不住反复的跑跳活动（见图3.26）。而当一个肩部柔弱、缺乏柔韧性的运动员做投掷动作时，其肱二头肌腱与肩袖肌群往往会不堪重负。另外，当运动员的运动量或练习量加得过急时，也会引发这些类型的损伤。一般说来，特定练习与运动的强度与持续时间的增加，以每周增长10%~15%为宜，这是一种安全的渐进模式。

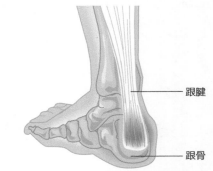

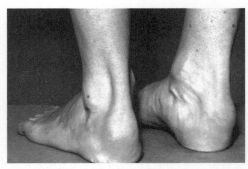

## 慢性骨损伤

反复与长期的劳损，会导致骨头的破裂或是生长异常。慢性骨损伤的两种较常见的类型分别是骨关节炎和应力骨折。

### 骨关节炎

骨关节炎往往由多年的长期劳损所致，但在一个较短的时期（几年）内，关节脱位这样的损伤也可能会导致骨关节炎。由于骨关节炎要花上好几年时间才会发生，这类伤病更容易在后青春期的运动员中见到。然而，在年轻运动员身上，那些被忽视的或被搁置一旁、未得到治疗的损伤，也可能会在短短数年间诱发骨关节炎。比如，反复的脚踝扭伤或膝盖扭伤，会引起累积性关节损伤，并诱发骨关节炎。

### 应力骨折

反复的应力（施压）或撞击会最终导致骨头开裂（应力骨折）。那些参与高撞击性运动（跑步、篮球、足球、体操）与高速运动（棒球投球）的运动员，极易发生应力骨折。

# 汇总归纳

本章介绍了你作为一名教练，可能会遇到的某些损伤的情况。常见损伤及其受伤原因列在表3.4中。至于从总体上去了解哪些损伤会影响身体的哪些部分，请参见表3.5。另外，有关具体损伤的更多信息，请参见第三部分中的各章。

**表3.4　各类损伤及其受伤原因**

| 急性损伤 | 挤压 | 绷紧或拉伸 | 剪切 |
|---|---|---|---|
| 挫伤 | × | | |
| 擦伤 | | | × |
| 刺伤 | × | | |
| 裂伤 | × | | × |
| 切伤 | × | | |
| 撕脱伤 | × | × | × |
| 扭伤 | | × | × |
| 急性拉伤 | | × | |
| 软骨撕裂 | × | | × |
| 脱位与半脱位 | × | × | |
| 骨折 | × | | |
| 骨骺骨折 | × | × | |
| **慢性损伤** | **挤压** | **绷紧或拉伸** | **剪切** |
| 慢性肌肉拉伤 | | × | |
| 滑囊炎 | × | × | × |
| 肌腱病变、腱鞘炎与腱围炎 | | × | |
| 骨关节炎 | × | | × |
| 应力骨折 | × | | |

**表3.5 影响特定身体组织的损伤举例**

| 组织 | 损伤 | 损伤类型 |
|---|---|---|
| 骨头 | 闭合骨折 | 急性 |
| | 开放骨折 | 急性 |
| | 撕脱骨折 | 急性或慢性 |
| | 骨关节炎 | 慢性 |
| | 应力骨折 | 慢性 |
| 软骨 | 撕裂 | 急性或慢性 |
| | 挫伤 | 急性 |
| 韧带 | 扭伤 | 急性 |
| 肌肉 | 拉伤 | 急性或慢性 |
| 肌腱 | 拉伤 | 急性 |
| | 腱鞘炎 | 慢性 |
| | 肌腱病变 | 慢性 |
| | 腱围炎 | 慢性 |
| 滑囊 | 滑囊炎 | 慢性 |
| | 挫伤 | 急性 |
| 皮肤 | 裂伤 | 急性 |
| | 切伤 | 急性 |
| | 擦伤 | 急性 |
| | 刺伤 | 急性 |
| | 撕脱伤（如耳垂） | 急性 |
| 眼睛 | 刺伤 | 急性 |
| | 擦伤（角膜） | 急性 |
| 其他器官（如心脏、肾） | 刺伤 | 急性 |
| | 挫伤 | 急性 |

# 第 3 章 回顾

☐ 你对每一个身体系统及其器官都了如指掌吗？思考回顾一下肌肉骨骼系统、神经系统、消化系统、循环系统与呼吸系统以及泌尿系统。

☐ 与肌肉连着的是什么组织？这些组织是如何帮助我们活动的？

☐ 构成关节的是什么组织？

☐ 在哪里可以找到韧带？它们对稳定关节起什么作用？

☐ 造成大多数损伤的三大原因是什么？

☐ 用来表示损伤表现出来所需的时间长短的术语有哪些？

☐ 你是否能描述一下，挤压、绷紧、剪切分别是什么意思？

☐ 部分常见的急性损伤有哪些？它们是如何发生的？

☐ 割伤可分为哪三种？你如何区分它们呢？

☐ 你能说出扭伤的成因，以及扭伤发生在哪些组织中吗？

☐ 你能说出拉伤的成因，以及拉伤发生在哪些组织中吗？

☐ 你能对三种急性骨折进行归类并分别对其进行描述吗？

☐ 慢性损伤的成因是什么？它们与急性损伤的不同之处是什么？

☐ 部分常见的慢性损伤有哪些？它们是怎样发生的？

## 参考文献

Comstock, R.D., C.L. Collins, and E.E. Yard. National high school sports-related injury surveillance study, 2005–06 and 2006–07 school years (Personal communication, February 1, 2008).

Yard, E.E. and R.D. Comstock. 2006. Injuries sustained by pediatric ice hockey, lacrosse, and field hockey athletes presenting to United States emergency departments. *Journal of Athletic Training*, 41(4): 441–449.

# 紧急损伤处理分步措施

## 在本章中，你将了解如下内容。

▶ 如何分步采取损伤处理措施。

▶ 一旦运动员停止呼吸该怎么办，应对措施包括：检查有无呼吸，开展
心肺复苏，以及使用自动体外除颤器。

▶ 如何辨别出气道阻塞并对其做出反应，包括如何采用海姆利希手法。

### 本章所涉及的一些损伤与处理技术

**想**象一下这幅场景：你正站在己方中场后方，打算快速传球。此时第四节临近结束，你在30码线上，这已经是第四次冲锋了，你们现在还落后两分。陡然间，对方三名饿狼般的中后卫从线那边向你投来目光，死死地盯着你。你意识到你的这次进攻注定要速战速决了。此时离比赛结束还剩7秒，你

会怎么办？

如果你能够快速思考并做出反应，你就会想出一个能挽救这场比赛的主意。

能够辨别出严重问题，以及快速并正确地对其做出反应，不只是橄榄球运动所要求的。对一名运动员的呼吸状况做出判断，以及为维持其生命提供一些基本的救助措施，也同样需

要具备这些能力。橄榄球运动和急救都要求其中的参与人员具备分析正在发生什么事情的能力，以及刹那间的思考与反应能力。

在本章中，你将了解到，如何对一个受伤的或生病的运动员分步采取紧急损伤处理行动。这将包括：对现场情况做出评估，对运动员的反应（清醒）程度做出判断，检查伤病员有无呼吸，并对伤病情况做出反应，施以得当的紧急损伤处理。正确评估运动员的状况，能帮助你更加准确地施以紧急损伤处理，并与急救医务人员进行沟通。

## 紧急损伤处理行动的步骤

你对运动员的初步判断将包括这样几个紧急损伤处理行动步骤：评估（现场与运动员的情况）、呼救、查看并处理伤病员的呼吸状况。这几步将帮助你在一个受伤或生病的运动员身上发现威胁生命的问题并加以处理。请快速做完这几步——不要超过1分钟。

### 评估现场情况

当一名运动员因受伤或患病而不能正常运动时，首先要考虑的便是安全。你立刻要做的就是要保护运动员（和你自己）免受伤害。首先，你或者一名助手应指示所有其他运动员和旁观者与伤病员保持距离。他们可能会由于试图转移伤病员而对其造成进一步的伤害。

其次要考虑一下现场的环境。伤病员周围是否有垂下来的电线、闪电、繁忙的交通？环境是否过冷或过热？你自己是否身陷上述这些危险环境当中？如果是的话，你就得仔细想想，如何将你自己受伤的概率降到最小，还要权衡一下是否需要立刻转移伤病员，以免其身体状况因恶劣的环境而雪上加霜。关于何时及如何安全地转移伤员方面的

指导意见，请参见"转移伤病员时以安全为重"及第6章的内容。

接着试图安慰伤病员，让其冷静下来，不要来回打滚或跳上跳下，以免导致进一步的伤害。

最后要注意的是，伤病员目前躺的姿势或是身上穿戴的运动设备，是否会妨碍你评估其身体状况，或是妨碍你在伤病员有生命危险的情况下施以紧急损伤处理。你可能需要转移运动员，或是移除某些妨碍伤病评估或损伤处理工作的设备。

> ### ➡ 转移伤病员时以安全为重
>
> 几乎每次损伤处理中，你都应该让急救医务人员来转移重伤员。只有在下列几种情况下，才需要将一个伤病程度较为严重的运动员转移到别处。
> - 伤病员所处的地方不安全（如有闪电、下垂的电线、交通拥挤或是公路比赛中还有其他选手在场）。
> - 伤病员所处的位置，妨碍你开展心肺复苏或采取能挽救生命的紧急处理。
> - 伤病员正表现出运动性热诱发疾病（第11章）。
>
> 关于转移运动员的得当技术，请参见第6章。
>
> 只有在需要时，才去转移一名伤病程度较为严重的运动员，以方便开展心肺复苏、控制住大量出血，或防止运动员因呕吐或体内分泌物而窒息。

### 评估运动员的身体状况

在你接近受伤或发病的运动员时，在脑子里面回顾一下伤病的发生过程。身体的某个部位是否受到了直接撞击？某个关节或是身体部位是否扭到了？运动员是否被虫子叮

咬了？这类信息会让你对正要处理的损伤属于哪种类型有较为深入的了解。

同时回顾的还有你可能会知道的这位运动员的病史，比如他是否得过哮喘、心脏病、肾功能紊乱、神经失调、糖尿病或是（脑部）突发性疾病，这位运动员之前是否受过这种伤病的困扰，或是曾出现过这种状况。这类信息为运动员可能出了何种状况提供了额外的线索，可能会为你将要采取的救护措施提供参照。

当你来到运动员身边时，迅速检查一下，看看他有无反应。轻拍或轻捏运动员的肩部，问问他："你还好吗，某某某（运动员的名字）？"

## 在救治带着面罩的伤病员时以安全为重

胸外按压式心肺复苏操作无须对伤员施以人工呼吸，因此，如果施救对象戴着头盔，无须花时间除去其面罩。

**注意：** 不要脱下一个昏迷不醒（没有反应）的运动员的头盔。如果你怀疑伤者的头部或脊柱受了重伤，就用双手抱在伤者头盔的两侧，以将其头部、颈部和脊柱保持在一条直线上。

## 呼救

如果伤者失去了意识（无反应），或者他虽然还有意识但受伤较重、看上去或表现得非常糟糕，或者伤情迅速恶化，则要向急救医疗系统（EMS）呼救（拨打 911），或是启动你所在场所的紧急损伤处理行动计划。

## 查看并处理伤病员的呼吸状况

在判断出伤病员意识是否清醒，并向急救医疗系统呼救或启动你自己的急救行动计划后，下一步就是要查看并处理伤病员的呼吸状况。

你的目的在于，看看是否需要对伤病员施以心肺复苏操作，还要检查一下，看看是否有其他会危及生命因而需要立刻加以治疗的状况（比如大量出血）。如果你没有发现任何会立刻危及生命的状况，那么就对伤病员的身体状况进行一次更为彻底的评估，以决定治疗流程。这种评估会在下一章中加以叙述。

### 如何对一名清醒的伤病员施救

1. 首先亮明你的身份，并征求伤病员的求助许可。

2. 确保伤病员完全清醒并呼吸正常，无喘息、杂音、鼻音、咯咯声等不正常的呼吸症状。伤病员应能对话，并保持气道通畅。

3. 只有当伤病员所处位置可能会造成进一步伤害，或是当伤病员有吸入液体、呕吐物或血液的危险的情况下，方可转移伤病员；否则必须让伤病员待在原地等待救助。如果出现任何上述的不利状况，那么你可能就需要转移伤病员了，转移技巧如下：对于没有受伤的运动员，采用复苏体位将其转移。对于受伤的运动员，默认其头部或脊柱受伤，采取海因斯体位将其转移，或动用四至五名救护人员将其转移（见第 6 章）。请记住：只有在需要保护伤病员免受进一步伤害，或是需要对其施以挽救生命的紧急损伤处理时，方可转移伤病员。

4. 查看伤病员是否正在大量出血，如果是，要直接按住伤口止血（关于这一点的更多信息请参见第 5 章）。

5. 查看身体组织的颜色和体温是否正常。如果伤病员的肤色发青或发白，或皮肤摸上去较凉，则说明其血液循环水平降低已超过几分钟。

6. 在等待医疗救助的过程中，不断观测伤病员的清醒程度，确保他继续正常呼吸。

7. 继续止血、观测身体组织的颜色及体温，同时帮助维持伤病员的正常体温。

关于如何对一名清醒的伤病员施救的大致情况，请参见附录A。

### 如何对一名昏迷的伤病员施救

1. 向急救医疗系统呼救，并请求一台自动体外除颤器的增援。如果现场还有别人，把上述事宜交给他们去做，你的任务则是照顾伤病员。

---

## 对未受伤的运动员采取复苏（侧卧）体位的施救步骤

1. 跪在运动员身旁，确保其双腿伸直。

2. 抽出运动员离你较近的那只胳膊，使其与身体呈直角，并弯曲肘部，将手掌朝上放在地上。

3. 将另一只胳膊拉过运动员的胸前，将这只胳膊的手背放在运动员离你较近的那一侧的面颊上（见图4.1a）。

4. 用你的另一只手，在膝盖上方处托住运动员离你较远的那条腿，并将其抬起来（见图4.1b）。

5. 使运动员的手始终被压在其脸颊下方，把抬起来的那条腿朝你自己这一边拉过来，使运动员面对你呈侧卧姿势。

6. 调整被拉过来的这条腿的姿势，使髋部和膝部都弯曲呈直角（见图4.1c）。

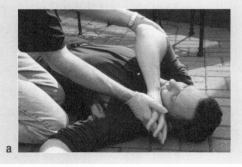
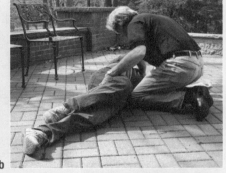
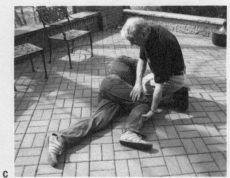

**图4.1** 复苏体位，a.将离你较远的那只胳膊拉过运动员的胸前；b.抬起离你较远的那条腿；c.将这条腿的髋部和膝部弯曲呈直角

源自：Photos courtesy of American Safety & Health Institute.

---

2. 检查伤病员的呼吸状况。如果昏迷者是面朝下俯卧着的，则看其肋部是否在上下起伏，依此判断伤病员是否在呼吸。你也可以把手放在伤病员的口

鼻前方并感受其气息存在与否，以检查其呼吸状况。看、听、感受伤病员是否在呼吸的时间至少要有5秒，但不要超过10秒。偶尔才有的喘息是不正常的，也无法为伤病员提供足够维持生命的氧气。如果伤病员没有呼吸，或出现喘息、杂音、鼻音、咯咯声等不正常的呼吸症状，那么你可能就得挪动他，

使其呈仰卧姿态，以施以心肺复苏。

如果施救现场只有你一个人，且运动员是呈俯卧姿势的，那么就将其离你较近的那只胳膊放在其头顶上，用你的一只手托着运动员的脖子，用另一只手扶住运动员的髋部，将其身体转向你，直至其呈仰卧姿势。要尽你所能，将运动员的头部与身体一起翻转过来，将对脊柱的伤害降到最低程度。

## 对尚有呼吸的受伤运动员采取海因斯体位的施救步骤

1. 跪在运动员身边。
2. 将运动员的离你较近的那只手臂置于其头顶上方，将另一只手臂拉过胸前（见图4.2a）。
3. 在膝盖处将运动员的离你较近的那条腿弯曲起来。
4. 将你的一只手枕在运动员脖子下方，以增

强其身体的稳定程度。
5. 将运动员的身体朝你那边扳转过去，使其头部枕在先前已经展开的那只手臂上。
6. 在膝盖处将运动员的双腿弯曲起来，以增强其身体的稳定程度（见图4.2b）。

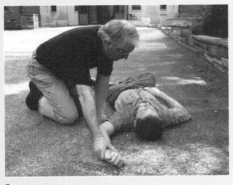
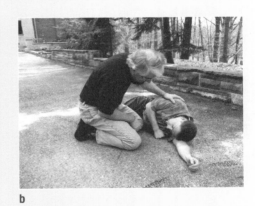

a　　　　　　　　　　　　b

图4.2　海因斯体位，a.将运动员的离你较近的那只手臂置于其头顶上方；b.在膝盖处将运动员的双腿弯曲起来

源自：Photos courtesy of American Safety & Health Institute.

如果现场还有别人，且运动员呈俯卧姿势，请使用第6章中提到的4人或5人营救法。

3. 开始心肺复苏操作。当伤病员的心脏停止跳动时，利用心肺复苏操作法，可按压胸部促进血液循环，从而帮助

将氧气输送给伤病员的各个器官。基本的心肺复苏操作法介绍如下。需要注意的是，这并不意味着能够取代美国红十字会、美国心脏病协会或国家认可的其他组织的认证。

## 按压胸部

1. 使伤病员的胸部显露出来。

2. 将一只手的手掌根部放在伤病员两乳之间的胸口中间位置，将另一只手置于其上。你的手指可以伸直也可以相互扣在一起，但不应当碰到伤病员的胸部。

3. 调整你的身体姿势，使肩膀位于手的正上方。伸直手臂，肘部不要弯曲。

4. 利用你的上半身重量来帮助按压伤病员的胸部。用力向下按压胸部，按压深度为5厘米（如果伤病员是一个普通体格的成年人）。如果伤病员是一个1到8岁的儿童，按压深度则为成年人的1/3到1/2。

5. 释放压力，在每次按压动作完成后，彻底撤掉你按压时所施加的上半身重量，以让胸腔恢复其正常状态，以便心脏充血。

6. 以约每分钟100次的速度（频率）按压胸部，按压后要让伤病员的胸腔完全恢复到位。为了让伤病员的大脑和心脏得到最充分的带氧血液的供给，要尽可能缩短胸部按压动作之间的间隔时间。

7. 继续按压胸部，直到出现下列情况之一时方可停止：某个受过急救培训、施救效果和你不相上下甚至更好的人过来接替你，有人带着自动体外除颤器（AED）或急救医疗系统赶到，伤病员表现出生命体征，你已经筋疲力尽，或是现场变得太过危险，难以继续施救。

## 除颤

在某些情况下，伤病员可能会出现不规律心跳，因而带着氧气的血液无法通过循环系统流到全身各处。因此，在对伤病员施以心肺复苏时，使用自动体外除颤器（见图4.3）来判断其心跳是否不规律。如果心跳的确不规律，那么自动体外除颤器就会对心脏进行除颤，以试图让心跳恢复正常节奏。如果现场只有你一个人且需要对伤病员开展心肺复苏操作，那么就先去拿自动体外除颤器，并在开始做胸部按压前使用除颤器。如果现场还有别的人，那么就开始胸部按压，同时让此人去拿一台自动体外除颤器。

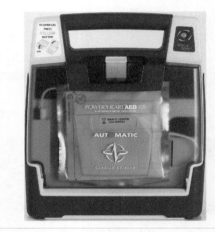

**图4.3　自动体外除颤器（AED）**

源自：Courtesy of Cardiac Science Corporation（800-991-5465）。

自动体外除颤器到位后，如果现场只有你一个人的话，就按照下面的步骤来开展施救工作。

1. 启动除颤器。

2. 如施救对象为成年人，选择并接上成人探头。如施救对象为儿童且除颤器上有儿童探头可供选择，那么就选择儿童探头；如除颤器上无儿童探头可供选择，那么还选择成人探头。（注意：自动体外除颤器对婴幼儿不适用。）

3. 聆听除颤器的指示音，并据此采取措施。

4. 当所有电极完全接上后，大部分自动体外除颤器都会自动开始分析伤病员的心跳节奏。要确保当除颤器在分析心跳节奏时，无人触碰伤病员。

5. 如果机器提示要进行除颤，那么要确保在无人触碰伤病员的情况下进行除颤。与伤病员保持一段距离，按下自动体外除颤器上的除颤键进行除颤。

6. 在急救医疗系统到位前，继续按照自动体外除颤器的指示施救。

如果现场还有第二个人，那么就让他打开并启动自动体外除颤器，同时你继续对伤病员施以心肺复苏。当探头准备好连接到伤病员的胸部时，停止心肺复苏。

**哮喘或其他疾病**

**注意**：运动员可能会由于受伤或是哮喘之类的疾病而呼吸困难。对此，请参照附录A中的哮喘紧急处理流程图。该图告诉我们，在运动员的哮喘病发作时，应采取哪几步措施。

附录A中概括介绍了对昏迷运动员的施救方法，以及心肺复苏和自动体外除颤器的操作流程。接下来，看一看对因窒息造成的阻塞气道的施救过程。

# 气道阻塞

在体育运动中，运动员的气道可能会被阻塞，其原因包括以下几种。

- 气道吸入口香糖或食物等异物。
- 昏迷运动员的舌头内翻，盖住了气道（气管）出口。
- 气道因为遭到直接撞击或严重过敏而肿胀。

在出现上述情况时，气道可能会或多或少有些阻塞。你会对此施以何种处理措施，要看发生的是什么样的阻塞。

本章探讨的是针对由食物、口香糖、舌头（昏迷运动员的）等异物造成的气道阻塞开展的紧急处理。第7章将针对那些由严重的过敏反应所引起的气道阻塞，讨论如何开展紧急处理。

## 清醒（有反应的）运动员出现的轻微气道阻塞

气道部分阻塞，能够让部分但不足量的空气进入肺部。

**成因**

- 口香糖或食物等异物卡在气道内。

**检查时要注意的体征**

- 运动员能够呼气吸气，也能说话。

- 剧烈咳嗽或作呕，这是由于食物或流质"误入气管"。

- 在剧烈咳嗽之间可能会听到尖细的吱吱声或呼哨声（喘息声）。

### ➕ 处理

1. 询问："你还好吗？"如果运动员回答"还好"但呼吸有困难，并抓挠自己的喉咙（常见的窒息体征），那么他就有可能出现了部分气道阻塞现象。
2. 鼓励运动员咳嗽。
3. 继续观察运动员的状况，直到（1）卡在气道里的异物被咳出来，运动员的呼吸

恢复正常，或者（2）气道严重阻塞（运动员不能咳嗽或说话）。如果发生后一种情况，则对运动员施以下一节会介绍的海姆利希手法。如果海姆利希手法还是不能把异物从气道中弄出来，或是运动员昏了过去，则叫人向急救医疗系统求助，并开始施以心肺复苏。

**能继续开展运动的条件**

- 如果卡住气道的异物被弄出来了，同时运动员的呼吸以及嘴唇、皮肤、指甲床的颜色都恢复正常的话，那么他就能继续运动了。

## 清醒（有反应的）运动员出现的严重气道阻塞

气道完全阻塞，空气无法进入肺部。

**成因**

- 口香糖等异物卡在气道内。

**检查时要注意的体征**

- 运动员抓挠自己的喉咙（常见的窒息体征）。
- 无法咳嗽或发声。
- 嘴唇、指甲、皮肤发青。

### ➕ 处理

1. 询问："你是不是噎住了？"
2. 如果运动员点头称"是"或表露出常见的窒息体征，接着问他："我可以帮你吗？"如果运动员点头称"是"或无法说话、咳嗽或叫喊，要立刻对其施以海姆利希手法。

3. 如果运动员对"你是不是噎住了？"这一问题摇头称"否"，那么就请求紧急医疗援助，并检查呼吸困难的其他成因。这部分内容将在第7章予以讨论。

**能继续开展运动的条件**

- 在施行海姆利希手法后，即便卡住气道的异物已经被弄出来了，且运动员的呼吸恢复到正常状态，他还是不能继续进行运动，除非经过急救医疗系统的认定和医生的检查，认可他可以继续运动。（这是因为）腹部按压可引起内伤，哪怕这些按压施行得当。

## 海姆利希手法

*目的：* 将引发气道严重阻塞的异物弄出来。

**操作原理**

- 通过按压将肺部的空气强行挤出，从而冲开气道内的阻塞物。

**操作技术**

1. 如果伤病员是成人，则站在其身后；如果伤病员是儿童，则跪在其身后。
2. 双手绕到伤病员的身体前方互握成拳。拇指顶着伤病员的腹部，位置正好处在肚脐上方（见图4.4）。
3. 快速向上向里反复按压。
4. 继续按压直至
   a. 异物被伤病员吐出来；
   b. 伤病员因为缺氧而昏迷，然后施以心肺复苏。

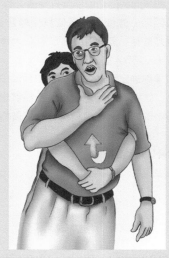

**图4.4** 海姆利希手法中施救者手的放置位置
源自：Courtesy of American Safety & Health Institute.

### 在开展海姆利希手法时以安全为重

如果握拳位置过高，按压时可能会伤到胸骨末端，从而造成内伤。

附录A中，对一名清醒的运动员发生气道阻塞时的紧急处理过程进行了回顾，并对一名昏迷的运动员发生气道阻塞时的紧急处理过程进行了概括。

在你接下去了解第5章里讲述的身体评估方面的知识之前，请花点时间复习一下图4.5展示的那些紧急处理行动步骤。

## 昏迷（无反应的）运动员出现的严重气道阻塞

**成因**

- 口香糖等异物卡在气道内。
- 舌根堵住了气道出口。

**检查时要注意的体征**

- 昏迷。
- 没有呼吸。

### ✚ 处理

*如果运动员因窒息而昏迷，则施以下列措施。*

1. 如可能的话，在运动员失去意识时防止其摔倒。
2. 让人立刻向急救医疗系统呼救。
3. 如运动员不是仰卧的姿势（如果你确定运动员的头部和颈部没有受伤），就采用海因斯（体位）技术使其呈仰卧姿势；否则的话，就采用第6章将会大体介绍的4人或5人施救技术。
4. 如果你确定运动员的头部和颈部没有受伤，就掰开其嘴巴，看是否能够看到气道中的异物。如果看得到的话就将其抠

出来。同时查看一下，舌头是否内翻堵住了气道。如果确实如此，则慢慢将运动员的头部向后倒去，直到舌头不再堵住气道。

5. 如果此时运动员仍然没有呼吸，则继续施以心肺复苏，直到自动体外除颤器或急救医疗系统到位，或异物被运动员吐出，或运动员出现生命体征。如果最后这种情况发生了，则再次检查运动员的呼吸状况。如运动员正在呼吸（而非喘息），则继续根据情况观测其呼吸情况，同时还要观测与留心其发生休克的可能性，直到急救医疗系统到位。

**能继续开展运动的条件**

- 直到经医生检查并批准后，方可恢复运动。

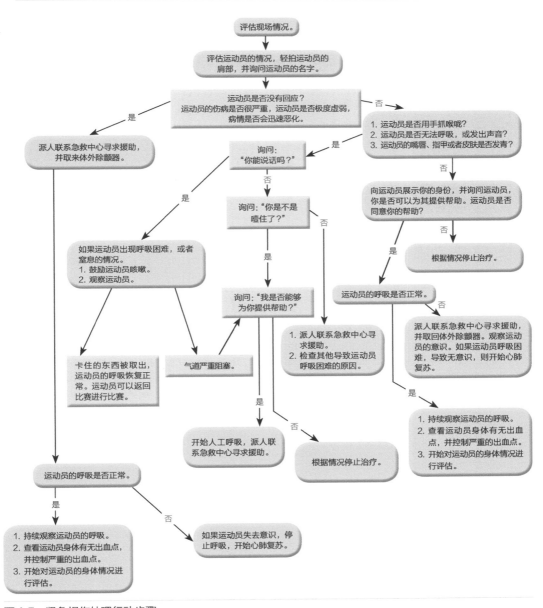

**图4.5** 紧急损伤处理行动步骤

# 第 4 章 回顾

☐ 当一名运动员受伤或突然发病时，首先要采取的几步施救措施是什么？

☐ 如运动员昏迷不醒，应打电话给谁？

☐ 紧急损伤处理行动步骤有哪些？如何开展它们？

☐ 如运动员意识清醒但伴有轻度的气道阻塞，你该怎么办？

☐ 如运动员意识清醒但伴有严重的气道阻塞，你该怎么办？

☐ 如运动员昏迷不醒且伴有气道阻塞，你该怎么办？

☐ 你能描述何时以及如何开展下列紧急损伤处理吗？

   ☐ 海姆利希手法。

   ☐ 心肺复苏。

   ☐ 用自动体外除颤器开展心肺复苏。

# 参考文献

Berg, R.A., R. Hemphill, B.S., Abella, T.P. Aufderheide, D.M. Cave, M.F. Hazinski, E.B. Lerner, T.D. Rea, M.R. Sayre, and R.A. Swor. 2010. Part 5: Adult basic life support: 2010 American Heart Association Guidelines for Cardiopulmonary Resuscitation and Emergency Cardiovascular Care. *Circulation* 122: S685–S705.

Markenson, D., J.D. Ferguson, L. Chameides, P. Cassan, K. Chung, J. Epstein, L. Gonzales, R.A. Herrington, J.L. Pellegrino, N. Ratcliff, and A. Singer. 2010. Part 17: First aid: 2010 American Heart Association and American Red Cross guidelines for first aid. *Circulation* 122: S934–46.

第**5**章

# 身体状况评估与损伤处理技术

**在本章中，你将了解如下内容。**

▶ 如何使用HIT（病史、视诊与触诊）法，对一名伤病员进行身体状况
评估。

▶ 如何止住大出血。

▶ 采用什么方法将大面积组织损伤造成的伤害降到最低。

▶ 如何对不稳定的损伤部位上夹板。

▶ 如何对流速较慢的稳定性出血进行止血。

▶ 如何把局部组织损伤造成的伤害降到最低。

### 本章所涉及的一些损伤与处理技术

完美地上木只是平衡木一套动作的开端，正如紧急损伤处理行动步骤只是损伤处理评估与救助的开头一样。上木与紧急损伤处理步骤都是关键技能，但都仅占全套动作的一小部分而已。平衡木运动员也好，运动急救医务人员也罢，在掌握关键技能的同时，都必须还能施展出更加常见与基础，但同样重要的其他技能。对体操运动员而言，在平衡木上做动作时可能需要转身和跳跃。而对运动急救医务人员而言，所谓的"转身和跳跃"技能，指的就是对（伤病员的）身体状况评估与相关的急救技术。

## 身体状况评估

在完成紧急损伤处理行动步骤，并确定运动员呼吸正常后，你应当开始对其进行身体状况评估，以便确定伤病性质、部位和严重程度。在确认伤病员呼吸恢复正常之前，不要开始对其展开身体状况评估。与紧急损伤处理行动步骤类似的是，为了让这一评估开展得更加彻底，可以遵循一套标准模式（如下）来开展这项评估。HIT首字母缩写法可以帮助你记住以下几步。

H代表病史（History）。

I代表视诊（Inspection）。

T代表触诊（Touch）。

### 病史

在身体状况评估中，"病史"这一步就是花时间去搜集伤病发生方式方面的额外信息。此时，你的目标是要查明伤病发生的部位、原因、症状以及之前发生时的情况。

请按照下列步骤开展损伤回顾工作。

1. 回忆一下你的所见所闻。

2. 与伤员交谈，注意聆听那些形容伤员受伤感觉的症状描述性话语，比如麻木、疼痛、烦躁、怕冷。

3. 与其他运动员、教练员、赛事主办人员或旁观者交谈了解情况（如果他们看见了受伤过程，且伤员无法回忆起当时发生了什么）。

4. 查看运动员的病史卡。

如运动员受了伤，则要查清楚下列各项情况。

● 受伤原因是什么？（例如，是与另外一名运动员、物体或地面直接相撞，还是一个扭动或转向动作？）

● 在受伤时，运动员是否听到过"砰""噼啪"或其他类似杂音？

● 伤到哪里了？

● 在受伤时，运动员是否觉察到任何异样的症状（如疼痛、麻木、刺痛、虚弱、烦躁、失控）？

● 运动员之前受过类似的损伤吗？

如运动员犯了急病，则要查清楚下列各项情况。

● 运动员正表现出什么样的症状，比如恶心、头晕、呼吸急促（气短）或别的什么症状？

● 运动员的某种慢性病（比如糖尿病、癫痫、哮喘或过敏）是否正在发作？

● 运动员是否服用过针对某种疾病的药物？

● 如果有致病因素的话，那会是什么（如蜜蜂叮咬、粉尘环境或过期食物）呢？

你在"病史"这一步骤中搜集的信息，将帮助指导你下一步如何行动。其实，下一步就是检查。

### 视诊

利用回顾受伤病史期间所得信息，决定你

应当从哪里着手去寻找伤病的明显体征（真实体征）。例如，如果一名运动员跟你说，他在受伤时听到或感觉到脚踝发出砰的一声响，那么你就要去寻找脚踝受伤的体征（比如是否变形或肿胀）。以下是你应当加以检查核实的其他明显体征。

- **出血**。是大量出血还是慢速（少量）出血？血色是暗红色还是鲜红色？
- **皮肤外观**。皮肤泛白还是泛红？发干还是出汗？发青还是发白？
- **瞳孔**。比较一下两个瞳孔。它们是放大（变大）、收缩（变小）了，还是两边大小不一？同时，利用你急救箱里的笔形手电筒检查一下，当光照到瞳孔时，两个瞳孔是否都会收缩（这代表瞳孔对光照有反应）（见图5.1）？如果两边的瞳孔大小不一或对光照没有反应，则说明运动员可能受了重伤。
- **变形**。你是否看到伤病员身上有伤口或撞痕？如果身体的一侧发生变形，则千万记住要将此面与另一侧对照查看。
- **急病体征**。呕吐或咳嗽。
- **肿胀**。受伤部位周围或其他部位是否有鼓胀现象？
- **变色**。是否有任何挫伤或其他斑点？
- **行走的能力**。运动员是否跛脚了，是否完全无法承重了？
- **上肢（上臂、肘部、前臂、手腕或手）的姿态**。运动员是否用另一只手在支撑住前臂，上臂姿态是否不正常（比如拐向身体外侧）？

对有些伤病而言，检查运动员的脉搏（心跳）频率颇为有用。既可以在手腕处（桡动脉搏动，见图5.2），也可以在脖颈处（颈动

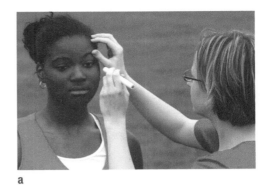

a

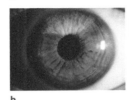

b

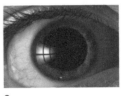

c

**图5.1** 比较两边的瞳孔，a.检查每只瞳孔是否会对光照做出反应（收缩）；b.正常的瞳孔；c.放大了的瞳孔

图片b和c源自：©Custom Medical Stock Photo.

脉搏动，见图5.3）检查脉搏。千万要记住，检查脉搏时要用你拇指之外的其他手指，因为拇指本身也是有脉搏的。颈动脉搏动比桡动脉搏动更容易感知。然而，需要留意的是，在检查颈动脉搏动时不可用力过猛，否则你可能会减少伤病员脑部的供血量。在测量脉搏时，试着查明脉搏是否规律以及是否有力。

如果运动员在伤病产生前一度处在活动状态中，那么其脉率就应当比静息心率快。表5.1列出了各个年龄段的人静息心率的正常指标。如果伤病员的脉搏没有在几分钟内回到静止不动时的水平，或是感觉脉搏跳动不规律，你就应当怀疑，该运动员可能出现了威胁生命的伤病，并派人去请求紧急医疗援助。

| 表5.1　静息心率 | |
| --- | --- |
| 年龄组 | 静息心率<br>（每分钟的跳动次数） |
| 儿童（5~12岁） | 60~120 |
| 青少年（13~18岁） | 75~85 |
| 成年人 | 60~100 |

视诊步骤搜集到的信息，有助于进一步明确伤病的具体性质。这一信息，再加上病史步骤获得的信息和下一步身体状况评估的"触诊"阶段获得的信息，决定你将采取什么样的处理。

## 测量运动员的脉搏

### 桡动脉搏动

1. 将你食指和中指的指尖置于运动员的大拇指指跟处。
2. 将指尖向后滑动，直至感到有一处骨头凸起。
3. 将你的手指移到凸起处的内侧位置，朝着手腕中间。
4. 轻压指尖以感知运动员的脉搏（见图5.2）。
5. 检查脉搏的时间不要超过10秒。

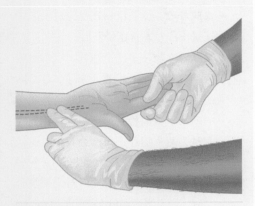

图5.2　测量桡动脉搏动

### 颈动脉搏动

1. 将你离运动员身体较近的那只手的食指和中指的指尖放在运动员的喉结上。
2. 将指尖沿着脖颈处的沟纹来回移动，用食指和中指轻轻按压在颈动脉上（见图5.3）。
3. 检查脉搏的时间不要超过10秒。

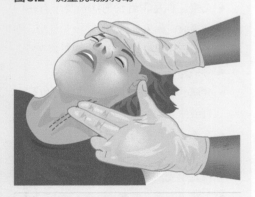

图5.3　测量颈动脉搏动

## 触诊

有时候，眼见不一定为实。看上去完好无损、能正常活动的身体部位可能已经受了严重的内伤。因此，为了能对损伤性质有更好的了解，要用你的指尖轻轻触摸受伤部位。要从离受伤部位有一段距离的位置开始触摸，比如，如果手受伤了，就从手指或手腕处开始触摸，并逐渐摸向受伤部位。检查一下下列各项情况。

第5章 身体状况评估与损伤处理技术

- *痛点。* 有没有哪个地方特别疼?
- *体表温度。* 是热还是冷?是出汗还是发干?
- *感知能力。* 运动员能感觉到你正在触摸他身上的某个部位吗?
- *变形。* 你能感觉到任何你在视诊步骤没有发现的伤口或撞痕吗?

此时同样需要注意的是,如果身体的一侧(比如肋骨、胳膊和腿)受了伤,一定要将其与另一侧的情况做对比观察。在完成病史、视诊与触诊这几步身体状况评估后,你才能针对正在困扰一名运动员的具体伤病,专注地施展你的处理技术。

下面来复习一下图5.4所示的身体状况评估流程。

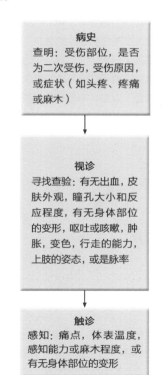

**病史**

查明:受伤部位,是否为二次受伤,受伤原因,或症状(如头疼、疼痛或麻木)

**视诊**

寻找查验:有无出血,皮肤外观,瞳孔大小和反应程度,有无身体部位的变形,呕吐或咳嗽,肿胀,变色,行走的能力,上肢的姿态,或是脉率

**触诊**

感知:痛点,体表温度,感知能力或麻木程度,或有无身体部位的变形

**图5.4 身体状况评估流程**

务必记住,即便在开始对受伤部位施以处理举措后,也要继续监测伤病员的呼吸状况。你必须持续观察任何重伤员,哪怕其呼吸一开始是正常的。

## 基本的运动损伤处理技术

在完成身体状况评估后,你可能会发现,你需要止住外伤造成的流血,将全身组织损伤(休克)的危害程度降到最低,给受伤部位上夹板,以及尽可能降低局部组织损伤的程度。因此,为了占得先机,让我们来探讨一下这些基本的运动损伤处理技术。

### 对大出血进行止血

大出血(无论是动脉出血还是静脉出血)尽管不是一种常见的损伤,却可能会威胁到生命。有些损伤能引起内出血,比如肌肉挫伤、脾脏破裂以及肾脏撞伤。有关身体内部器官的出血情况,以及如何应对这些情况的细节,将会在第9章中加以探讨。

在对出血性损伤施以处理前,务必保护好你自己,不要沾染(可能)有感染风险的血液。

### 防止血源性病原体的传播

不要让对艾滋病(HIV)、乙肝或其他血源性病原体的恐惧束缚住你的手脚,让你不敢对伤员施以帮助。对这些疾病要有更多的理解,还要知道其传播方式。可以联系你所在州的运动协会,向其索要具体的运动规则和有关血源性病原体方面的政策。比如,有些运动项目要求,运动员只有在换掉血衣后,方可重回赛场。

## 针对血源性病原体的一些预防措施

如果照料一名伤员时遇到以下情况——

- 带血的伤口或（保护伤口的）敷料，
- 护齿套，
- 体液，
- 带血的麻布织物或衣物，
- 带血的比赛场地表面或是运动装备，

则遵照下列指示行事。

1. 戴上一次性的检查用手套（不含乳胶的手套，以免引发过敏反应）。
2. 如果你的脸部要暴露于血液或体液的话，要戴上护目镜或面罩。
3. 如果你的皮肤有任何部位接触到血液或体液，要立刻清洗干净。
4. 将沾上血污的麻布织物或衣物装袋，然后用热水和清洁剂清洗。
5. 用漂白剂和水的比例为 1∶10 的溶液，清洗沾上血污的地面、器材装备及其他表面。清洗后不要擦拭，否则会降低溶液的清污效果。你应该让清洗过的污染表面上的溶液风干。

6. 以正确的方式摘下被污染的手套（参见下面的图解"正确摘下被污染的手套"），将被污染的手套及绷带扔进医学垃圾袋。
7. 在摘下被污染的手套后，立刻用肥皂和水洗手。你也可以用沾上酒精的搓手巾擦手，但如果你的手看上去很脏，还是用肥皂和水洗手较好。

不管施救对象（运动员）是谁，都毫无差别地施行这些步骤，就叫"采取通用预防措施"。这意味着，你默认所有人类血液和大部分体液都是携带血源性病原体的，都是会传播疾病的——哪怕你私下里认为它们不是这样的。

再查一下你的学区计划中有没有下列因素。

- 处理被污染的废物。
- 处置感染血源性病原体的运动员。
- 上报接触过血源性病原体的雇员（教练、老师及其他人）名单。
- 保护雇员免受血源性病原体的感染（即相关政策、流程、设备，可能还有乙肝疫苗）。

**正确摘下被污染的手套**

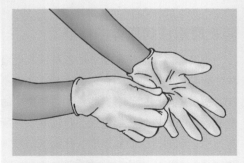

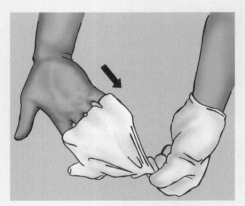

1. 不要碰到裸露着的皮肤，用一只手的手指在手掌处拎起另一只手所戴手套。

2. 将手套里朝外翻过来，慢慢地按照从手掌到手指的顺序，把它摘下来。在这个过程中，另一只手的手指始终拎着这只手套。

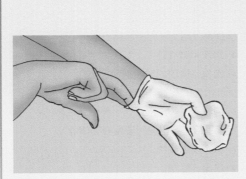

3. 在不触碰被污染手套的外侧的情况下，小心翼翼地用已经摘下手套的那只手的食指和中指，伸进另一只还戴着手套的手的腕带部位。

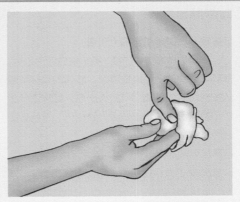

4. 把手套里朝外翻过来，轻轻将其朝手指方向褪去。

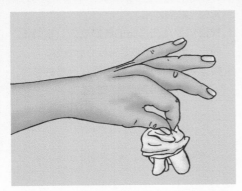

5. 将两只摘下来的手套扔入符合规定的容器中。
源自：Courtesy of American Safety & Health Institute.

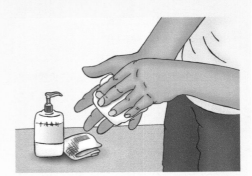

6. 使用蘸上酒精的搓手巾擦拭手和其他裸露的皮肤。

## → 处理出血性损伤时以安全为重

- 不要试图强行取出嵌入（伤口等处）的异物。
- 不要拿掉包扎在伤口上的被血渗透的绷带，否则可能会再度引起出血。比如，当你把一块纱布蒙在受伤运动员的手上止血时，不要移开纱布去查看伤口是否已不再流血。你总归是有其他办法知道伤口是否还在流血的，因为流出的血会持续渗透绷带。
- 不要给受伤的运动员服用阿司匹林。阿司匹林会引起出血量增大。

## 动静脉出血

**肢体被割伤时所引起的大出血。**

　　一旦你做好防护措施，不会被血液污染后，你就需要快速判明流血程度。肢体的动脉或静脉被割伤时，可能会引起大出血。处理动脉出血和静脉出血的急救步骤大致相仿，但两者的起因及体征还是有些许差别的。

**动脉出血的起因**

● 动脉受了很深的切伤、划伤或刺伤。

**检查是否动脉出血时要留心的体征**

● 血液呈鲜红色；

● 血流速度快或呈喷射状。

**静脉出血的起因**

● 静脉受了较深的切伤、撕脱伤或刺伤。

**检查是否静脉出血时要留心的体征**

● 血液呈深红色；

● 血流速度快。

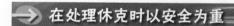

### 处理

1. 如果你尚未戴上手套、护目镜或面罩的话，赶紧戴上它们，以防受到血源性病原体的侵袭。
2. 派人寻求紧急医疗援助。
3. 用一块灭菌纱布盖住伤口。
4. 用你的手直接稳稳压住伤口。
5. 用弹性缠绕纱布或弹性绷带绑住灭菌纱布片。务必注意绑得不要太牢，在绷带下方要预留能够让一个手指伸进去的空间。
6. 如果一开始敷上去的伤口敷料被血浸透了，那么就得在其上再敷上一块纱布并再缠上几圈纱布。
7. 根据需要监测伤员的呼吸状况，视情况而定，看看有无必要施以心肺复苏。
8. 根据需要监测和应对可能会产生的休克（本章下文将会对此展开叙述）。

**能继续开展运动的条件**

● 在经医生检查并批准后，运动员方可恢复体育活动。

　　附录A中概括了应对大出血的紧急损伤处理技术。

### ➜ 在处理休克时以安全为重

　　在运动员休克时不要给其服用任何流体，否则会引起呕吐或窒息。

## 将全身组织损伤的危害程度降到最低

损伤、疾病与脱水都能将生命置于险境，沦落到不得不开启救命模式的地步。此时，身体会试图将维系生命所需的血液、水分和氧气，从皮肤、四肢及其他不重要的组织那里调离，把它们留给大脑、心脏、肺及其他重要器官使用。这种情况就叫休克。如果不加以应对的话，休克可能会造成大范围且不可恢复的组织损伤，甚至会致命。

表5.2概括了之前第4章里关于用何种体位抢救伤病员的种种情况，同时还补充了抢救因严重出血而休克的运动员时可采取的体位。

---

### 全身组织损伤（休克）

**发生休克时，身体会将血液、水分和氧气从皮肤、四肢及其他不重要的组织那里调离，把它们供应给大脑、心脏、肺及其他重要器官。**

**起因**

- 损伤（外伤）、受热、过敏性反应、严重感染、脱水、中毒、较低的疼痛耐受能力、出血。

**询问伤病员是否有下列症状**

- 虚弱。
- 疲劳。
- 头晕。
- 恶心。
- 口渴。
- 焦虑。

**检查伤病员是否有下列体征**

- 皮肤感觉凉飕飕、黏糊糊的。
- 肤色苍白或灰白。
- 脉搏虚弱且急促。
- 呼吸缓慢且短促。
- 瞳孔放大。
- 眼神空洞。
- 表情呆滞。
- 可能失去意识。
- 出汗。
- 颤抖或战栗。
- 嘴唇与指甲发青。

---

**➕ 处理**

1. 如果你尚未派人去请求紧急医疗援助的话，赶紧派人去。
2. 根据运动员的情况合理采用抢救体位（见表5.2）。
3. 监测伤病员的呼吸状况并根据需要施以心肺复苏。
4. 根据情况需要，给伤病员盖上衣物等，以保持其体温正常。
5. 针对出血和其他损伤采取急救。
6. 安抚伤病员的情绪。

---

**能继续开展运动的条件**

- 经医生检查并批准后，运动员方可恢复体育活动。

**表5.2　抢救不同发病或受伤运动员所采取的体位**

| 伤病员的身体状况 | 合适的体位 | 这样做的理由 |
| --- | --- | --- |
| 疑似有脊柱损伤的清醒运动员 | 用手扶稳运动员的头部，让头部、颈部和脊柱不动，且保持在一条直线上（见图5.5） | 疼痛与身体功能性的丧失，通常伴有脊柱损伤，但没有疼痛感并不意味着运动员就未曾受到严重伤害。如果你怀疑运动员的脊柱可能受伤了，那么就假定他的确如此 |
| 神志不清、没有受伤、尚有呼吸，但分泌物难以排出或呕吐的运动员 | 复苏体位 | 可以让液体易于从伤病员的口中流出，从而保护气道 |
| 神志不清、受了伤、尚有呼吸，但分泌物难以排出或呕吐的，或是为了求助，你必须暂时离弃的运动员 | 改进式复苏体位（海因斯体位） | 可以让液体易于从伤病员的口中流出，从而保护气道。采用海因斯体位的话，颈部的活动幅度会变小，脊髓损伤的风险也会随之变小 |
| 没有呼吸且神志不清的运动员（或是你弄不清楚其状况的运动员） | 准备接受心肺复苏的仰卧姿势 | 时有时无的喘息是不正常的，也是无法将足够维系生命的氧气供应给伤病员的 |
| 清醒或神志不清、表露出严重出血性休克体征或症状的运动员 | 仰卧姿势 | 最好让伤病员平躺。如伤病员分泌有困难或呕吐，则采取复苏体位。如怀疑有脊柱损伤，则采用海因斯体位 |

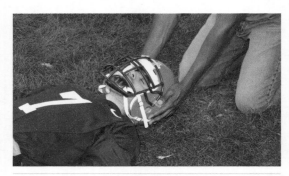

**图5.5**　运动员头部或脊柱可能受伤时，使其面部朝上平躺在地，同时扶稳其头部

## 对不稳定的受伤部位上夹板

　　为了防止进一步的组织损伤、骨折、关节脱位和半脱位，二级与三级韧带扭伤必须得到固定。务必记住，损伤护理的特点是，要防止进一步的损伤，同时不要有任何伤害伤病员身体的行为。记住这个特点后，在上夹板时注意遵循下列指示。

1. 直到所有不稳定的受伤部位都上好夹板后再移动伤病员。只有伤病员有进一步受伤的危险，或需要挪动以接受心肺复苏或控制住大出血，或是在伤病员休克的情况下，才可以在夹板没有完全上好前移动伤病员。
2. 联系急救医护人员，让他们对下列部位上夹板。

- 大关节（肩、髋、膝、膝盖、肘、腕及踝关节）脱位处。
- 骨头产生明显变形的受伤部位。
- 复合骨折。
- 脊柱、骨盆、髋部、大腿、肩胛带、上臂、肘部、膝盖或小腿骨折。
- 肋骨移置性骨折或严重的胸骨锁骨关节扭伤造成的锁骨错位（见第12章）。
- 任何会导致血液循环受阻或神经受损的肌肉骨骼损伤，表现症状有：麻木、皮肤发青或发白、体表温度低、受伤肢体的手指或脚趾无法动弹，或是受伤的肢体明显无力。
- 任何伴有休克的肌肉骨骼损伤。

在急救医务人员到位前，不要移动运动员。如果紧急医疗援助会在20分钟或更短的时间内赶到，则用你的双手固定住受伤肢体。双手分别放在受伤部位的上、下方，在你等待急救医务人员赶到期间，尽量避免受伤部位移动。

3. 如紧急医疗援助要超过20分钟时间才能赶到，则在你所发现的受伤部位上夹板。如果遇到的是脊柱骨折，则只需扶稳伤者头部，并等待急救医务人员赶到。

4. 用灭菌纱布盖住外露的骨头末端。

5. 用牢固且笨重、内有填充物的板状材料充当夹板。你无须利用造价昂贵的夹板。压舌板、木板、硬纸板、球板（拍）、杂志、毯子和枕头，都能充当夹板。

6. 对于骨折或严重的关节扭伤，要固定住相关关节上下两端的骨头。比如，

如果小腿刚好在膝盖以下的部位受损，则要固定住大腿骨和小腿诸骨。对于那些发生在骨头中段的骨折，则要稳住骨折部位上下两端的关节。例如，如果上臂骨在中间折断了，则要在上夹板后，使用吊腕带固定住肘部和肩部。

7. 用绳带或弹性材料绑牢夹板。系牢夹板时，在受伤部位的上方或下方，但不要在其正上方打结。在绑夹板时用力要轻柔且均匀，以免直接压到伤口。

8. 对于上了夹板的肢体的手和手指、脚和脚趾，定期检查其肤色、温度和感知能力。绑得过紧的夹板会压迫神经与动脉。如果伤员嘀咕说感到麻木，肤色发青发白或触感冰凉，或是指甲床发青，则说明绑得过紧。

要想对上夹板的技术有全面的了解，请参见附录A。

后面两页中各图，展示的是给下列部位上夹板时的合理技术：上臂（见图5.6）、肘部（见图5.7）、前臂与手腕（见图5.8）、手指（见图5.9）、大腿（见图5.10）、膝盖（见图5.11）、小腿（见图5.12）及脚踝与脚（见图5.13）。

## 在上夹板时以安全为重

- 不要试图去重新摆布折断的或脱位的骨头，否则可能会切断神经与动脉，还可能造成骨头、韧带、软骨、肌肉与肌腱的进一步损伤。
- 不要试图将外露的骨头推回皮肤下方。

# 上夹板的技术

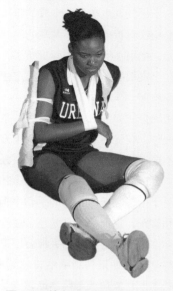

**图5.6** 给上臂上夹板的合理技术

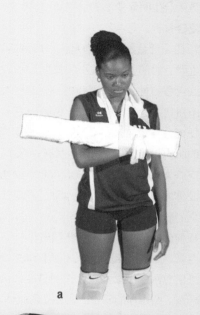

a

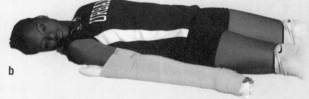

b

**图5.7** 给肘部上夹板的两种合理技术

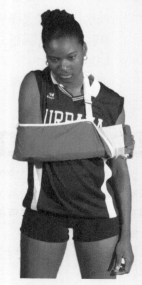

**图5.8** 给前臂与手腕上夹板的合理技术

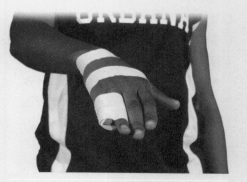

**图5.9** 给手指上夹板的合理技术

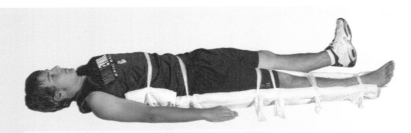

**图5.10**　给大腿上夹板的合理技术

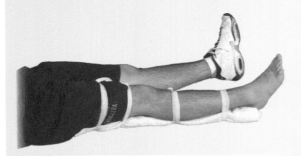

**图5.11**　给膝盖上夹板的合理技术

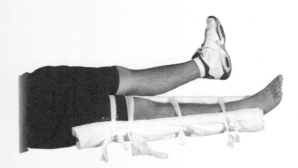

**图5.12**　给小腿上夹板的合理技术

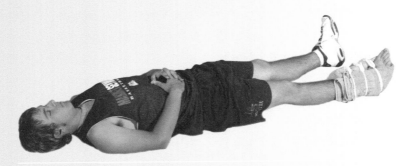

**图5.13**　给脚踝与脚上夹板的合理技术

## 控制流速较慢而稳定的出血

在给所有不稳定的受伤部位都上好夹板后，你就应该采取紧急措施，对身体表面创伤造成的任何流速较慢而稳定的（毛细血管）出血进行止血。

关于擦伤和体表划伤的额外信息和处理流程，请参见第14章。

### 毛细血管出血

体表创伤造成的流速较慢而稳定的出血。

起因
* 表皮擦伤或划伤。

检查伤病员是否有下列体征
* 流速较慢、渐渐渗出的血液。

#### ➕ 处理

1. 如果你尚未戴上手套、护目镜或面罩的话，请根据需要戴上它们，这是为了保护你免受血源性病原体的侵害。
2. 拿出一块灭菌纱布，用你的手稳稳将其直接压在伤口上。
3. 一旦血止住了，按照下列指示行事。

a. 轻轻地清理伤口。
b. 用灭菌纱布或绷带盖住伤口。
c. 如果你无法清理干净伤口附近的所有残留物，或伤口边缘裂开的话，请不要触碰伤口（可能需要缝合），把伤员送交医生处理。

能继续开展运动的条件
* 如果运动员不再出血且没有被送交医生，就可以继续开展运动。必须盖上伤口，以保护伤口和避免其他运动员受到血源性病原体的侵袭。

## 尽量降低局部组织损伤的程度

如果身体局部受伤，那么受伤部位的组织反应就会对周围的组织造成损害。例如，在脚踝扭伤时，不光损伤的韧带会流血和肿胀，就连它周围的组织也会如此。这就是为何你会在整个踝关节周围看到变色与肿胀现象。

身体某个特定部位受伤或被感染，可能会引发下列几种局部组织的反应。

* 受损血管出血。
* 受损组织细胞渗出液体。
* 肿胀。

* （受伤部位）温度升高。
* 疼痛。
* 功能丧失（身体的某个部分动弹不得）。

受损组织细胞出血和渗出液体，不仅会扰乱流向受伤组织的血流，而且会妨碍受伤组织周围的血液流动。这可能会让愈合时间变长。将局部组织损伤程度降到最低的最佳办法就是运用PRICE原则。

P代表保护（Protection）。

R代表休息（Rest）。

I代表冰疗（Ice）。

C代表加压（Compression）。

E代表抬高（Elevation）。

PRICE原则中的每一项都可以减小受伤部位进一步受到伤害的概率。此外，它们还能最大限度地减少肿胀，有助于防止进一步的组织损伤。

### 保护

防止伤员活动，并让其他运动员和危险远离伤员，以免对伤员造成进一步的伤害。

### 休息

让运动员处于休息状态，不要从事任何会引起疼痛的活动。如果简单活动一下身体（比如低头弯腰、挺直身子、伸手举过头顶或是走路）都会感到疼痛的话，那么"休息"就意味着，通过上夹板或是使用腋杖来分担负重，以固定住受伤肢体。直到医生对伤员检查过并批准，且伤员能够毫无痛感地或身体性能完好地（比如走路不跛脚，手臂运动能力既没有下降也无须调整）进行运动时，再让受伤运动员继续参与运动。如果只是在费力活动或参与运动时运动员才会感到

疼痛，那么就让运动员不要开展会引起疼痛的活动、练习和体育技能，并让他去看医生。

### 冰疗

在受伤后的72小时内，冰疗有助于最大限度地减少痛苦，还能最大限度地控制因受损组织出血和组织液流失而造成的肿胀。有几种不同的冰疗方法，比如敷冰袋（见图5.14a）、冰按摩（见图5.14b）、敷凝胶冰袋、冰漩涡浴、敷化学冰袋以及冰水桶浴。无论使用哪种冰疗法，运动员一般都会经历寒冷、针刺、隐隐作痛以及麻木等几种感觉。这些都是正常和应该要出现的感觉。表5.3列出了每种冰疗法的使用方法、说明、问题、使用频率和注意事项。

冰疗能帮助减缓血液流动（出血），从而能在最初受伤后帮助控制肿胀。加压与抬高也在一定程度上有助于减少最初的出血量，而一旦血止住时，便需要加压与抬高来消肿了。

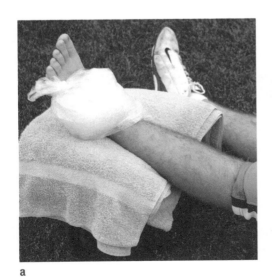

a

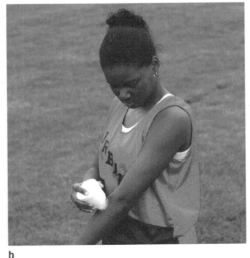

b

**图5.14**　冰疗，a.敷冰袋；b.冰按摩

**表5.3　各种类型的冰疗法**

| 类型 | 使用方法 | 说明 | 问题 | 使用频率 | 注意事项 |
|---|---|---|---|---|---|
| 敷冰袋（见图5.14a） | 将碎冰块（最贴合身体）放入塑料袋中，直接敷在伤口上 | 适用于大块受伤部位，如背、肩、大腿、上臂、胸、膝盖及脚踝 | | 敷上15到20分钟或直至受伤部位感觉麻木为止。可根据镇痛和消肿等需求，每隔2小时敷一次 | 不要敷在开放性伤口上，也不要用在对寒冷过敏的运动员身上。在皮肤和冰袋之间垫上一层薄布 |
| 冰按摩（见图5.14b） | 用方冰块或装着冻冰块的纸杯直接在伤口上按摩 | 适用于小块带骨头的受伤部位，如肘、腕、手和脚 | | 敷上5到10分钟或直至受伤部位感觉麻木为止。可根据镇痛和消肿等需求，每隔2小时敷一次 | 不要敷在开放性伤口上，也不要用在对寒冷过敏的运动员身上 |
| 敷凝胶冰袋 | 将冰袋敷在伤口上 | 适用于小块受伤部位，具体情况要看冰袋的大小 | | 敷上15到20分钟或直至受伤部位感觉麻木为止。可根据镇痛和消肿等需求，每隔2小时敷一次 | 冰袋可能会冻住皮肤，因而要在皮肤和冰袋之间垫上一层薄布 |
| 冰漩涡浴 | 将受伤的脚、腿、手或手臂浸入冰水中 | 四肢 | 1. 通常运动员不能很好地耐受；<br>2. 由于受伤部位没在水中接受旋涡浴，无法同时抬高它们；<br>3. 不方便 | 泡上10到15分钟或直至受伤部位感觉麻木为止。可根据镇痛和消肿等需求，每隔2小时泡一次 | 不能用于有开放性伤口的运动员，否则将加大感染风险 |
| 敷化学冰袋 | 将冰袋敷在伤口上 | 适用于小块受伤部位，具体情况要看冰袋的大小 | 冰疗效果可能持续不了多久 | 敷上15到20分钟或直至受伤部位感觉麻木为止。可根据镇痛和消肿等需求，每隔2小时敷一次 | 一旦袋子破了，里面的化学物质可能会灼痛皮肤 |
| 冰水桶浴 | 将脚踝、脚、手腕或手浸入冰水中 | 四肢 | 1. 通常运动员不能很好地耐受；<br>2. 由于受伤部位浸在水中接受桶浴，无法同时抬高它们；<br>3. 不方便 | 泡上10到15分钟或直至受伤部位感觉麻木为止。可根据镇痛和消肿等需求，每隔2小时泡一次 | 不能用于有开放性伤口的运动员，否则将加大感染风险 |

## → 在使用冰疗法时以安全为重

在某些情况下，使用冰疗法可能会适得其反。下面列出了一些不应该使用冰疗法的矛盾之处或理由。

- 如运动员的受伤部位丧失感觉，则不要使用冰疗法。
- 如运动员对寒冷过敏，则不要使用冰疗法。人体对冰冷的过敏反应包括起疱、皮肤泛红以及起疹子。

- 使用冰疗法不要超过20分钟，否则会最大限度地降低冰疗对受伤部位血液流动的限制能力。
- 在冰疗的同时，不要采取绑得很紧的加压包扎，否则可能会导致神经受伤。
- 不要直接在开放性伤口上展开冰疗。
- 不要对浅层神经直接施以冰疗，比如肘部的尺神经（见图5.15）和膝盖外侧的腓总神经（见图5.16）。

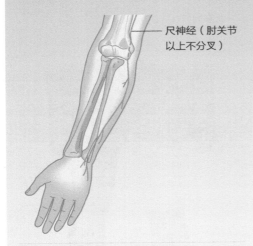

图5.15 不要直接对尺神经开展冰疗

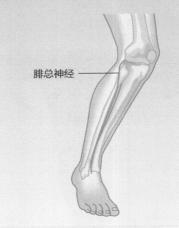

图5.16 不要直接对腓总神经开展冰疗

### 加压

为了控制住关节或肢体组织最初的出血，或是为了消除残留的肿胀，要对受伤的肢体（尤其是脚、脚踝、膝盖、大腿、手或肘部）采取弹性包扎法。在采用有效的加压包扎时，请按照下列步骤进行。

1. 从伤口下方（从离心脏较远的那一端开始算起）的约10厘米处开始包扎。例如，如果是脚踝受伤了，就从脚趾根处开始包扎（见图5.17a）。

2. 往上（朝着心脏）包扎，呈一圈一圈重叠的螺旋状上升。开始时包扎的松

紧程度较为一致，大体上要紧一些，之后，一旦到达伤口上方就包扎得松一些（见图5.17b）。

3. 定时检查（局部）肤色、体温以及受伤部位的感知能力，以确保包扎没有压迫到任何一根神经或动脉。（例如，如果是前臂受伤了，则要检查手指和指甲床有无发青或发紫、有无变冷的体征。）包扎过紧会减少流往受伤部位的血量，并会造成组织损伤。

图5.18到图5.21展示了身体其他部位的加压包扎。

# 加压包扎

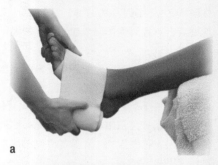
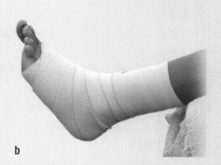

a

b

**图5.17** 脚和脚踝的加压包扎，a. 从远离心脏的那一端开始包扎；b. 在（对伤口造成）均匀压力下以螺旋状进行包扎

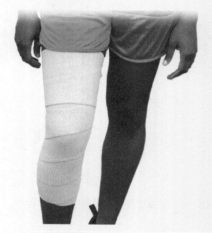
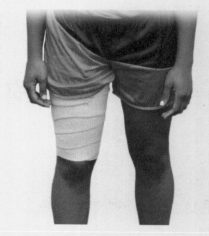

**图5.18**　膝盖的加压包扎

**图5.19**　大腿的加压包扎

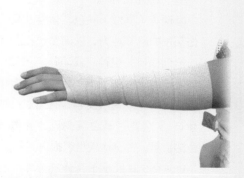
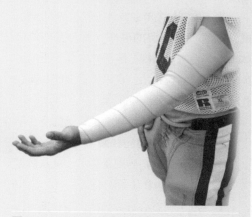

**图5.20**　前臂的加压包扎

**图5.21**　肘部的加压包扎

### 在进行热敷疗法时以安全为重

　　如急性损伤造成的肿胀尚未消退，则不要使用热敷疗法。热敷疗法会增加流往受伤部位的血流量，从而会让伤口肿得更厉害。热敷疗法往往专门用来在准备练习或开展活动前热身，用以应对慢性肌肉拉伤和肌腱损伤。因而，除非医师嘱咐过，否则就不要使用也不推荐使用热敷疗法。

#### 抬高

　　与冰疗和加压一道开展时，抬高（受伤部位）也能最大限度地降低体内组织的出血量，同时能最大限度地控制随之而来的肿胀（见图5.22）。在受伤后的72小时内，尽可能地抬高受伤部位，使其高于心脏所处位置。如肿胀迟迟未消，则延长抬高受伤部位的时间。

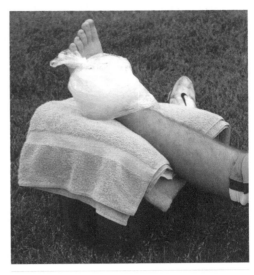

**图5.22**　抬高受伤部位，使其高于心脏

## 第5章　回顾

- ☐ 在开展身体状况评估前，需要先满足哪两条标准？
- ☐ 在开展身体状况评估时，何谓HIT流程？
- ☐ 动脉出血与静脉出血之间有何区别？
- ☐ 你如何才能止住大出血？
- ☐ 休克的体征与症状分别是什么？
- ☐ 何时才可以对不稳定的受伤部位上夹板？
- ☐ 发生骨折或严重扭伤时，应如何上夹板？
- ☐ 当夹板上得过紧时会出现什么体征？
- ☐ 一个伤口血流速度较慢但血流量较稳定的运动员，何时才能继续开展运动？
- ☐ PRICE代表什么意思？
- ☐ 使用冰漩涡浴和冰水桶浴浸泡疗法的弊端何在？
- ☐ 你如何才能对大腿施以正确的加压包扎？
- ☐ 有效的抬高技术是什么样的？

# 参考文献

Berg, R.A., R. Hemphill, B.S., Abella, T.P. Aufder-heide, D.M. Cave, M.F. Hazinski, E.B. Lerner, T.D. Rea, M.R. Sayre, and R.A. Swor. 2010. Part 5: Adult basic life support: 2010 American Heart Association Guidelines for Cardiopulmonary Resuscitation and Emergency Cardiovascular Care. Circulation 122: S685–S705.

Markenson, D., J.D. Ferguson, L. Chameides, P. Cassan, K. Chung, J. Epstein, L. Gonzales, R.A. Herrington, J.L. Pellegrino, N. Ratcliff, and A. Singer. 2010. Part 17: First aid: 2010 American Heart Association and American Red Cross guidelines for first aid. Circulation 122: S934–46.

# 转移受伤或生病的运动员

## 在本章中，你将了解如下内容。

▸ 何时打电话请求紧急医疗援助以转移伤病员。

▸ 何时你可以自己转移伤病员。

▸ 你应该采取什么样的转移（伤病员的）技术。

▸ 如何开展下列转移法：单人拖移法、4人或5人营救法、单人搀扶行
走法、双人架扶行走法、双人四手联抬法、双人二手联抬法。

在打高尔夫球时，懂得在特定的情况下使用特定的球杆是制胜关键。比如，推杆用于从发球区开出一杆长球。楔形铁头球杆（挖起杆）用于击出一杆高高飞起的短球，旨在把球打上果岭；而轻击球杆则用于在果岭上将球准确无误地推入洞中。

当决定何时以及怎样转移一名受伤运动员时，也可以使用同样的理论作为指导原则。你必须谨慎地抉择何时采取何种行动，否则你就可能对伤员造成进一步的伤害。

也许，在开展急救护理的过程中，决定何时转移伤病员以及何时打电话请求紧急医疗援助是最难的。与所有的急救流程一样，转移伤病员的基本原则是：宁可谨慎过头，也不要大意失荆州。第1章探讨了法律系统对你作为一名教练的角色期望，也就是在你的监护范围内，最大限度地降低运动员的受伤风险。这当中也包括因转移伤病员而造成进一步伤害的风险。

## 转移受了重伤的运动员

在运动员生命垂危或伤病危急时，请不要挪动伤病员，要打电话请求紧急医疗援助，让他们来转移伤病员。危急状况包括以下几种。

- 呼吸困难。
- 头、颈或背部受伤。
- 休克。
- 大出血。
- 内伤。
- 神志不清。
- 大关节（肩、髋、膝、肘以及踝关节）脱位。

- 复合骨折。
- 脊柱、骨盆、髋部、大腿、肩胛带、上臂、膝盖或小腿骨折。
- 肋骨移置性骨折或三级胸骨锁骨关节扭伤。
- 首次突然发病。
- 严重的眼疾。

话虽如此，但在出现下列两种情况之一时，你还是需要转移伤病员的：(1) 伤病员有进一步受伤的危险；(2) 为了对威胁生命的情况展开紧急处理，需要转移或重新安置伤病员。

## 进一步受伤的危险

以下列出的是由于有进一步受到伤害的可能性，可能需要转移伤病员的一些情形。

- 环境恶劣——闪电、龙卷风、飓风、火灾、下垂的电线或洪水。
- 情景危险——交通拥挤、其他跑步选手、其他自行车选手、不受控制的动物或是成群的昆虫（尤其是公路比赛时）。

## 无法对威胁生命的情况展开紧急处理

以下列出的是为了展开必要的紧急处理，需要重新安置伤病员的一些情况。

- 俯卧或侧躺着的昏迷不醒的伤病员需要施以心肺复苏时。
- 中暑运动员必须用水和冰快速降温时。

转移一名危急伤病员的不同技术有：单人拖移法，以及4或5人营救法。

---

### 单人拖移法

*目的*：靠你自己将一名昏迷不醒的伤病员拖离危险环境。

**技术要领**

1. 紧靠着伤病员的头部蹲下。
2. 把你的双手伸到伤病员的腋窝下，用你的前臂轻轻扶住伤病员的头部（见图6.1）。
3. 膝盖不完全伸直，以保护你的背部。
4. 慢慢将伤病员拖到一个安全地点。

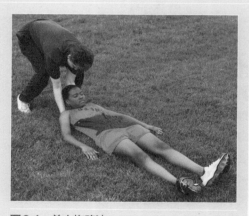

图6.1 单人拖移法

---

**➜ 在转移受了重伤、神志不清的运动员时，要以安全为重**

如果昏迷的运动员是因为一次突然的大力运动（直接撞击）、挤压或脊柱扭曲而受的伤，则要怀疑他的头部或脊柱是否受了伤。在重新安置好运动员的姿势以开展心肺复苏，或是在转移运动员之前，要用手稳住伤病员的头、颈、背部。

## 4人或5人营救法

*目的:* 将一名俯卧着的、呼吸正常的清醒或昏迷且必须被转移到脊柱(背部)固定板上的运动员翻过身来。也可以使用这种技术,将一名昏迷的伤病员翻身成复苏体位或海因斯体位,从而让呕吐物顺利地从伤者口中流出。

技术要领

1. 一个受过正式训练的急救医务人员走到伤病员的头部附近蹲下,开始指挥其他数人展开营救措施。

2. 该急救医务人员抓牢伤病员的头部,扶住头的两侧与下颌(见图6.2a)。

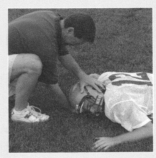

a

3. 担任指挥角色的急救医务人员安排其他营救人员分别蹲在伤病员的肩、髋、腿部(见图6.2b)。

4. 第5名营救人员将脊柱固定板(如果有的话)放在伤病员身旁。

5. 指挥者使用"准备""抬起"这样的口令,指挥大家齐心协力地将伤病员翻身(使其背对固定板而面朝营救人员)。在此过程中,要确保伤病员的头、颈、肩、躯干、髋以及腿等各个部位位于一条直线上(见图6.2b)。

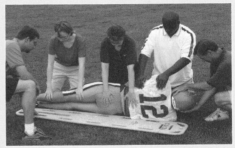

b

6. 第5位营救者将脊柱固定板靠上去,使其贴住伤病员的背部一侧。

7. 指挥者使用"准备""放下"这样的口令,指挥大家齐心协力地慢慢把伤病员整体翻转,使其躺到固定板上(见图6.2c)。

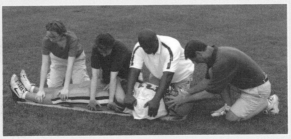

c

**图6.2**  5人营救法,a.一名训练有素的急救医务人员扶住伤病员的头部两侧与下巴;b.营救小组将伤病员翻身,使其面对营救者;c.营救人员将伤病员翻身上板

## 转移未受重伤的运动员

一般情况下，你可能面对的是一名受了轻伤或中度伤（比如肌肉拉伤或手臂挫伤）的运动员。当出现此类情况时，你将会用到几种救援方式之一。

受伤不那么严重的运动员可能更易于转移，但你仍然必须格外小心。如有必要，你可以将一名正受以下状况困扰的运动员转移到别处。

- 扭伤与拉伤。
- 腹腔神经丛损伤（喘不过气）。
- 挫伤。
- 面部损伤。
- 手指、手、手腕、前臂、脚踝与脚等部位发生闭合非移位（没有严重变形）骨折。
- 手指脱位。

> **➔ 在转移未受重伤的运动员时，以安全为重**
>
> 在转移一名未受重伤的运动员之前，你应当做好以下工作。
> - 控制住大出血。
> - 固定住所有不稳定的受伤部位，或给这些部位上夹板。

### 单人搀扶行走法

*目的：* **靠你自己搀扶一个有些神志不清或受了轻伤的运动员走出比赛场地。**

**技术要领**

1. 引导运动员将一只胳膊绕过你的后颈，并牢牢搭在你肩上。
2. 用你空着的一只手绕过运动员的腰部，搀牢他。
3. 在行走时引导运动员根据需要靠着你（见图6.3）。

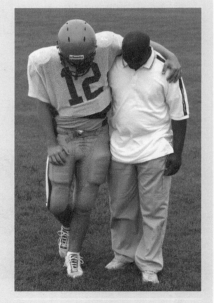

图6.3　单人搀扶行走法

## 双人架扶行走法

*目的:* 在另一人的帮助下，架扶一个有些神志不清或受了轻伤的运动员走出比赛场地。

技术要领

1. 引导助手遵照你的指示行事，以免使运动员的身体陷入险境。
2. 助手和你分别站在运动员身体的两侧。
3. 将运动员的胳膊抬起绕过你（和助手）的后颈，并引导运动员牢牢搭在你（助手）肩上。
4. 手绕过运动员的腰部扶着他。
5. 慢慢走向赛场边线，用你们的胳膊和肩部架扶着运动员（见图6.4）。

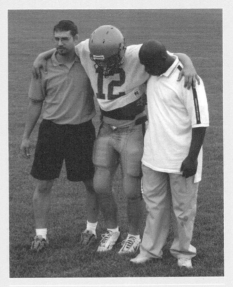

图6.4　双人架扶行走法

## 双人四手联抬法

*目的:*（在另一人的帮助下）转移一个清醒且有表达能力的运动员，他自己虽不能走动，但能把手搭在营救人员的肩上，从而配合你们进行转移。当转移路线太长，或当运动员难以在双人架扶下行走时，这种联抬法便显得特别有用。

技术要领

1. 引导助手遵照你的指示行事，以免使运动员的身体陷入险境。
2. 你们二人在运动员身后相对而立。
3. 用你的左手握住右前臂。
4. 用你们二人的右手分别握住对方的左前臂（见图6.5a）。

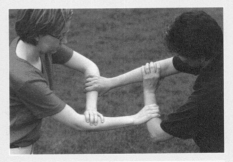

图6.5a　双人四手联抬法中的手法

双人四手联抬法（续）

5. 引导运动员坐到你们的手臂上，并把胳膊绕过你们
   的后颈搭在肩上（见图6.5b）。

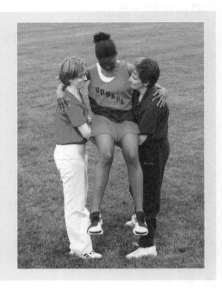

图6.5b　双人四手联抬法中
运动员的坐法

## 双人二手联抬法

**目的：**（在另一人的帮助下）转移一名略微有些神志不
清的运动员，该运动员不能走动，需要营救人员提供
额外帮助。

技术要领

1. 引导助手遵照你的指示行事，以免使运动员的身体
   陷入险境。
2. 站在伤员身后，面对你的助手。
3. 你们二人相互握住对方距离伤员较近的那只胳膊的
   前臂。
4. 引导伤员坐上互握的两只前臂，并把双手绕过你们
   二人的后颈，搭在你们的肩上。
5. 用你空着的那只胳膊扶着伤员的背部（见图6.6）。
6. 慢慢伸直你们的双腿，直起身来，从而将伤员抬起来。

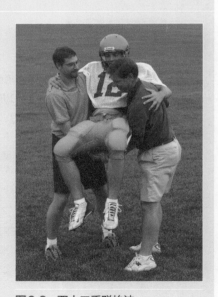

图6.6　双人二手联抬法

　　附录A中概括了转移发病或受伤运动员的指导意见，表6.1则列出了在某些受伤（伤病）
情况下所采用的一些转移伤病员方法。

## ➜ 为了保护你自己，请以安全为重

如果你的背部或腿部曾经有过伤病，或是你的块头明显小于要救助的运动员，就不要试图使用双人四手联抬法或双人二手联抬法。

**表6.1　不同受伤病情况下选用的转移伤病员的方式**

| 受伤情况 | 参与救援的人数 | 转移伤病员的方式 |
|---|---|---|
| 如留在现场有进一步受伤危险的失去意识的运动员 | 1人 | 单人拖移法 |
| 需要转移失去意识的运动员，以便评估其身体状况，或施以挽救生命的紧急处理措施 | 4人或更多 | 4人或5人营救法 |
| 帮助一名神志不清或受了轻伤的运动员走出比赛场地 | 1人<br>2人 | 单人搀扶行走法<br>双人架扶行走法 |
| 转移一个清醒且有表达能力的运动员，他自己虽不能走动，但能配合营救人员开展转移行动 | 2人 | 双人四手联抬法 |
| 转移一名略微有些神志不清的运动员，该运动员不能走动，需要营救人员提供额外帮助 | 2人 | 双人二手联抬法 |

## 第6章　回顾

☐ 什么样的伤病被认为马虎不得，非得紧急医疗援助到位后，方能转移伤病员？

☐ 在哪两种情况下，你才可以转移一名受了重伤的运动员？

☐ 如果有运动员受伤了，你怀疑其头、颈或背部有伤，且运动员非得被转移不可，那么你应该遵照什么样的原则行事？

☐ 转移一名受了重伤的运动员时，可以采用哪两种方法？

☐ 在转移一名发生了闭合非移位骨折，或被拉伤扭伤的运动员之前，首先得完成哪两件事情？

☐ 在转移一名未受重伤的运动员时，可以采用哪四种方法？

☐ 你能描述下列几种伤病员转移方法的步骤吗？

　　☐ 单人拖移法。

　　☐ 4人或5人营救法。

　　☐ 单人搀扶行走法。

　　☐ 双人架扶行走法。

　　☐ 双人四手联抬法。

　　☐ 双人二手联抬法。

# 第三部分

# 针对各类具体伤病的运动损伤处理

**"我不会接受一个不尽其所能做到最好的运动员……**
**他也有权指望我尽力为他及团队提供最好的服务。"**

**卢·霍尔茨**

**要**想在运动损伤处理领域做到最好，就得针对具体伤病合理运用运动损伤处理的基本知识与操作方式。因此，在翻看下面几章之前，你可能会想要复习一下前面几章中已经学过的一些内容：你的运动健康护理团队成员的情况、你所担负的责任、解剖学基础知识、对伤病员身体状况及现场情况的评估，以及处理流程。毕竟，你可不希望看到，你的运动员们在没训练过的情况下，就贸然参加一场体育比赛。

一旦你自信已经理解了本书的前述内容，你就为学习如何针对各种具体伤病去运用这些知识与操作方法做好了准备。第三部分论述的各种伤病超过110种。本部分各章是按照伤病程度的轻重缓急来排序的，先是威胁生命的伤病，然后是重度伤病，最后是轻度伤病。第7章到第11章将让你对各种潜在的威胁生命的伤病逐一熟悉，比如呼吸方面的疾病、头部与脊柱损伤、体内器官损伤、突发疾病以及与体温有关的各种疾病。尽管在你的执教生涯中，你可能从不会遇到这些威胁生命的伤病，但防患于未然至关重要——运动员可能命系于此。上半身和下半身的肌肉骨骼损伤、面部及头皮损伤，以及各类皮肤疾病将会在第12章到第15章展开叙述。

在第三部分的各章中，对每种伤病的特点做了描述，包括下列具体信息。

- 伤病名称。
- 如何确定（发生了）这种伤病。
- 该伤病可能的各种起因。
- 该伤病的症状（运动员感知到的或正经历着的）。
- 该伤病的体征（你能直接观察到的实际体征）。

另外，针对每种伤病，还列出了下列这些应对之策。

**紧急处理措施：**如何治疗处理该伤病。

**能继续开展运动的前提：**确定何时让运动员重新参与比赛才是安全的。

**预防措施：**如何才能最好地避免未来伤病的发生。

下面几章不可能将评估与处理所有体育伤病所需掌握的一切知识都罗列出来，你无法在学习这几章后就达到一劳永逸的效果。尽管如此，在发生某种伤病时该怎么办这一方面，这几章还是能为你提供一些基本的指导原则的；此外，当有所需要时，你还可以参考这几章。

作为教练，你往往是最先处理伤病的人。因此，你应该为你的运动员做好准备，在他们需要的时候提供帮助。

# 呼吸方面的紧急状况与各种疾病

## 在本章中，你将了解如下内容。

▶ 如何确认下列这些伤病的体征与症状：过敏性休克、哮喘、肺萎陷、喉部挫伤、肺炎或支气管炎、腹腔神经丛痉挛（喘不过气）以及通气过度。

▶ 针对上述的每一种伤病，采取何种紧急处理措施。

▶ 如何防止过敏、哮喘、支气管炎及肺炎恶化为危及生命的紧急状况。

### 本章所涉及的一些损伤与处理技术

**你**方落后一分，还有六秒比赛就结束了，你方的暂停时间也用完了，你的队友正在对方篮下发界外球。时间弥足珍贵，不能再浪费了。如果你方不能拿出一套全场紧逼、把球传给你们的最佳投篮得分手的打法，比赛时间就会被耗尽。对呼吸方面的疾病而言也同样如此。这些疾病（如未得到及时处理的话）可能会快速恶化为紧急情况。如果你不能拿出一套处理呼吸疾病的方案，那么对挽救一名出现呼吸紧急情况的运动员而言，抢救时间就会被耗尽。

## 过敏性休克

对一种物质的严重过敏反应会让身体出现一些症状，比如喉咙、嘴唇或舌头肿大。

**起因**

- 接触到某种会引起过敏的物质，比如昆虫毒液、花粉、霉（菌）、人工合成乳胶、某些食物（比如花生与海产品）以及药物。

**询问患者是否有下列症状**

- 胸闷。
- 呼吸困难。
- 头晕。
- 焦虑不安。

**检查伤病员是否有下列体征**

- 呼吸时伴有喘息或喘鸣声。
- 舌头、嘴唇、喉咙肿大。
- 皮肤、指甲或嘴唇发青或发白。
- 荨麻疹。
- 眼睛发肿。
- 腹部痉挛。
- 恶心。
- 呕吐。
- 精神恍惚。

### ➕ 处理

如果运动员带了抗过敏药，则按下列指示行事。

1. 派人去取运动员带来的药。药物也可能是注射用肾上腺素（肾上腺素注射剂）。
2. 如有需要，你可以帮助运动员注射药物*。
3. 请求紧急医疗援助。

4. 如有需要，监测运动员的呼吸情况，对其施以心肺复苏。

如果运动员未带抗过敏药，则按下列指示行事。

1. 请求紧急医疗援助。
2. 监测运动员的呼吸情况，如有需要，对其施以心肺复苏。

**能继续开展运动的前提**

- 如果需要施以心肺复苏，并在急救医务人员的帮助下才能完成抢救工作，则未经医生的检查与放行，运动员不可回去继续参赛。
- 那些无须采取救命急救措施或接受紧急医疗援助就能恢复过来的运动员，在重新开始运动前应征得其主治医生的同意。

**预防措施**

- 检查赛场有无虫窝。
- 对那些有严重过敏反应的运动员要格外关注。
- 提醒运动员每次训练或比赛都要带上自动注射器。

*当运动员不能自己使用肾上腺素注射剂时，只有在满足下列要求的前提下，你才能帮其注射：你受过相关培训，知道如何正确使用这种注射剂；该药物是医生指定用药；这种代替运动员注射药物的方法为所在州的法律所允许。

　　窒息与呼吸停止都是容易发现的呼吸紧急情况，在第4章中已经了解过它们了。但另外，过敏反应、接触性损伤、疾病和焦虑，也能导致运动员在呼吸方面出状况。本章将有助你做好准备，从而能够处理这些意料之外的呼吸方面的紧急状况与疾病。

　　关于过敏性休克及哮喘（具体描述见下页）的紧急处理方案，请参见附录A。

## 肺萎陷

**由于气体或液体的压力，肺发生部分萎陷（见图7.1）。**

**起因**

- 对肋骨的直接打击压迫或撕扯肺部。
- 一侧肺的自然萎陷，并非由损伤引起。
- 被尖锐物体（如折断的肋骨、箭或标枪）刺穿肺部。

**询问伤者是否有下列症状**

- 气短（呼吸急促）。
- 胸部疼痛。

**检查伤病员是否有下列体征**

- 胸部的挫伤或开放性伤口。
- 从胸部的开放性伤口处传来咕咕作响的吮吸声。
- 大口喘气。
- 呼吸频率加快。

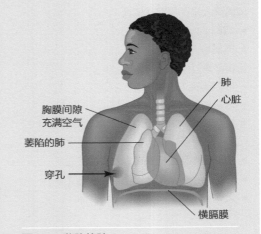

肺
心脏
胸膜间隙充满空气
萎陷的肺
穿孔
横膈膜

**图7.1　萎陷的肺**

 **处理**

1. 派人去请求紧急医疗援助。
2. 安抚受伤运动员。
3. 使伤员成半躺体位，前提是这种姿势不会造成进一步的伤害。
4. 用非渗透性材料（如铝箔或多层灭菌纱布）覆盖（如果有的话）开放性、咕咕作响的伤口。
5. 监测伤员的呼吸情况，必要时对其施以心肺复苏。

**能继续开展运动的前提**

- 未经医生的检查与批准，运动员不可回去继续参赛。

**预防措施**

- 在射箭或标枪运动的训练或比赛期间，执行安全管理制度。
- 要求运动员在从事相关接触性体育项目时，穿戴肋骨护具。

## 哮喘

**哮喘发作时，肺部的气道收缩（见图7.2）并干扰正常呼吸。**

**起因**

- 粉尘、霉菌、宠物毛皮屑或其他物质引起的过敏反应。
- 暴露在寒冷环境（如溜冰场）中。
- 接触到烟雾或其他吸入物。
- 剧烈运动引起的不良反应。

**询问病人是否有下列症状**

- 胸闷。
- 气短。

**检查病情时要注意的体征**

- 呼气困难。
- 呼吸时伴有喘息声。
- 呼吸频率加快（正常人安静时为每分钟12到20次）。
- 指甲、嘴唇或皮肤可能发青或发白。
- 脉率可上升至每分钟120次甚至更多。
- 发病的运动员明显感到恐惧。

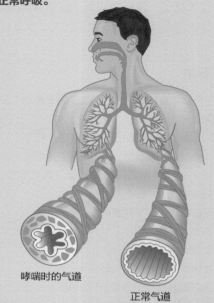

哮喘时的气道

正常气道

**图7.2　哮喘引发的气道收缩**

### ➕ 处理

　　**如运动员身边有哮喘吸入器或药物，则参照下列指示行事。**

1. 派人去取吸入器或药物，一旦拿来后立刻让发病运动员用药。
2. 如有需要，你可以帮助病人使用吸入器或服药*。
3. 如有需要，监测伤员的呼吸情况，对其施以心肺复苏（如两者都需要，则请求紧急医疗援助）。
4. 检查病人的肤色与嘴唇颜色，如其中之一发青或发白，则请求紧急医疗援助。
5. 在服药后几分钟内，如病人没有好转体征，则打电话请求紧急医疗援助。

6. 如病人在（服药后）几分钟内恢复过来，则打电话给其家长或监护人，让他们送运动员去看医生。

　　**如无法获得哮喘药物，或运动员对药物无反应，则按照下列指示行事。**

1. 请求紧急医疗援助。
2. 监测伤员的呼吸情况，必要时对其施以心肺复苏。
3. 使发病运动员成坐姿或半躺体位。
4. 根据需要关注病人可能出现的休克，如若发生休克，对其展开治疗。
5. 安抚病人。

*当运动员不能自己使用肾上腺素注射剂时，只有在满足下列要求的前提下，你才能帮其注射：你受过相关培训，知道如何正确使用这种注射剂；该药物是医生指定用药；这种代替运动员注射药物的方法为所在州的法律所允许。

**能继续开展运动的前提**

- 如果需要施以心肺复苏，或在急救医务人员的帮助下才能完成抢救工作，则未经医生的检查与批准，运动员不可回去继续参赛。
- 那些未曾采取救命急救措施或接受紧急医疗援助就能恢复过来的运动员，在重新开始运动前应征得其主治医生的同意。

**预防措施**

- 对有哮喘病的所有运动员都要留意。在运动员档案中要保留一张哮喘应对卡（见图7.3）。

- 鼓励患有哮喘病的运动员采取主动态度应对其病情。
- 提醒患有哮喘病的运动员，要带上自己的药物参加每次训练和比赛。
- 关注那些在寒冷或粉尘环境中比赛的患有哮喘病的运动员。
- 在体育活动中让患有哮喘病的运动员休息得频繁一些。
- 如一名患有哮喘病的运动员每天都饱受哮喘的折磨，表现出相关体征与症状，则要让他去看医生。

## 通气过度

**指的是急促呼吸，其导致血液中二氧化碳不足，从而打破了氧气与二氧化碳的平衡。**

**起因**

- 一名运动员因兴奋过度而呼吸过于急促。
- 腹腔神经丛遭到打击。

**询问运动员是否有下列症状**

- 气短。
- 嘴周围或是胳膊、手、脚上是否有麻木感或刺痛感。
- 头晕或轻度头晕。

- 乏力。
- 胸口疼痛。
- 感到恐慌或焦虑。

**检查伤病员是否有下列体征**

- 呼吸急促。
- 脉率上升。
- 如果运动员缓不过来，可能会晕厥。

### ➕ 处理

1. 冷静地与运动员对话并安抚他。
2. 使运动员成坐姿或半躺体位。
3. 鼓励运动员正常呼吸。
4. 引导运动员慢慢吸气，屏住气1秒，然后噘起嘴唇缓缓呼气。

5. 如运动员在几分钟内没有恢复如常，则请求紧急医疗援助，同时根据需要检查其呼吸状况，对其施以心肺复苏。另外，检查有无其他可能造成这一状况的损伤。

**能继续开展运动的前提**

- 一旦呼吸恢复正常后，运动员就能回去继续活动。
- 关注运动员有无复发体征。
- 如果需要施以心肺复苏，或在急救医务人员的帮助下才能完成抢救工作，则未经医生的

检查与批准，运动员不可继续活动。

**预防措施**

- 试着去平复一名激动运动员的情绪。
- 指导焦虑不安或易激动的运动员纠正自身的呼吸技术。

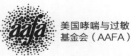 美国哮喘与过敏
基金会（AAFA）

## 学生哮喘应对卡

（美国）国家哮喘
教育与防治计划

 美国环境
保护署
（EPA）

姓名：_____ 年级：_____ 年龄：_____

课前点名的老师：_____ 点名教室：_____

家长/监护人 姓名：_____ 家庭电话：_____

地址：_____ 工作电话：_____

家长/监护人 姓名：_____ 家庭电话：_____

地址：_____ 工作电话：_____

发生紧急情况时的电话联系人1：_____

姓名　　　　　　　　与该学生的关系　　　　　　　电话号码

发生紧急情况时的电话联系人2：_____

姓名　　　　　　　　与该学生的关系　　　　　　　电话号码

该学生哮喘发作时的医生：_____ 电话：_____

其他医生：_____ 电话：_____

### 紧急处理

当该学生出现下列症状，如_____、_____、_____或_____时，

或当该学生的呼气峰值流速读数达到_____时，就需要开展急救行动了。

- **在发生哮喘时要采取的措施**

1. 检查该学生的呼气峰值流速。

2. 按下列名单给该学生用药，该学生应在用药后的15到20分钟内出现治疗反应。

3. 如_____

_____, 则联系家长/监护人。

4. 再次检查呼气峰值流速。

5. 如该学生出现下列症状之一，则寻求急救医疗护理：

  ✔ 咳嗽不止

  ✔ 在最初用药治疗后的15到20分钟内不见改善，
    并无法联系到该学生的任何一名亲属

  ✔ 呼气峰值流速达到_____

  ✔ 呼吸困难并伴有

    • 呼吸时胸部与脖子内凹

    • 身体姿态不良（驼背）

    • 使劲呼吸或喘息

  ✔ 行走或说话有困难

  ✔ 停止比赛并无法再次恢复运动

  ✔ 嘴唇或指甲发青或发白

**如发生了这些情况，请立刻请求急救援助！**

- **哮喘急救药物**

| 药物名称 | 服用数量 | 服用时间 |
|---|---|---|
| 1. | | |
| 2. | | |
| 3. | | |
| 4. | | |

**图7.3** 哮喘应对卡

源自：©2008 The Asthma and Allergy Foundation of America.

## 腹腔神经丛痉挛

**腹腔神经丛是一个神经体系结构，它刚好位于胸廓下方（见图7.4）。**

在腹腔神经丛痉挛时，让肺部因充气而扩张的膈肌，会因腹腔神经丛传给它的信号而痉挛。通常这一现象被形容为"让人喘不过气"。

**起因**

● 胸廓下方部位遭到直接撞击。

**询问运动员是否有下列症状**

● 无法吸入空气（吸气）。

● 胸骨下方部位疼痛。

**检查伤病员是否有下列体征**

● 可能出现的暂时性昏迷。

● 呼吸费力或通气过度。

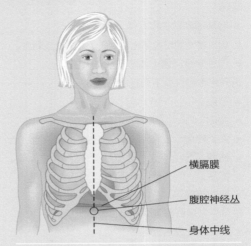

横膈膜

腹腔神经丛

身体中线

**图7.4** 腹腔神经丛的位置。当腹腔神经丛遭到重击时，膈肌可能会暂时陷入瘫痪状态

➕ **处理**

1. 安抚受伤的运动员。
2. 松开（脱下）妨碍运动员呼吸的衣物。
3. 鼓励运动员放松。
4. 引导运动员先猛吸一口气，然后慢慢地深呼一口气。
5. 监测伤员的呼吸情况，必要时对其施以心肺复苏（如需要施以心肺复苏，则请求紧急医疗援助）。

6. 如果运动员还是觉得疼痛，或是在几分钟内没有恢复如常，则打电话请求紧急医疗援助。
7. 查看是否有其他内伤的体征与症状。需要留意观察的体征与症状包括休克、呕吐或咳血。

**能继续开展运动的前提**

● 如果运动员的呼吸恢复正常，且受伤部位既未变形也不疼痛，则可以回去继续活动。

● 如果需要施以心肺复苏，或在急救医务人员的帮助下才能完成抢救工作，则未经医生的检查与批准，运动员不可继续活动。

**预防措施**

● 要求运动员在参加身体接触性体育项目（如橄榄球与冰球）时，要穿戴合适的保护垫。

## 肺炎或支气管炎

**这是肺部的炎症、病毒性感染或微生物感染，会造成液体或黏液淤积在肺部。**

起因

- 肺部遭到微生物入侵。
- 吸入物（如粉尘与化学物质）对肺造成刺激。
- 慢性呼吸问题（如哮喘或支气管炎）。

询问患者是否有下列症状

- 气短。
- 胸闷。
- 胸部疼痛。
- 疲劳。
- 怕冷。
- 肌肉疼痛。

检查患者是否有下列体征

- 可能会出现的发热。
- 呼吸费力。
- 咳嗽，可能带痰。
- 在呼气时可能有喘息。

**➕ 处理**

如果运动员正在发烧、咳嗽、出现黏液阻塞（气道、肺部等）现象，则要送他去看医生。

能继续开展运动的前提

- 如果运动员正在发烧、咳嗽、出现黏液阻塞（气道、肺部等）现象，则未经医生的检查与许可，运动员不可继续活动。
- 如果运动员不再发烧，且咳嗽与黏液阻塞（气道、肺部等）的情况也得到控制，则可继续活动。

预防措施

- 将水瓶、毛巾等物品分开使用，避免与患有肺炎或支气管炎的运动员间接接触。
- 强调洗手的重要性，从而有助于避免传染病的扩散。

## 喉部挫伤

**喉部遭到挫伤，可能会对空气进入肺部造成干扰。**

起因

- 喉部遭到直接撞击（如被棒球、垒球或冰球打到，或是在打篮球或橄榄球时被别人的肘部撞到）。

询问受伤运动员是否有下列症状

- 喉咙疼痛。
- 吞咽时疼痛。
- 气短。

检查伤员是否有下列体征

- 呼吸时喘息。

- 呼吸频率可能会加快。
- 喉部遭异物撞击处肿胀或变色。
- 喉部变形。
- 触摸受伤部位时，会听到脆响声或刺耳声。
- 伤者的说话声音变了——从嘶哑到完全不能说话的各种情况都可能出现。
- 吞咽困难。
- 喘鸣。
- 咳嗽。
- 咳血或吐血。

**⊕ 处理**

1. 安抚受伤的运动员。
2. 使运动员成坐姿或半躺体位。
3. 对受伤部位进行冰疗，以帮助消肿（关于冰疗法更为详细的使用方法，请参考第5章）。
4. 监测伤员的呼吸情况，必要时对其施以心肺复苏（如需要施以心肺复苏，则请求紧急医疗援助）。
5. 在几分钟内，如运动员的呼吸没有恢复正常，或是喉部肿胀变形，或是说话吞咽有困难，则要请求医疗援助。
6. 如有需要，对伤员进行治疗以防止其休克（见第5章）。如伤员休克，则请求医疗援助。

**能继续开展运动的前提**
- 如果运动员的呼吸、脉搏、吞咽及说话声音都恢复正常，且喉部无疼痛或变形，则可回去继续运动。
- 如果需要施以心肺复苏，或在急救医务人员的帮助下才能完成抢救工作，则未经医生的检查与批准，运动员不可继续活动。

**预防措施**
- 要求所有曲棍球、长曲棍球、冰球项目的守门员，以及所有棒球和垒球项目的接球手，都穿戴喉部护具。

## 第 7 章 回顾

☐ 对过敏性休克下个定义。
☐ 如果一名运动员由于胸部穿孔而发生肺萎陷，你该怎么办？
☐ 哮喘会如何影响运动员的肺部？
☐ 为了预防哮喘发作，运动员能够做些什么？
☐ 通气过度的起因是什么？
☐ 如果一名运动员正表现出过度通气的症状，你该怎么办？
☐ "喘不过气"发作时，会对人体产生什么样的影响？
☐ 一名患有支气管炎或肺炎的运动员，何时不能参与体育活动？
☐ 当喉部挫伤可能会危及生命时，会出现什么样的体征？

# 头部、脊柱及神经损伤

**在本章中，你将了解如下内容。**

▶ 如何辨认出头部、脊柱及神经损伤的体征与症状。

▶ 针对头部、脊柱及神经损伤，应采取何种急救措施。

▶ 在你的比赛计划中，采取什么策略预防头部、脊柱及神经损伤。

# 头部损伤

过去，大多数头部损伤都被称为脑震荡，并按照体征和症状的严重程度进行分级。在体育运动中，我们使用"叮当作响"或"他的铃铛响了"来形容运动员受到的轻微脑震荡。这些叮当声或响铃声不会造成昏迷，而其典型体征与症状，如失去方向感、头晕、头痛、记忆丧失以及人体（电、化学等）失衡等，都只会在短期内给伤者造成种种不便。轻微脑震荡只会暂时将脑部震昏。因而，一旦受伤运动员重振精神、似乎又具备方向感时，就说明他状况良好，足以继续运动了。在身体接触性运动项目中，叮当声与响铃声是不可避免的。会导致永久性脑部损伤的这类更严重的损伤，过去被称为创伤性脑损伤。

如今，更多研究表明，叮当声与响铃声并非之前人们认为的那样是短期而轻微的伤害，它们也不仅出现在橄榄球与冰球等身体接触性运动中。这些伤害所能造成的脑部损伤是非常实质性的，也可能是长期性或累积性的。

对头部的轻微撞击，不仅会震昏脑部，而且能够扰乱血液流动，引起人体内部的电失衡与化学失衡，还可能会伤害到脑细胞。这些损伤性变化都是极其微小的，而且往往是不可见于磁共振脑成像图或颅骨X光片的。然而，还是能通过一些神经测试探明它们的。这些测试对运动员神经的诸多方面进行评估，包括认知力、记忆力、完成多重任务的能力、情感功能以及活动（运动）技能（比如平衡能力与反应时间）。此外，轻微撞击造成的头痛、头晕、恶心以及其他体征与症状，事实上都是脑部受到微型创伤的证明。因此，叮当声与响铃声其实都是各种轻微创伤性脑部损伤，或可简称为MTBI。

研究人员研究发现，MTBI这种伤害不仅可见于参与身体接触性运动项目的运动员身上。来自不同运动项目的受伤报告已经显示出，那些通常认为没有身体接触的运动，也表现出高得惊人的MTBI发生率。在其中一个最为全面的关于运动损伤的研究中，马拉（Marar, 2012）对2008到2010年间20所美国高中学生体育活动中脑震荡（轻度及重度创伤性脑部损伤）的发生率进行了分析。意料之中的是，此类损伤发生率最高的运动项目是橄榄球，占报道出来的脑震荡总发生例数的47.1%。比较让人感到意外的是，非身体接触性运动，比如女子足球（8.2%）、女子篮球（5.5%）以及男子足球（5.3%）中，脑震荡的发生率要高于本研究中的那些身体接触性运动项目（例如冰球与长曲棍球）。在报道上来的脑震荡总发生例数中，摔跤造成的脑震荡占5.8%。

这一MTBI类损伤数据来自由考姆斯托克及其同事（Comstock et al., 2011）在（美国）国家儿童医院损伤研究与政策中心所做的一项研究。在该中心于2009到2010年间所做的一份独立报告中，头部损伤占各类运动中所有损伤的百分比也做了记录。在各类运动损伤中，脚踝受伤所占比例最高，为14.7%；而各类脑震荡则以14.6%占据次席。令人惊奇的是，在对头部损伤占每项运动中所有损伤的百分比进行分析时，在所研究的多达20种运动中，大多数运动的头部损伤都占据着高位。例如，相比其他类型的损伤而言，冰球运动员最容易遭受头部损伤。此外，在橄榄球、摔跤、垒球、女生（子）曲棍球、男生（子）与女生（子）长曲棍球，以及啦啦队中，头部损伤都是第一大损伤类型。而在男生与女生篮球、女生足球、女生排球中，头部损伤则在运动员最易遭受的损伤类型中位居次席。表8.1对这项研究的成果进行了概括。

2011到2012年间损伤跟踪调查中预估的头部损伤情况进行了概括。

**表8.1　不同运动项目中头部损伤的所占的比例**

| 运动项目 | 头部损伤在该运动的所有损伤中所占百分比 |
| --- | --- |
| 男生冰球 | 24.2% |
| 啦啦队 | 20.3% |
| 女生长曲棍球 | 19.4% |
| 橄榄球 | 19.2% |
| 男生长曲棍球 | 18.6% |
| 女生足球 | 15.7% |
| 垒球 | 14.3% |
| 男生篮球 | 13.9% |
| 女生曲棍球 | 13.4% |
| 女生篮球 | 12.1% |
| 男生足球 | 10.8% |
| 摔跤 | 10.3% |
| 女生排球 | 8.5% |
| 棒球 | 5.0% |
| 男生田径 | 4.1% |
| 女生体操 | 3.4% |
| 女生游泳与跳水 | 2.7% |

源自：Comstock, Collins, and McIlvain 2011.

**表8.2　预估的不同运动项目中头部损伤的所占的比例**

| 运动项目 | 预估的头部损伤在该运动的所有损伤中所占百分比 |
| --- | --- |
| 摔跤 | 24.6% |
| 女生足球 | 23.8% |
| 橄榄球 | 23.6% |
| 男生足球 | 23.0% |
| 垒球 | 21.2% |
| 女生篮球 | 20.8% |
| 女生排球 | 16.3% |
| 棒球 | 14.6% |
| 男生篮球 | 13.9% |

源自：Comstock et al. 2013.

在后来的一项研究中，考姆斯托克及其同事（Comstock et al., 2012）收集了2011到2012年间，美国高中生在从事9项运动时所遭受的损伤数据。研究人员以这一数据为根据，估算出全美高中生在从事这些运动时的损伤发生率。就所有运动合计而言，头部损伤是最为常见的一种损伤。有趣的是，在大多数运动中，报道出来的头部损伤例数都增加了。这可能是由于媒体报道的增加，以及由此导致的对运动引起的头部损伤认知程度的提升。来自损伤研究与政策中心的数据似乎表明，在所有被研究的运动中，人们都需要为预防头部损伤而做出努力。表8.2对

大部分头部损伤都不是短期性质的，遭受此类损伤的运动员无法在几分钟内（甚至在一天之内）恢复如常。在马拉的研究中，40%的脑震荡症状（头痛、头晕、难以集中精力、意识错乱、感知能力薄弱以及恶心）将会在3天或更短的时间内消失。

但症状的消失并不一定意味着运动员已经完全康复了。有时，完全康复得花上一周、一个月、半年甚至更长时间。康复时间的长短，并不取决于运动员的自我感觉和外观表现。一个看上去很好，自我感觉也良好的运动员，可能仍旧遭受脑部损伤（障碍），其范围覆盖下列方面：认知力、记忆力、完成多重任务的能力、情感功能以及活动（运动）技能。这意味着脑部尚未完全康复。如果在脑部完全康复前就允许一名运动员继续参加比赛的话，那么一旦他被稍微磕到、碰到或被过快撞到的话，脑部很可能会遭受进一步的伤害。这就叫二次撞击综合征，会导致过度的、危及生命的脑肿胀。

反复撞击，哪怕只是轻微的撞击都会造成累积性脑部损伤和长期性脑部功能障碍。有关头部遭到反复撞击后长期受到健康问题困扰的运动员的报道，曾将MTBI类损伤置于媒体的聚光灯下，并引起法律制定者的注意。但无论媒体宣传得多么天花乱坠，也不管法律制定得多么完备周到，尚需加以解决的问题依旧摆在那里。也就是：你如何辨别出脑部损伤的各种体征？还有更重要的一个问题：你能做些什么来预防脑部受损？下面几节的关注点正是脑部损伤的起因、体征与症状以及你能采用什么样的紧急处理措施，把长期性或永久性脑部损伤发生的概率降到最小。

脑部损伤往往是由下列两种情况之一引起的：

1. 对头部的直接撞击会对撞击面一侧的颅骨或脑部组织产生伤害（见图8.1），或是对撞击面对侧的脑部组织产生伤害（见图8.2）。例如，如果运动员的头撞到球门柱，那么撞击面那一侧的颅骨可能会骨折，而撞击面一侧或对侧的脑部则可能会受伤。

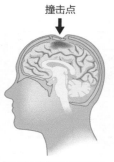

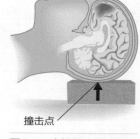

**图8.1** 直接撞击造成的颅骨损伤

**图8.2** 直接撞击造成撞击面对侧的脑部损伤

## 头部损伤

如果一名运动员头部遭到撞击，或是头颈部挥鞭样动作，则要立刻对其受伤症状和体征展开评估。

**起因**

- 头部遭到直接撞击。
- 头部突然而有力地震动或挥鞭样动作。

**询问受伤运动员是否有下列症状**

- 头痛。
- 头晕。
- 耳鸣。
- 昏沉。
- 恶心。
- 视力模糊或视物重影。

**检查伤员有无下列体征**

- 意识错乱。
- 站立不稳。
- 无法完成多重任务（不能同时施展出几种运动技能，或在注意力被分散时不能正确施展出一种技能）。

- 短期性记忆力丧失。
- 情绪变化，比如短暂地发脾气或沮丧。
- 对他人的触摸或说话声（比如喊出受伤运动员的名字并拍其肩膀）没有反应。
- 呼吸不规律。
- 被撞击处出血或留下伤口。
- 口、鼻或耳中出血或渗出液体。
- 手臂或腿部无力或麻木。
- 脖子疼痛且其运动能力下降。
- 撞击处起包或变形。
- 抽搐。
- 瞳孔异常（大小不一或见光时不收缩）。
- 呕吐。

## ⊕ 处理

如果一名运动员表现出任何前述体征或症状，则令其退出体育活动。头痛或耳鸣等症状，可能是更加严重的损伤的早期体征。如果发生了这类情况，请按照下列指示行事。

1. 如相关体征与症状越来越明显，则继续观察受伤运动员，同时向急救医疗机构求救。
2. 立即联系伤员的家长或监护人，并让他们带伤者去就医。
3. 给家长或监护人一张伤情（受伤体征与症状）检查表（见图8.3），以供跟踪伤员伤情之用。

部分损伤会造成更严重的体征，包括意识错乱、站立不稳、呕吐、抽搐、愈发加剧的头痛、越来越明显的暴躁、出格的行为、手臂或腿部的无力或麻木、脖子疼痛且其运动能力下降、瞳孔异常或失去意识。对于这些损伤，按照下列指示行事。

1. 立刻打电话向急救医疗机构求救。
2. 在急救医疗系统人员赶来接管抢救事宜前，固定住伤员的头部和颈部。在固定头部和颈部时，不要摘掉伤员的头盔。你可不想节外生枝地去震动伤员的头部和颈部。如果伤员还穿着护肩的话，就更是如此了。
3. 观察伤员是否呼吸困难，必要时对其施以心肺复苏。
4. 如有大出血，要对其加以控制，但要避免对头部伤口施加过大的压力。
5. 观察伤员是否会休克，并根据需要采取相应措施。
6. 对任何骨折部位或不稳定的损伤部位进行固定处理，只要这样做不会推挤到伤员即可，否则则可能会导致伤情恶化。

### 能继续开展运动的前提

在脑部受伤后，伤员得过多久才能继续运动呢？大部分情况下，已经有人替你做了主。查看你所在州的法律，或是美国全国州高中协会联盟的相关规定，从而确保你的运动员正在依法接受救助与监护。美国全国州高中协会联盟禁止受伤运动员在未经医师检查并放行的情况下，继续开展运动。许多州当下推行的法律，对此有着类似或更为严格的指导原则。查看你所在的州有无关于运动员脑部损伤的特别法令。

### 预防措施

- 自学脑震荡的相关知识（见图8.3），并将其传授给你的运动员及其家长或监护人。可访问美国疾病控制与预防中心（CDC）网站。
- 在赛季前的体检中，筛查运动员是否曾有过任何头部、脊柱或神经损伤。在批准有过此类损伤的运动员上场比赛前，要征得医生（最好是神经科医生）的同意。
- 开展赛季前的脑部测试。在一个体育赛季开始前，众多软件程序或测试承包人都可用于测试每位运动员普通的脑部功能。这些功能包括记忆力、认知功能、运动（肌肉与平衡）控制能力以及其他相关功能。测试得出的信息，之后可在怀疑运动员（脑部）受伤或已经受伤时，作为参照指标使用。在运动员疗伤时，医生和运动教练都能跟踪查看这一信息，并决定何时运动员才算是准备好逐渐恢复运动了。在运动员逐渐完全恢复运动的过程中，这些测试也可以用来查看他是否有任何脑部功能衰退的体征。脑部功能发生衰退，意味着运动员尚未准备好再进一步运动，可能真的需要减少运动量。对有助于更加客观地查明脑部损伤的严重程度、损伤恢复水平以及运动员对恢复运动的准备程度而言，这种测试可以成为你、你的运动员们及其医生加以利用的一个重要工具。

头部损伤（续）

- 将加强脖颈力量的练习纳入你的赛季前和赛季中训练计划。这类练习的简单形式就是，用一只手去阻挡头部所有的常见动作（见图8.4与图8.5）。

　　对于那些要求佩戴头盔的运动项目，要确保做到以下几点。

- 定期检查头盔，看是否有损坏，如有需要则更换新头盔。
- 定期淘汰旧头盔。
- 头盔的大小要适合，每个运动员都是如此。
- 要教导运动员有效戴好头盔，以让其发挥出应有的保护作用。如果运动员没有扣好下巴处的带子或这些带子没有贴牢运动员下巴的话，那么即便一个大小合适的头盔也起不到保护作用。

- 反复提醒运动员，在拦截或用身体挡住对手时，不要用头盔顶部充当接触点；或者，在快要与另一位运动员进行身体接触时，不要低头。通过将犯规运动员罚下场，同时对得当的技术加以巩固，根据需要地推行这个规矩。
- 禁止（头朝下）跳入不足6英尺深的水中。
- 培训旁观保护者，并在（每次）体操比赛和啦啦队出场的整个过程中，让他们在场执勤。
- 持续观察运动员，查看其是否有头部损伤的体征或症状。
- 对运动员进行培训，让他们了解头部损伤的各种体征与症状。鼓励运动员发现并报告队友身上出现的疑似脑部损伤体征。要有意识地将某些辨认出来的体征给运动员们看，以鼓励他们（向教练和医生等人）报告疑似体征。

2. 头部突然而有力的震动或挥鞭样动作（未经撞击），也可能会伤害脑部。这类头部运动会使得脑部在颅骨内来回震荡。理论上已经证明，这类震动型损伤也可能会造成里层颅骨的骨折。

　　附录A中对如何评估头部损伤以及对其施以紧急处理措施进行了概括。

> **➔ 当一名运动员佩戴头盔与护肩时，要以安全为重**
>
> 1. 检查运动员的呼吸状况，检查方法是：将你的手放在运动员的口鼻前，感觉他是否有气息；或者，观察运动员，看看其胸部或腹部是否起伏。
> 2. 固定住运动员的头部和颈部，但不要去动头盔与护肩——脱下它们将会移动颈部。

> **➔ 要以安全为重，不要使用氨水瓶或嗅盐**
>
> 使用氨水瓶或嗅盐唤醒运动员可能会让他猛然抬头，从而会导致伤情恶化。

# 关于高中生体育活动中出现脑震荡的
# 预先通告知情单

家长知情单

**何谓脑震荡?**

脑震荡是一种创伤性脑部损伤,其起因是头部遭到磕碰或撞击。就连"叮当作响""重重一击",或头部遭到的似乎比较轻的一碰或一撞,都可能会造成严重的后果。

你无法看到脑震荡。脑震荡的体征与症状,既可在受伤后立刻出现,也可在伤后的几天或几周后才出现或被注意到。如果你的孩子告诉你他有任何脑震荡的症状,或是如果你自己注意到这些症状,都要立刻寻求治疗。

**脑震荡的体征与症状有哪些?**

如果你的孩子在比赛或训练中,头部遭到磕碰或撞击,要查看他是否有下列脑震荡的体征。

| 运动员描述的症状 | 家长/监护人观察到的运动员的体征 |
|---|---|
| • 头痛或感觉脑袋里有"压力" | • 看上去神志不清或昏昏沉沉 |
| • 恶心或呕吐 | • 对任务或自身当前的状况感到迷糊 |
| • 身体出现失衡问题,或感到头晕 | • 忘记指示 |
| • 视物重影或视力模糊 | • 对比赛、分数、对手都不能确定 |
| • 对光线比较敏感 | • 行动迟缓 |
| • 对声响比较敏感 | • 回答问题时慢吞吞的 |
| • 感觉懒散、困惑、毫无头绪、昏沉 | • 失去意识(哪怕只是暂时性的) |
| • 注意力或记忆力出了问题 | • 表现出情绪、行为或个性方面的变化 |
| • 局促不安 | |
| • 就是"感觉不对劲"或"感觉情绪低落" | |

**你如何才能帮助你的孩子预防脑震荡或其他严重的脑部损伤?**

• 确保他遵守其教练教导的安全准则及运动项目的规则。

• 确保他在开展相关体育活动时,都穿戴相应的保护装置。保护装置应大小合适且保养良好。

• 对降低严重的脑部损伤或颅骨骨折的发生风险而言,佩戴头盔是必需的。

然而,需要注意的是,头盔可不是用来预防脑震荡的。没有"防脑震荡"的头盔。因此,对于儿童和少年而言,即便戴着头盔,也要避免撞到头部。

**如果你认为你的孩子得了脑震荡,你应该怎么办?**

立刻寻求治疗。一位健康医护专业人员将能判断脑震荡有多么严重,以及你的孩子何时恢复包括体育运动在内的正常活动才算安全。

看着你的孩子,不再让他参加体育运动。脑震荡得花上一段时间才能痊愈。在你的孩子受伤那天,不要再让他参加运动了。直到健康医护专业人员说可以了,再让他恢复运动。那些过早(脑部还在恢复期内)恢复运动的孩子,再次发生脑震荡的风险较大。再度发生的或后期发生的脑震荡可能危害极大。它们会造成永久性脑部损伤,从而会让你的孩子终生受到影响。

如果你的孩子之前得过脑震荡,请告知孩子的教练。教练应当要知道,你的孩子之前是否得过脑震荡。教练可能无法知道你的孩子在另外一次体育运动或活动中得过脑震荡的一些信息,除非你告知了他。

**如果你认为你家孩子得了脑震荡的话:**
不要自己妄下结论。先让他停止运动,然后去征求一位健康医护专业人员的建议。

**错过一场比赛总归要好过错过整个赛季。**

2013年4月

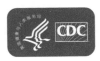

**图8.3** 美国疾病控制与预防中心的脑震荡预先通告知情单

**107**

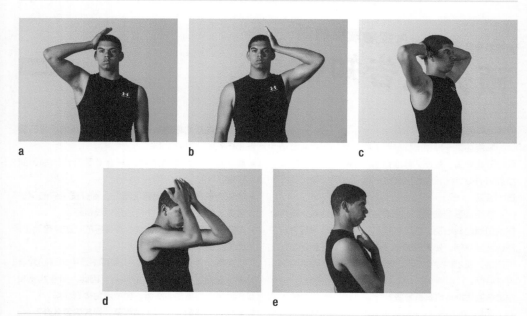

**图8.4** 等长（不动的）颈部力量增强练习。（图a与图b）单侧屈曲，（图c）拉伸，（图d）向前屈曲，（图e）收回下巴。 开展图a至图d中的练习时，将你的手放在头上，颈部尽可能用力地用头部抵着手，同时头部不要动。做图e中的动作时，将你的下巴尽可能往里收，并保持这一姿势

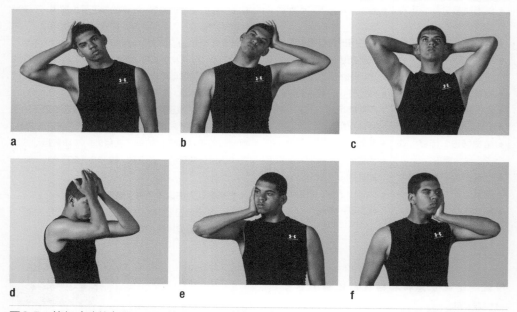

**图8.5** 等长（动的）颈部力量增强练习。（图a与图b）单侧屈曲，（图c）拉伸，（图d）向前屈曲，（图e与图f）旋转。 将你的头倒向两侧（肩部），向后向前倒去，并在自我施加的阻力下朝两边转去。在做这些练习的过程中，始终收住下巴

# 脊柱损伤

背部受到撞击、挥舞一下球棒（杆、棍）或是任何突然而有力的动作，都会损伤脊柱或神经。正如第3章所述，脊柱是长柱状骨头（椎骨），用来保护脊髓。这些骨头由韧带和肌肉连接在一起，而神经就从脊柱上骨头之间的空隙处分叉出去（见图3.6）。椎骨之间的椎间盘有助于骨头之间的减震。

直接撞击、强有力的扭转运动、挤压以及强迫脊柱的任何一段做出超出其正常活动范围的拉伸运动，都能造成各式各样的脊柱损伤。其中包括扭伤、拉伤、挫伤、骨折以及椎间盘破裂。扭伤、拉伤以及挫伤，是最为常见的由体育运动造成的背部损伤。更为严重的脊柱损伤与颈部损伤，比如椎间盘破裂和椎骨骨折则要少见一些。表8.3列出了各类高中体育活动中颈部损伤在运动损伤中的占比。脊髓、神经及软骨受损，会引发麻木，而更加严重的损伤则会引发瘫痪——身体局部功能暂时性或永久性的丧失。

表8.3　不同运动项目中颈部损伤所占的比例

| 运动项目 | 颈部损伤占该运动造成损伤的百分比 |
|---|---|
| 女生游泳与跳水 | 4.5% |
| 啦啦队 | 3.1% |
| 摔跤 | 3.1% |

源自：Comstock, Collins and McIlvain 2012.

知道一名运动员所受的背部或脊柱损伤属于什么类型并不重要。你采取什么样的紧急处理措施，将取决于这里所描述的体征与症状。要总是将失去意识的运动员默认为头部或脊柱受了重伤。在评估伤情时不要转移运动员，除非你无法检查其呼吸状况，或是你需要将其从一个危险的地点转移走。

如果运动员还戴着头盔，千万不要脱下头盔！否则会进一步伤害运动员。如果你怀疑运动员的脊柱受了重伤，则要立刻固定住其头部与脊柱。

# 脊柱损伤

## 起因

- 直接撞击。
- 挤压。
- 扭转或扭曲。

　　如果你怀疑运动员的背部或脊柱受伤，那么就请寻找下列具有警示意味的症状与体征。

## 询问伤员是否有下列症状

- 脊柱疼痛或脊柱附近部位疼痛。
- 手脚是否有麻木或刺痛感（要求伤员说出你正在触摸的是他的哪根手指或脚趾）。

## 检查伤员是否有下列体征

- 意识或清醒程度（如果伤员神志不清或没有充分的意识，则可以认为其头部或颈部受了伤）。
- 呼吸不够充分。
- 大量出血。
- 口、鼻或耳中出血或有液体流出。
- 脊柱变形（如果在不挪动伤员的情况下，一位受过培训的营救人员能检查出来的话）。
- 麻痹（要求伤员动动手指或脚趾）。

## ➕ 处理

　　如出现任何警示体征，则要假定运动员脊柱受损，并对其施以合适的紧急处理措施。

1. 请求紧急医疗援助。
2. 在不挪动伤员的情况下检查其呼吸状况。如果伤员没有呼吸，则对其施以心肺复苏。在你进行心肺复苏时，让人扶住伤员的头部和颈部。
3. 如伤员有呼吸，则稳住其头部与颈部，直至急救医疗人员赶到并接管抢救工作。在稳住伤员的头部与颈部时，不要摘掉其头盔。你可不想节外生枝地让伤员的头部或颈部再遭磕碰。如果伤员还穿戴着护肩，尤其要注意这一点。如果伤员呼吸正常，则继续观察，如有必要，对其施以心肺复苏。
4. 控制住所有部位（如果有的话）的大量出血，但要避免使用过大的力直接按压头部伤口。
5. 注意观察伤员是否会出现休克，如有必要，则采取相应措施。
6. 让急救医疗系统人员去固定其他各处可能的骨折或不稳定的受伤部位。

## 能继续开展运动的前提

- 未经医生检查并批准，运动员不得恢复活动。

## 预防措施

　　有很多方法可以预防神经损伤和脊柱损伤：

- 把颈部力量增强练习纳入你的赛季前与赛季中练习方案（见图8.4与图8.5）。
- 不准运动员在做拦截动作时用其头盔充当接触点。
- 建议所有颈部受过伤的橄榄球运动员佩戴护颈（见图8.6）。
- 禁止（头朝下）跳入浅于6英尺的水中。
- 要求体操运动员的旁观保护者或啦啦队员，掌握其本领或做好练习。

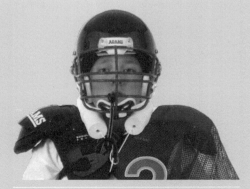

图8.6　护颈保护橄榄球运动员的头颈部，使其避免向一侧突然折断

源自：©Adams USA.

# 神经损伤

在体育运动中，神经有时会遭到拧扭、拉扯或是挫伤。其发生部位可能位于脊柱附近，也可能位于神经所在的关节附近（例如，沿肘关节内侧排布的那条神经，通常也叫作麻筋儿）。本章中所论及的神经损伤仅限于发生在颈椎附近的情况。此类神经损伤被称为颈部灼痛或刺痛，是运动员（尤其是那些参与身体接触性运动项目的运动员）经常遭受的一种神经损伤。

## 神经损伤

**当一丛上连颈部、下接肩部的神经（臂丛神经）遭到过度拉扯时，就会发生颈部灼痛或刺痛现象。**

**起因**

- 头部被屈曲或拉伸，并被快速扯向一侧歪倒下来（见图8.7）。

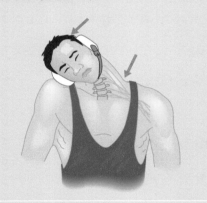

**图8.7** 颈部灼痛的受伤原理

**询问伤员是否有下列症状**

- 颈部、肩部或手臂有刺痛感或灼痛感。
- 颈部或肩部有电击感。
- 手臂感觉麻木或发沉。

**检查伤员是否有下列体征**

- 一侧手臂或手麻木（要求伤员说出你正在触摸的是他的哪根手指）。
- 一侧手臂或手无力（让伤员轮流用两只手捏你的手指；受伤手臂与未受伤手臂相比较之下，任何明显的力量方面的变化都说明，前者的神经遭到拉扯并很可能受伤了）。

### ✚ 处理

如果受伤部位的知觉与力量在五分钟内没有恢复正常，或者脊柱一触即痛或变形，则按照下列指示行事。

1. 请求紧急医疗援助。
2. 稳定住头部与脊柱。
3. 继续观察伤员的呼吸状况，必要时施以心肺复苏。
4. 继续观察伤员是否会出现休克，如有必要，则采取相应措施。
5. 固定住其他各处不稳定的受伤部位。

如果受伤部位的知觉与力量在几分钟内就恢复正常，则打电话给伤员的家长或监护人，让他们将其送去就医。

**111**

神经损伤（续）

**能继续开展运动的前提**

最好采取谨慎的态度，让那些表现出神经损伤体征与症状的运动员，在经过医生查看伤情并批准后，再恢复运动。当颈部灼痛时尤其要如此行事，因为颈部灼痛会成为一个反复发作的问题，并会导致长期性的神经受损。

**预防措施**

下列几种方法能预防神经损伤与脊柱损伤：

- 把颈部力量增强练习纳入你的赛季前与赛

季中练习方案（见图8.4与图8.5）。
- 不准运动员在做拦截动作时用其头盔充当接触点。
- 建议所有颈部受过伤的橄榄球运动员佩戴护颈（见图8.6）。
- 禁止（头朝下）跳入浅于6英尺的水中。
- 要求体操运动员的监护者或啦啦队员，拿出其本领或忠于职守。

# 第8章 回顾

- 如果受伤原因为直接撞击、头部突然或猛烈的晃动、脊柱受压、脊柱扭转或扭曲，则要检查一下，看看是否有头部或脊柱损伤。为了减少后续的各种并发症，你必须快速评估并正确处理伤情。
- 头部损伤有哪些体征或症状？
- 一名受了轻度创伤性脑部损伤的运动员，何时恢复活动比较合适？
- 脊柱损伤有哪些体征或症状？
- 描述一下颈部灼痛或刺痛的受伤原理。
- 一名颈部灼痛或刺痛的运动员，何时恢复活动比较合适？
- 能够采取哪些措施预防颈部灼痛或刺痛？

# 参考文献

Centers for Disease Control and Prevention. 2013. *Heads up: Concussion in high school sports: A fact sheet for parents.*

Comstock, R.D., C.L. Collins, J.D. Corlette, and E.N. Fletcher. 2013. Summary report: National high school sports–related injury surveillance study, 2011–2012 school year. Retrieved June 21, 2013.

Comstock, R.D., C.L. Collins, and N.M. McIlvain, 2012. Convenience sample summary report. National high school sports–related injury surveillance study,

2010–2011 school year. Retrieved June 21, 2013.

Comstock, R.D., C.L. Collins, and N.M. McIlvain. 2011. Convenience sample summary report. National high school sports–related injury surveillance study, 2009–2010 school year. Retrieved June 6, 2013.

Marar, M., N.M. McIlvain, S.K. Fields, and R.D. Yard. 2012. Epidemiology of concussions among United States high school athletes in 20 sports. *The American Journal of Sports Medicine* 40: 747–755.

# 体内器官损伤

## 在本章中，你将了解如下内容。

▶ 在运动员受了内伤（比如脾脏破裂、肾脏挫伤或睾丸损伤）时，如何加以辨认。

▶ 如何区分运动员的体内器官损伤处在什么阶段，是初级阶段，还是后期、危及生命的阶段。

▶ 在等待紧急医疗援助时，如何照顾受伤运动员。

▶ 如果一名运动员表现出受了内伤的些微体征，则需要注意观察其哪些方面的症状。

▶ 针对一名遭受体内器官损伤的运动员，要提供哪些信息给其家长。

### 本章所涉及的一些损伤与处理技术

**在**运动中，身体往往会承受或面对巨大的力量。比如，在棒球运动中，被投出的球会以高达90英里每小时（1英里约为1.61千米）的速度，从击球手的体侧飞掠而过；而在橄榄球运动中，重达230磅的线卫们，会戴着护肩重重地撞向一群四分卫；在如此险象环生的情况下，比较娇弱的体内器官不经常受伤倒是堪称奇迹。幸运的是，人体拥有内置的盔甲——肋骨与骨盆，它们有助于抵挡住体内器官遭到的某些撞击。在为数不多的运动员体内器官受损的情况发生时，第一时间辨认出损伤分类，并对其采取紧急处理措施，显得颇为关键。这些损伤可能起初看上去问题不大，但有可能很快就发展到危及生命的地步。因此，让医务人员处理体内器官损伤非常必要。

了解以下情况，有助于你最大限度地控制住这些损伤的并发症。

1. 如何辨认脾脏、肾脏、睾丸损伤的体征与症状。
2. 在医疗救助到位前，持续观察受伤者。
3. 对运动员及其家长进行相关知识的普及，让他们了解内伤的体征与症状。

比较严重的内伤，往往要花上数小时才能表现出来。因此，有必要持续观察受伤运动员，以防其伤情恶化。你应该将运动员的伤情告知其家长或监护人，并告诉他们要寻找哪些比较严重的、说明运动员的伤情已经危及生命的体征与症状。你可能想要把一些紧急处理方案的副本（见附录A）交给他们。

以下是体育运动中最为常见的一些内伤。

- 脾脏破裂。
- 肾脏挫伤。
- 睾丸损伤。

肺萎陷也被认为是一种内伤。第7章是将其作为一种呼吸方面的急性疾病加以论述的。

关于脾脏破裂、肾脏挫伤、睾丸损伤的紧急处理方案总览，请参见附录A。

## ➡ 在运动员疑似受了内伤时，要以安全为重

- 不要给一名疑似受了内伤的运动员进食或喝水。如有任何消化器官受损，摄入伤员体内的食物或流质，很可能会漏出消化道进入腹腔，从而增大伤员受到感染的风险。如果为了治疗内伤需要动手术，那么摄入食物或流质会增加伤员呕吐的可能性，还会增加其在全身麻醉时体内排气的可能性。
- 不要让一名可能受了内伤的运动员在没有一个负责的成年人的陪同看护下，（独自）撤出赛场或练习场地。
- 如果运动员的某个体内器官部位明显遭到轻微撞击，那么在你让运动员回家前，一定要把较为严重的内伤的体征与症状告知运动员及其家长。

## 脾脏破裂

**脾脏受到的危及生命的损伤。脾脏是人体内红细胞的储存库。**

**起因**
- 身体左侧、胃与下肋骨以下部位（见图9.1）直接遭到撞击。这种撞击可能会损伤脾脏组织，并会造成大量的内出血。

**询问伤员是否有下列症状**
*脾脏破裂的早期阶段*
- 左上腹部疼痛。

***脾脏破裂的晚期（危及生命的）阶段***

- 疼痛扩散到左肩或颈部（见图9.2）。
- 有晕厥感。
- 头晕。

**检查伤员是否有下列体征**

***脾脏破裂的早期阶段***

- 左上腹部有触痛感。
- 受伤部位有擦伤或挫伤。

***脾脏破裂的晚期（危及生命的）阶段***

- 皮肤发白无血色。
- 脉搏过速。
- 呕吐。
- 腹部肌肉僵硬。
- 血压低。
- 气短。

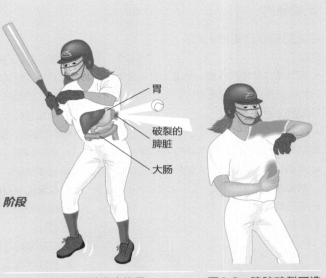

胃

破裂的脾脏

大肠

**图9.1　脾脏破裂的发生位置**

**图9.2　脾脏破裂可造成左侧肩和颈部的牵涉性痛**

### ➕ 处理

1. 如果初期的损伤体征和症状恶化为晚期的，则要请求紧急医疗援助。
2. 持续观察伤员的呼吸状况，如有必要，则对其施以心肺复苏（如果需要做心肺复苏，则要请求紧急医疗援助）。
3. 如有必要，采取措施应对伤员可能出现的休克状况。一旦伤员休克，则请求紧急医疗援助。

4. 对其他损伤（如可能出现的肋骨骨折）展开治疗。
5. 如果损伤体征和症状并未恶化为晚期阶段的，但上腹部的触痛感持续15分钟以上还没有消失，则要打电话告知伤员的家长或监护人，让他们送伤员就医。

**能继续开展运动的前提**

- 如伤员被送去就医，或需要急救医务人员才能开展抢救，则未经医生检查并批准，运动员不得恢复活动。
- 如运动员在脾脏损伤痊愈前就恢复运动，则另一次直接碰撞会造成大量出血。这是千真万确的，哪怕其损伤体征与症状没有恶化为晚期阶段。

**预防措施**

- 要求运动员在参与身体接触性体育项目时，穿戴合适的保护垫。
- 未经医生检查并批准，不准患有单核细胞增多症的运动员参加比赛。这种病会引发脾脏扩大，从而容易遭受挫伤。

## 肾脏挫伤

肾脏遭受挫伤（见图9.3）。

**起因**

- 背部中央区域的任意一侧遭受直接碰撞。

**询问伤员是否有下列症状**

***肾脏挫伤的早期阶段***

- 被撞处疼痛。

***肾脏挫伤的晚期（危及生命的）阶段***

- 疼痛转移至下背部、大腿外侧（后方）及骨盆前部（见图9.4）。
- 有晕厥感。
- 头晕。

**检查伤员是否有下列体征**

***肾脏挫伤的早期阶段***

- 挫伤或擦伤。
- 受伤部位有触痛感。

***肾脏挫伤的晚期阶段***

- 腹部肿胀。
- 心率加快。
- 频繁排尿且小便时有灼痛感。
- 尿液浑浊或带血。
- 呕吐。
- 受伤部位的背部肌肉僵硬。
- 皮肤冰凉。
- 肤色发白无血色。

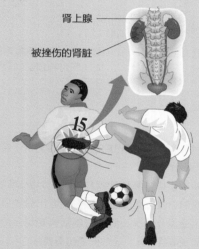

图9.3　肾脏挫伤的发生位置

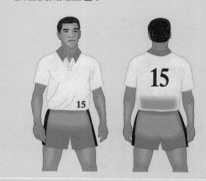

图9.4　肾脏挫伤会造成下背部、大腿外侧（后方）及骨盆前部的牵涉性痛

### ✚ 处理

1. 如果初期的损伤体征和症状恶化为晚期的，则要请求紧急医疗援助。
2. 持续观察伤员的呼吸状况，如有必要，则对其施以心肺复苏（如果需要做心肺复苏，则要请求紧急医疗援助）。
3. 如有必要，采取措施应对伤员可能出现的休克状况。一旦伤员休克，则请求紧急医疗援助。
4. 根据需要治疗其他损伤。
5. 如果损伤体征和症状并未恶化为晚期阶段的，但挫伤部位的疼痛感持续15分钟以上还没有消失，则要打电话告知伤员的家长或监护人，让他们送伤员就医。

**能继续开展运动的前提**

- 如伤员被送去就医，或需要急救医务人员才能开展抢救，则未经医生检查并批准，运动员不得恢复活动。轻度的肾脏挫伤可随时间的推移而恶化，最终将危及生命。

**预防措施**

- 要求运动员在参与身体接触性运动项目时，穿戴合适的保护装置（如护肾垫或防护背心）。

## 睾丸损伤

**睾丸遭受的挫伤或损伤。在遭到重伤时，睾丸可能会破裂，睾丸索可能会被扭曲（这会切断对睾丸的供血，从而造成不育）。**

**起因**

- 腹股沟遭到直接碰撞。

**询问伤员是否有下列症状**

- 疼痛。
- 恶心。

**检查伤员是否有下列体征**

***针对所有睾丸损伤的情况***

- 让伤员自己检查一下，受伤部位是否肿胀、变色或变形。
- 睾丸痉挛。

***睾丸损伤的晚期阶段***

- 睾丸上翻。
- 尿液浑浊或带血。
- 呕吐。

### ➕ 处理

1. 协助伤员摆出感觉最舒适的姿势。
2. 鼓励伤员缓慢做深呼吸。
3. 对受伤部位施以15分钟的冰敷。
4. 一旦发现下列情况，立刻送伤员就医：疼痛在20分钟后还不消退，睾丸上翻，尿血或尿液浑浊，或在受伤超过1小时后睾丸发肿、变色、变形（Koester, 2000）。
5. 如运动员在几分钟内恢复如常，或在受伤超过1小时后睾丸发肿、变色、变形（Koester, 2000），则要将伤情告知运动员的家长，同时告诉家长如何辨认更为严重的损伤体征与症状（尿液带血或浑浊，睾丸上翻，或是睾丸发肿、变色、变形）。

**能继续开展运动的前提**

- 疼痛未消或未经医生检查并批准，运动员不得恢复运动。

**预防措施**

- 要求运动员（在参与身体接触性运动项目时）穿戴运动护具与护裆。

# 第 9 章　回顾

☐ 脾脏破裂有哪些症状与体征?

☐ 为何不应当给一名体内器官可能受伤的运动员进食或饮用流质?

☐ 可能会危及生命的肾脏挫伤的晚期症状和体征有哪些?

☐ 睾丸损伤有哪些体征与症状?

# 参考文献

Koester, M.C. 2000. Initial evaluation and management of acute scrotal pain. Journal of Athletic Training 35(1): 76–79.

第 **10** 章

# 突发疾病

**在本章中，你将了解如下内容。**

▶ 当运动员出现糖尿病急性并发症时，如何加以辨认并施以紧急处理措施。

▶ 如何辨认惊厥大发作与惊厥小发作的体征与症状。

▶ 如何辨认药物和添加剂引起的不良生理反应（副作用）。

▶ 如何预防晕厥，并对其采取紧急处理措施。

▶ 如何辨认流感的体征与症状。

▶ 如何辨认胃肠炎的体征与症状。

▶ 如何防止流感与胃肠炎在运动员之间传播。

## 本章所涉及的一些损伤与处理技术

在体育比赛中，（从器械上）下法拙劣、不加控制地投球、（在接力比赛中）掉棒以及发球擦网都会突然影响比赛进程。同样，运动员突发疾病也会突然影响其发挥能力。

人人都可能会突发疾病。但屡见不鲜的是，运动员往往带病参赛，并试图对其教练隐瞒自己的病情。因此，你得要求你教授的运动员们向你报告流感等常见疾病，并对其引起重视。另外，很有必要的是，你也要对那些患有具体疾病（如糖尿病和癫痫）的运动员的情况有所了解，做到心中有数。本章将指导你如何辨认下列疾病与状况，并对其施以紧急处理措施：糖尿病急性并发症、癫痫发作、药物过量或反应、不良生理反应（反作用与副作用）、晕厥、流感以及胃肠炎。

## 糖尿病

糖尿病会影响人体正常分泌并调节胰岛素的能力。胰岛素是由胰腺分泌的，它可以调节人体组织对葡萄糖（糖）的吸收。葡萄糖是人体组织（尤其是大脑和肾脏）的主要能量来源。胰岛素分泌水平如果不合理，人体组织所吸收的葡萄糖就要么过多（高血糖），要么不足（低血糖）。

要是得了1型糖尿病，人体就不会分泌胰岛素。1型糖尿病往往在儿童阶段起病。2型糖尿病让人体无法合理利用胰岛素。2型糖尿病比1型糖尿病常见得多。在儿童当中，前者也变得越来越常见。

严重的糖尿病患者可能需要注射胰岛素或是使用胰岛素泵。后者会通过插入皮下的一条小管道，将少量胰岛素注入体内。2型糖尿病患者经常要吃药。由于运动与饮食会影响人体对胰岛素的需求量，因而应当密切注意观察患有糖尿病的运动员，看他们是否表露出糖尿病的急性并发症体征。一名在调节胰岛素方面有问题的运动员，容易产生胰岛素反应或酮症酸中毒，两者都可能危及生命。本节针对这些由糖尿病导致的紧急状况，讲述一些合理的紧急处理措施。

附录A中针对胰岛素反应、酮症酸中毒罗列了一些紧急处理技术。

### 胰岛素反应

**出现胰岛素反应时，运动员体内的葡萄糖（糖）水平会降到正常水平以下（低血糖）。**

起因
- 胰岛素分泌水平过高，这可能是用来控制血糖水平的药物所导致的一种反应。

询问患者是否有下列症状
*轻度的胰岛素反应*
- 饥饿。

检查患者是否有下列体征
*轻度的胰岛素反应*
- 烦躁不安。
- 略显疲态。

*中度的胰岛素反应*
- 瞳孔扩大。
- 寒战。
- 出汗。
- 脉搏有力且跳得较快。

*重度的胰岛素反应*
- 意识错乱。
- 抽搐。
- 神志不清。

➕ **处理**

**轻度和中度的胰岛素反应**

1. 让运动员停止一切活动。
2. 给运动员吃糖、甜点或喝含糖饮料、果汁。
3. 若几分钟内运动员没有恢复如常，或是体征恶化，则请求紧急医疗援助。
4. 观察患者的呼吸状况，如有必要，对其施以心肺复苏。
5. 通知患者的家长或监护人。

**重度的胰岛素反应**

1. 请求紧急医疗援助。
2. 使神志不清的患者成复苏体位（如未受伤）或海因斯体位（如受伤），以方便患者呕吐，或方便液体从口中排出。
3. 观察患者的呼吸状况，如有必要，对其施以心肺复苏。

**能继续开展运动的前提**

**轻度和中度的胰岛素反应**

- 立刻停止运动员当天的一切活动。
- 直到胰岛素水平稳定下来之前，运动员都不可恢复活动。

**重度的胰岛素反应**

- 未经医生检查并批准，运动员不能恢复运动。

**预防措施**

- 在训练和比赛期间，留心观察患有糖尿病的运动员。这当中也包括运动员在感到不适时，用手上动作发出事先约定好的信号这一预防手段。
- 建议患有糖尿病的运动员参加训练或比赛时，随身带些果汁或糖果。
- 不准让糖尿病病情未得到控制的运动员参加训练或上场比赛。

## 酮症酸中毒

由于严重或持久的胰岛素分泌不足而引发的一种中毒症状，它会造成人体血液内过高的葡萄糖（糖）含量（高血糖）。此时身体会试图通过排尿以排掉多余的糖分，从而恢复正常的血糖水平。这会导致排尿量的增加，因而会造成人体内的水分流失和电解质（化学成分）失衡。

**起因**

- 压力、某些药物、吃得过多或运动不足都会造成过低的胰岛素水平。

**询问患者是否有下列症状**

**酮症酸中毒的早期阶段**

- 口渴得厉害。
- 嘴里发干。
- 恶心。

**酮症酸中毒的晚期阶段**

- 头痛。
- 腹痛。

**检查患者是否有下列体征**

**酮症酸中毒的早期阶段**

- 呼吸时带有甜甜的果香味。
- 排尿量增得过多。

**酮症酸中毒的晚期阶段**

- 皮肤干燥、泛红、发热。
- 脉搏虚弱并跳得较快。
- 深呼吸。
- 呕吐。

酮症酸中毒（续）

## ➕ 处理

**酮症酸中毒的早期阶段**

1. 让运动员停止一切活动。
2. 建议运动员测量一下血糖水平（如果有测量仪的话），如果方便的话要注射胰岛素。
3. 若几分钟内运动员没有恢复如常，或是发病体征恶化，则请求紧急医疗援助。
4. 继续观察患者的呼吸状况，如有必要，对其施以心肺复苏。

5. 通知患者的家长或监护人。

**酮症酸中毒的晚期阶段**

1. 请求紧急医疗援助。
2. 使神志不清的患者成复苏体位（如未受伤）或海因斯体位（如受伤），以方便患者呕吐，或方便液体从口中排出。
3. 继续观察患者的呼吸状况，如有必要，对其施以心肺复苏。

**能继续开展运动的前提**

*酮症酸中毒的早期阶段*

- 立刻停止运动员当天的一切活动。
- 在胰岛素或血糖水平恢复稳定前，运动员不得恢复运动。

*酮症酸中毒的晚期阶段*

- 未经医生检查并批准，运动员不能恢复运动。

**预防措施**

- 允许患有糖尿病的运动员在训练与比赛期间，经常享有不固定的休息时段。
- 不准让糖尿病病情未得到控制的运动员参加训练或上场比赛。

# 惊　厥

由于有为数不少的各类问题都能诱发惊厥，在对一个刚发作过惊厥的运动员进行病情评估时，查看运动员有无其他健康问题就显得颇为重要。癫痫是大多数惊厥的首要诱因，然而也存在很多其他诱因。

附录A中罗列出了针对惊厥小发作和惊厥大发作的各种紧急处理方案。

## 惊厥

惊厥就是脑部发生异常电波活动的情况。它会导致运动员警觉性、行为和肌肉控制等方面的突然变化。

**起因**

- 癫痫。
- 头部损伤。
- 脑部感染或脑部肿瘤。
- 滥用药物。
- 呼吸停止。
- 高烧。

- 中暑。
- 低血糖
- 药物反应。
- 中断用药（治疗）。

**检查患者有无下列体征**

*惊厥轻度（小）发作*

- 神情茫然或注意力不集中。

- 意识错乱。
- 惊厥后短期内意识错乱。
- 丧失身体协调能力。
- 可能无法说话。
- 不停眨眼或是做其他小动作。
- 一般来说，此类惊厥发作时间很短，往往仅持续几秒，但有人一天之内可能要发作好几次。

*惊厥重度（大）发作（通常的发作次序）*

- 眼睛往往是睁开的。

- 身体发僵或发木。
- 发生抽搐或痉挛现象，抽搐时肌肉剧烈收缩，往往在一至两分钟后停止抽搐。
- 可能会暂时停止呼吸，或似乎要停止呼吸，在惊厥过后会发展为深呼吸。
- 皮肤或嘴唇发青。
- 失去意识，然后逐渐清醒过来。
- 惊厥时小便会失禁。
- 惊厥后短期内神情恍惚。

### ➕ 处理

**惊厥轻度（小）发作**

1. 继续观察惊厥的运动员，看有无可能发展为惊厥大发作。
2. 让运动员停止活动。
3. 通知运动员的家长或监护人。

**惊厥重度（大）发作**

1. 清除惊厥运动员周围的所有物品。（如果可能的话，在运动员的头部垫上枕头或其他软物，以起到保护作用。）
2. 不要对运动员的发作体征施以控制。
3. 不要试图往运动员口中放入任何物品，也不要试图撬开运动员紧闭的牙关。
4. 在运动员停止抽搐后，检查其呼吸状况，如有必要，则对其施以心肺复苏。
5. 如果运动员不是癫痫发作，就要检查是不是可能有其他伤病发作。

6. 如果排除了运动员头部、脊柱或其他相关损伤的可能性，那么就使其成复苏体位。如果运动员有头部或脊柱之外的其他损伤，则使其成海因斯体位。海因斯体位有利于液体（流质）从伤者口中排出。
7. 如有必要，需对可能造成休克的伤情予以控制，一旦伤员休克，则请求紧急医疗援助。
8. 如果知晓伤员是癫痫发作，并在几分钟内恢复如常，则打电话通知其家长或监护人。
9. 在（运动员）出现下列情况时，你应当请求紧急医疗援助：运动员正处于发病或受伤状态，首次发生惊厥，癫痫惊厥久发不退（持续超过5分钟），长时间神志不清或失去意识（超过15分钟），呼吸困难，或不是癫痫发作。
10. 鼓励运动员休息。

**能继续开展运动的前提**

- 停止运动员在惊厥当日的一切活动。
- 如惊厥是由伤病引起的，或是首次发作，则未经医生检查并放行，运动员不得恢复运动。

**预防措施**

- 若病情未经缓解，不要让患有急性病的运动员参与训练或比赛。

### ➔ 有人惊厥时以安全为重

　　当运动员惊厥时，不要

- 控制其发作体征。

- 试图往运动员口中放入任何物品。
- 试图撬开运动员的牙关。

# 补充食品引起的各种反应

补充食品由于一度得到吹捧，并被称为可通过增强力量、减缓疲劳、提高耐力等手段提升运动表现，正在运动员中变得日益流行。然而，由于营养品不在美国食品及药品管理局（Food and Drug Administration, FDA）的监管范围之内，它们可能含有一些标签上未注明的物质。对于那些对某些物质（比如蜂花粉这种常见的补充食品）严重过敏的运动员而言，这尤其是个问题。运动员经常食用的一种补充食品是肌酸。

## 肌酸

肌酸是氨基酸（蛋白质的基本组成单元）产生的一种物质。肌酸主要存在于肌肉中，用于释放出短期运动或体育活动所需的能量。虽说肌酸可在人体内合成，也存在于食物（主要是瘦肉和鱼）当中，但它却是作为人造补充食品而风靡世界的。很多运动员为了提高其短期高强度运动或体育活动的表现，普遍食用肌酸类补充食品。人们已经发现，摄入一定量的肌酸，会提升举重、自行车争先赛和跳高（远）等运动中短期而剧烈的运动表现。

据报道，美国高中运动员食用肌酸以提升运动表现的比例为5.6%到16.7%（Castillo and Comstock, 2007）。这一现象是很成问题的，因为青少年食用肌酸的长期效应，以及食用肌酸对生长发育造成的影响还尚未得知。另外，关于青少年肌酸的服用量究竟应为多少，也很少有人做过研究。此外，补充食品也不像非处方药和处方药那样受到严格的限制，它们的成分和纯度都没有相关规定。因而，为了安全起见，最好禁止你的运动员为提升运动表现而食用肌酸这类补充食品，保护好运动员。

有的运动员摄入肌酸后会适得其反。下面列出了运动员食用肌酸后需警惕的体征与症状。

## 肌酸反应

摄入肌酸可能会引起胃肠不适、肌肉痉挛、体重增加或水分流失（脱水）。

**询问运动员是否有下列症状**

- 恶心。
- 胃部不适（胃里有气体）。
- 食欲不振。

**检查运动员是否有下列体征**

- 体重增加（由于水分滞留在肌肉中）。
- 肌肉痉挛。
- 脱水。
- 腹泻。

### ➕ 处理

1. 在相关体征与症状消退前，停止运动员的一切活动。
2. 继续观察运动员，看他有没有状况恶化的

体征与症状，比如腹部损伤（见第9章）或被热出来的疾病（见第11章）。如有需要，对其施以得当的急救措施。

**能继续开展运动的前提**

- 如运动员表现出脱水的症状（见第11章），则在未对其进行充分补水的情况下，不要让他继续运动。

**预防措施**

- 向运动员及其家长普及体育补充食品方面的知识。
- 注意观察那些表现出肌酸（食用后）副作用的体征和症状的运动员，这些体征和症状包括体重增加、恶心、肌肉痉挛、脱水以及腹部不适。

## 合成类固醇

合成类固醇是一种人造物质，由男性生殖激素"睾酮"衍生而来。尽管这类物质能够被用于医学目的，但也只是在有处方的情况下使用它们才是合法的。由于类固醇能增加肌肉块头、瘦肉质量和肌肉力量，运动员为了提升其运动表现与改善体格，往往不惜违法摄入它们。关于中学生摄取类固醇的研究表明，摄取比例从2.5%到11%不等。而

人们已经发现，运动员（尤其是橄榄球运动员）摄取类固醇的比例要高于非运动员（Castillo & Comstock, 2007）。

虽然合成类固醇能提升运动表现，但它们会造成较为严重的健康后果。它们会引发高血压、胆固醇升高、心血管疾病、肝脏受损以及不育（对男性而言）。青少年食用类固醇，则会在发育成熟前就停止生长，从而造成个头偏矮。

## 滥用合成类固醇

**询问运动员是否有下列症状**

- 情绪不稳。
- 关节疼痛。
- 紧张焦虑。

**检查运动员是否有下列体征**

**男性**

- 毛发脱落。
- 胸乳增大。
- 睾丸缩小。

**女性**

- 面部毛发增多。
- 声音变粗发沉。
- 乳房缩小。
- 月经紊乱。

**无论男女**

- 肤色发黄（黄疸病的体征）。
- 脚或脚踝肿大（心血管病的体征）。
- 呼吸状况不妙。
- 颤抖。
- 粉刺变多。

### ➕ 处理

1. 继续观察运动员，看是否出现伤病恶化的症状或体征。如有需要，将其送去就医。

2. 将疑似摄入类固醇这一情况告知运动员及其家长。

3. 要求运动员就医。

**能继续开展运动的前提**

- 未经医生检查并批准，运动员不得继续运动。

**预防措施**

- 向运动员和家长普及滥用类固醇方面的知识。
- 密切留意那些表现出摄入类固醇相关症状或体征的运动员。

如果你怀疑运动员中有人正在服用类固醇，则要找相关人员谈话，告诉他服用类固醇的弊端，以及非医学目的下使用类固醇是违法的。

## 其他突发疾病

你可能要面对的其他突发疾病还有昆虫叮咬引发的过敏、晕厥、流感以及胃肠炎。对某些昆虫叮咬过敏的运动员，可能会出现过敏性休克。这种情况已经在第7章中讨论过了。运动员出现晕厥，往往最可能是疾病或脱水引发的。流感和某些胃肠炎可能会在任何时候出现，并很快被患者传染给其他运动员。所有这些突发疾病，都要求人们对病情做出快速而准确的判断，并迅速采取得当的紧急处理措施。

## 晕厥

**晕厥是一种暂时性意识丧失现象，它不是由头部损伤引起的，可被视为一种轻度休克。**

**起因**

- 往往是由极度疲乏、脱水、低血压或疾病诱发的。

**询问运动员是否有下列症状**

- 恶心。
- 体虚。
- 头痛。
- 疲乏。
- 头晕。

**检查运动员是否有下列体征**

- 皮肤发白、发冷。
- 呼吸可能浅而急促。
- 可能失去了意识。

### ➕ 处理

**如果运动员意识清醒**

1. 引导运动员坐下（坐在一把椅子或一张板凳上），将头部夹在膝盖之间（见图10.1）。或引导运动员躺下。

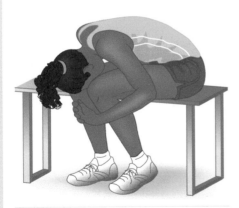

**图10.1**　防止晕厥的体位

2. 密切留意运动员，如有需要，采取措施应对可能出现的休克。一旦运动员休克，则请求紧急医疗援助。

3. 如几分钟内运动员没有恢复过来，则请求紧急医疗援助。

**如果运动员失去了意识**

1. 密切留意其呼吸状况，如有需要，对其施以心肺复苏。

2. 如几分钟内运动员没有恢复过来，则请求紧急医疗援助。

3. 使运动员成复苏体位（如果未受伤）或海因斯体位（如果受了伤），而不要让其仰面躺着，这是为了方便液体（流质）从其口中排出。

4. 密切留意运动员，如有需要，采取措施应对可能出现的休克。一旦运动员休克，则请求紧急医疗援助。

**能继续开展运动的前提**

- 停止运动员当天的一切活动。
- 通知运动员的家长或监护人。
- 如果是病因性晕厥，则一定要让医生对运动员进行检查并批准。

**预防措施**

- 如运动员感觉头晕，则使其坐下，将头部置于膝盖之间（见图10.1）。

## 胃肠炎

胃肠炎是指胃肠突然受到感染，或是遭到毒素侵袭。这类炎症往往被称为胃肠流感或食物中毒。

### 起因

- 直接接触会引发胃肠炎的细菌、病毒以及某些寄生虫或微生物。这些病原体的传播途径包括：经呼吸道吸入、个体接触、接触被病原体污染的物体表面、摄入携带病原体的食物或流质，以及接触携带病原体的宠物或动物。

### 询问运动员是否有下列症状

- 恶心。
- 头疼。
- 腹痛。
- 肌肉疼痛。
- 体虚。
- 怕冷。

### 检查运动员是否有下列体征

- 腹泻。
- 胃痉挛。
- 呕吐。
- 低烧（约37.2摄氏度）。
- 脱水（嘴唇干裂、皮肤干燥、口渴难耐、6小时内没有排尿）。

### ➕ 处理

1. 停止运动员的一切活动。
2. 建议运动员不要食用硬质食品。
3. 劝说运动员在停止呕吐前只摄入冰块，停止呕吐后饮用干净的流食。
4. 如运动员出现下列情况，立即将其送去就医：
   a. 严重腹痛，尤其是在右下腹部。
   b. 呕吐得厉害。
   c. 发烧，体温超过38.3摄氏度。
   d. 大便带血或吐血。
   e. 相关体征与症状持续48小时以上未消退。
   f. 有脱水体征。
   g. 可能发生了食物中毒。

### 能继续开展运动的前提

- 除非相关体征与症状已经消失（至少）48小时，或经医生检查并批准，否则运动员不得恢复运动。

### 预防措施

- 防止受到感染的运动员直接接触其他运动员。
- 防止通过共用水瓶、毛巾、食具等途径，间接接触受到感染的运动员。
- 确保运动员在上过卫生间后洗手。

## 流感

**流感是影响呼吸系统（鼻、喉咙、肺）的病毒性传染病。**

**起因**

- 吸入病毒或直接接触病毒。

**询问运动员是否有下列症状**

- 肌肉或关节疼痛。
- 头痛。
- 疲乏。

**检查运动员是否有下列体征**

- 发烧。
- 干咳。
- 鼻塞。
- 喉咙疼。
- 流鼻涕。
- 流眼泪。

 **处理**

1. 停止运动员的一切活动。

2. 劝说运动员饮用流食。

**能继续开展运动的前提**

- 除非相关体征与症状已经消失（至少）48 小时，或经医生检查并批准，否则运动员不得恢复运动。

**预防措施**

- 防止受到感染的运动员直接接触其他运动员。
- 防止通过共用水瓶、毛巾、食具等途径，间接接触受到感染的运动员。

## 第10章 回顾

☐ 运动与饮食能够影响身体所需的胰岛素量。因此，需要密切留意观察那些患有糖尿病的运动员，看他们是否表现出糖尿病的并发症体征。

☐ 胰岛素反应的起因是什么？

☐ 你能迅速施展什么样的紧急处理措施，以帮助将胰岛素反应造成的后果降到最低？

☐ 阐述酮症酸中毒的起因。

☐ 论述胰岛素反应与糖尿病酮症酸中毒之间的区别。

☐ 在酮症酸中毒的早期阶段，你能施展什么样的紧急处理措施？

☐ 发生惊厥时，大脑经历了什么？

☐ 列出几个常见的惊厥起因。

☐ 惊厥轻度（小）发作有哪些体征与症状？

☐ 惊厥重度（大）发作有哪些体征与症状？

☐ 抑制中枢神经系统的物质有哪些？

☐ 抑制剂过量或不良反应的体征与症状有哪些？

☐ 刺激中枢神经系统的物质有哪些？

□ 描述一下针对晕厥的紧急处理措施。

□ 胃肠炎的起因是什么?

□ 胃肠炎有哪些体征与症状?

□ 流行感冒(流感)有哪些体征与症状?

□ 什么办法能有助于防止流感和胃肠炎在你的运动员中蔓延开来?

# 参考文献

Castillo, E.M. and R.D. Comstock. 2007. Prevalence of use of performance–enhancing substances among United States adolescents. *Pediatric Clinics of North America*. 54(4): 663–675.

Evans, N.A. and A.B. Parkinson. Special Q & A: Steroid use and the young athletes. ACSM Fit Society Page, Fall 2005, pp. 5–6.

Lattavo, A., Kopperud, A., and P.D. Rogers. (2007).

Creatine and Other Supplements. *Pediatric Clinics of North America*. 54: 735–760.

National Institute on Drug Abuse. *NIDA InfoFacts: Steroids (Anabolic-Androgenic)*.

U.S. Department of Health and Human Services and SAMHA's National Clearing House for Alcohol & Drug Information–Publications. *Tips for teens: The truth about steroids.*

# 天气诱发性伤病

**在本章中，你将了解如下内容。**

▶ 如何防止热、冷、闪电诱发性伤病的发生。

▶ 如何辨认出热痉挛的症状与体征。

▶ 如何区分热衰竭与中暑之间的不同症状与体征。

▶ 如何辨认出一级、二级、三级冻伤，以及轻度至重度低体温的症状与
体征。

▶ 针对热痉挛、热衰竭、中暑、冻伤、低体温以及闪电造成的损伤，要
分别采取什么样的急救措施。

## 本章所涉及的一些损伤与处理技术

在开展户外体育活动的时节里，危险的闪电、酷暑以及把人冻得麻木的严寒，都是可能会遇到的。不要对这些天气状况可能造成的严重伤病麻痹大意。雷电击伤、中暑和低体温都能危及生命，而冻伤则会导致毁容。幸运的是，几乎所有上述伤病都可加以避免。在防止冷热诱发性疾病和闪电造成的损伤，以及迅速辨认此类伤病并施以得当的紧急处理措施等方面，你自己所起的作用非常关键。

## 体温调节

在了解针对体温诱发性疾病的运动紧急处理的详情之前，有必要首先了解一下人体的体温调节原理。体温可以通过几种方式加以变化：新陈代谢、对流、传导、辐射以及汗液蒸发。图11.1有助于说明这些体温调节方式。

### 新陈代谢

热量会随着人体内细胞的工作和利用能量（新陈代谢）而产生。因而，在运动员处于运动状态时，由于新陈代谢加快，他们的体温会升高。

### 对流

在对流现象中，热量会通过身体周围的空气（风）流失或摄取。如果气温高于体温，身体就会摄取热量，反之则流失热量。

### 传导

身体流失或摄取热量的另一种方式就是接触更热或更冷的物体，这种方式叫（热）传导。例如，坐在温水中泡漩涡浴会让运动员的体温升高；而坐在冰冷的金属板凳上，则会让运动员的体温下降。

### 辐射

当人体通过接触电磁波摄取热量（如晒太阳）时，就发生了（热）辐射现象。云层厚度、密度及太阳角度，都会影响太阳的辐射效果。无论何时，只要环境温度低于体温，人体中的热量就会通过辐射流失到环境中。

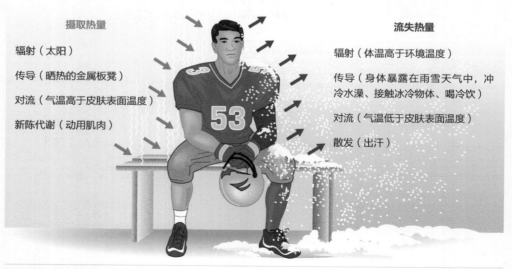

摄取热量

辐射（太阳）

传导（晒热的金属板凳）

对流（气温高于皮肤表面温度）

新陈代谢（动用肌肉）

流失热量

辐射（体温高于环境温度）

传导（身体暴露在雨雪天气中，冲冷水澡、接触冰冷物体、喝冷饮）

对流（气温低于皮肤表面温度）

散发（出汗）

**图11.1　体温的变化方式**

## 汗液蒸发

出汗是人体自我降温的固有机制。然而，只有当汗液真正从体表蒸发掉时，这一机制才算是真正发挥了其效用。湿度（即空气中已然存在着的水分量）会直接影响有多少汗液能被蒸发掉。环境湿度越大，能蒸发掉的汗液就越少，身体就越难流失热量。运动器材与衣物类型也会影响到汗液的蒸发。例如，头盔会阻止头上的汗液通过辐射、蒸发和对流挥发掉。

了解了这些体温调节方面的知识后，现在来看看体温失调时会发生什么。首先，我们要好好了解一下热诱发性疾病，然后把注意力转向冷诱发性疾病。

## 运动性热诱发疾病

在前一天刚发生热衰竭、早早结束训练后，也许他觉得他再也不能对练习或训练漫不经心了，哪怕迎接他的是又一个热得让人透不过气的训练日。所以，在整个练习的过程中，他都严格要求自己。这滋味可不好受，他呕吐过数次。最后，终于到了期盼已久的、可以一头扎进空调房间的时候了。在空调房里，他表现出几种中暑症状，其中包括体虚与呼吸急促。尽管教练立刻对他的情况做出判断并采取了应对措施，并将其送往医院，但明尼苏达维京人队的进攻截锋科雷·斯特林格，还是在被送到医院时昏迷了过去。他的体温飙升至42.2摄氏度，体内多个器官系统性衰竭，最后死亡。

1997年，在前后仅一个月的时间内，三名校园摔跤手死于试图减轻体重。疾病控制和预防中心1998年1月20日发行的 *Morbidity and Mortality Weekly Report* 周报总结说，这三名遇难者都身着无法排汗的装备，在炎热的环境中卖力地锻炼。"这些情况促使身体脱水，加大了热诱发性疾病的发生概率"，针对此次事件的报道如是写道。该报道还提到，其中一名摔跤手死亡时的体温高达42.2摄氏度。

热诱发性死亡与疾病并不为职业体育和校园运动所独有。据美国全国州高中协会联盟的统计，从1995年至2002年7月，在美国的高中校园体育活动中，发生了15起热诱发性死亡事件。所幸的是，热诱发性疾病是很好预防的。

## 运动性热诱发疾病的预防

预防此类疾病的关键在于，使影响体温的各个因素形成平衡状态，让体温处在一个安全范围内。下面是一些具体做法。

*检测天气状况并据此调整训练。* 表11.1列出了一些具体的、可能对人体有害的气温与湿度值，请务必留意。然而，就美式橄榄球而言，运动性热诱发疾病致死的事件，曾经发生在气温仅为27.8摄氏度、相对湿度仅为40%的环境中。如果温度和湿度等同于甚至大于表中所列的危险数值，则要确保运动员能适应此等恶劣天气，同时身着轻便的运动服。将练习时间安排在早晚，从而避开一天当中最为炎热的时段。

使运动员能够适应在高温和高湿的环境中练习。如果你所在的地区位于温带，或不得已要在夏天开展训练，那么运动员就需要一段时间（7到10天）来适应高温与高湿。在这段适应期内，运动时长要短、强度为中低强度，每15到20分钟要停下来补水、休息。针对如何让高中生运动员适应炎热的运动环境，美国国家运动教练员协会发表的2009年度共识声明（Consensus Statement）中有更加具体的指导意见。表11.2归纳了该组织的各种建议。

**表11.1　天气暖和时要采取的预防措施**

| 温度（体温36.7摄氏度） | 湿度 | 预防措施 |
| --- | --- | --- |
| 26.7~32.2摄氏度 | <70% | 注意观察那些易发热诱发性疾病的运动员 |
| 26.7~32.2摄氏度 | >70% | 运动30分钟后休息5分钟 |
| 32.2~37.8摄氏度 | <70% | 运动30分钟后休息5分钟 |
| 32.2~37.8摄氏度 | >70% | 早晚进行短时段的运动 |

**表11.2　关于适应炎热天气（以便开展训练）的一些建议**

| 第几周 | 第几天 | 运动装备 | 训练时长 | 训练频率 | 训练内容 | 实战练习 |
| --- | --- | --- | --- | --- | --- | --- |
| 1 | 1 | 只戴头盔 | 每天3小时 | 每天一次 | 热身、拉伸练习、放松、实战练习（在双次训练日开展）、集训以及举重，都是可以考虑的训练内容。无论采用哪种，都不要超过推荐的训练时长 | 除正式训练外，每天仅能开展一次，但运动员在实战练习和正式训练之间要休息3小时 |
| | 2 | | | | | |
| | 3 | 佩戴头盔与护肩 | | | | |
| | 4 | | | | | |
| | 5 | | | | | |
| 2 | 6 | 穿戴全套装备 | 双次训练日不要超过每天5小时<br><br>单次练习时长不要超过3小时 | 双次训练日与单次训练日交替进行<br><br>或双次训练日与休息日交替进行 | | 单次训练日仅能开展一次，但和正式训练之间要间隔3小时 |
| | 7 | | | | | |
| | 8 | | | | | |
| | 9 | | | | | |
| | 10 | | | | | |
| | 11 | | | | | |
| | 12 | | | | | |
| | 13 | | | | | |
| | 14 | | | | | |

注意：无论出于何种原因，任何错过一个训练周期的运动员，都必须补上一个为期14天的训练进程周期。因此，在运动员打算错过某（几）个训练周期前，他得选好中止训练的时机。

源自：D.J. Casa and D. Csillan, 2009, "Pre-season heat-acclimatization guidelines for secondary school athletics", *Journal of Athletic Training*. 44 (3): 332-333.

换上轻便的运动服，穿上更少的运动装备。如果运动员们穿着短裤、白色T恤以及更少的运动装备（尤其是头盔与运动防护垫），那么就会长久地处在更加凉爽的状态中。运动装备让汗液无法从体表蒸发掉。当运动员们正在适应炎热的运动环境时，让他们穿戴轻便的运动服装和最少的运动装备，显得尤为重要。

　　鉴别出易受热诱发性疾病侵袭的运动员，并对其保持密切观察。之前得过热诱发性疾病的运动员，以及有镰状细胞特性的运动员，极易受到运动性热诱发疾病的侵袭。在这些运动员活动时，应始终保持对他们的观察。脱水、超重、肌肉发达、疏于训练的运动员罹患此类疾病的风险较高。另外，服用某些药物（抗组胺药、减充血药、某些哮喘药物、某些补充食品以及某些注意障碍/多动症药物）的运动员也比较危险。密切留意这些运动员，并确保他们补充了足够的水分。让脱水的运动员休息，直到他们补水后再让其继续运动（关于充分补水的更多信息，请参见下面关于补水规则的内容）。

　　脱水的体征和症状包括以下几点。

- 口渴。
- 皮肤泛红。
- 疲乏。
- 肌肉痉挛。
- 神情冷落。
- 唇口发干。
- 尿液色浓（正常应较为清澈或呈浅黄色）。
- 感觉虚弱。

　　严格执行充分补水的规矩。通过排汗，运动员可能会流失掉大量水分。如果流失掉的水分没有得到补充，人体用于给自身降温的水分就会变少，运动员就会脱水。脱水不仅会增加运动员热诱发性疾病的发病风险，还会令其运动表现倒退。事实上，哪怕排汗造成体重仅减轻了2%，运动表现都会受到影响。例如，脱水的运动员可能会出现下列情况。

- 肌肉力量下降。

- 疲劳感增加。
- 精神功能（如集中注意力的能力）下降。
- 耐力下降。

### 什么情况下运动饮料比水好？

　　当运动员出现下列情况时，运动饮料会较好。

- 参加过剧烈或高强度的活动。
- 训练或比赛时间超过一小时。
- 一天之内进行了不止一场训练或比赛。
- 脱水。

　　此时，他们之所以更适合喝运动饮料（含6%到7%的碳水化合物与钠），因为运动饮料有以下几个特点。

- 不解渴（因而运动员会继续补水）。
- 促使水分滞留在体内。
- 补充消耗能量时要用到的碳水化合物。
- 有助于缓解肌肉痉挛。
- 颇受运动员青睐（因为有味道），而这会让他们喝更多饮料。

　　不要指望运动员会主动摄取足量水分。大多数人到排汗（水分）排掉体重的3%甚至更多时，才会确实感到口渴。到了这时，他们的运动表现可能已经开始倒退了，而且，他们的运动性热诱发疾病的发病风险也很可能已经增加了。另外，他们喝的水可能不够多，不足以补充通过汗液排掉的水分。

　　针对如何适当补水，美国国家运动教练员协会（Casa et al., 2000）给出了如下建议。

- 在锻炼、训练、比赛开始至少2小时前，补充17到20盎司的水分。
- 在锻炼、训练、比赛开始前10到15分钟，再补充7到10盎司的水或运动饮料。
- 还有一条总的原则，即在锻炼、训练、比赛过程中，每隔10到20分钟补充7

到10盎司的凉水（10到15摄氏度）或运动饮料。

- 在锻炼、训练、比赛结束后，运动员通过排汗每流失掉1磅水分，就要相应地补充24盎司水分（Manore et al., 2000）。

为了确定运动员通过排汗减轻了多少体重，对于那些在高温高湿环境中开展的训练与比赛，在其开始前和结束后，都要让运动员穿着内衣称量体重。

*补充经汗液排掉的电解质。*在那些持续时间超过50分钟的体育活动中，大量钠（盐）和钾之类的电解质，会通过汗液排到体外。这些电解质被用于肌肉收缩、水分平衡以及其他身体功能，因而必须得到替换。另外，钠还可以起到让人感到口渴的作用，因而能刺激运动员饮水（保持补充水分）。运动员替换此类营养物质的最佳方式就是喝（含钠的）运动饮品、吃普通饭菜。运动员还可以通过吃得稍咸来替换体内的钠，不建议运动员服用盐片。只有少量的钾会通过汗液排到体外。橙子与香蕉中富含钾元素。

*禁止使用汗蒸房、薄膜衣、利尿药以及其他人工快速减重手段。*美国全国州高中协会联盟下属的摔跤规则委员会已经禁用了这些方法。

## 如何辨认运动性热诱发疾病并对其展开治疗

人体在进行体育活动时，可以产生相当于在静止时所（新陈代谢）产生的10倍到20倍的热量。这些热量的约75%都必须被挥发掉。当气温低于体温时，辐射、传导与对流，能帮助挥发掉这些热量的65%到75%。可是，当气温接近体温时，这些热挥发途径就不那么奏效了，此时，身体将不得不更加依赖排汗。高湿的环境会减少汗液蒸发量，从而会让正在运动的运动员有遭到运动性热诱发疾病侵袭的危险。

下面几节内容将涉及三种运动性热诱发疾病。

- 热痉挛。
- 热衰竭。
- 中暑。

这三种疾病的体征和症状各不相同，其针对性紧急处理干预措施也不尽相同。中暑可危及生命，而热衰竭和热痉挛通常不会有生命危险。因而，对于你而言颇为重要的是，要学会对相关体征与症状做出评估，并了解针对每种疾病应当采取何种处理技术。

如果想对热痉挛、热衰竭和中暑的紧急处理措施有个全面的了解，请参见附录A。

## 热痉挛

**热痉挛是一种突发性肌肉抽搐现象（常见于股四头肌、腘绳肌或小腿肌肉）。**

起因

- 脱水。
- 电解质（钠与钾）流失。
- 肌肉供血量下降。
- 疲劳。

询问运动员是否有下列症状

- 疼痛。
- 疲乏。

检查运动员是否有下列体征

- 肌肉严重抽搐，常见于股四头肌、腘绳肌或小腿肌肉。

### ➕ 处理

1. 让运动员停止活动。
2. 帮助运动员拉伸发生抽搐的肌肉。
3. 让运动员喝（含钠的）运动饮品。
4. 如果拉伸后或几分钟后，肌肉还在继续抽搐，则要检查有没有其他可能的致病原因。
5. 如果肌肉持续抽搐或是发现有其他损伤，则要通知运动员的家长或监护人，并送其去就医。

能继续开展运动的前提

- 一旦肌肉不再抽搐，且运动员能够腿脚灵便、毫无痛苦地跑、跳、急停，就可以继续活动。
- 你应当注意观察运动员，看他是否会出现进一步恶化的体征与症状，或是否有任何脱水体征。一旦发现这些恶化的体征与症状，则要送运动员去就医。
- 如运动员被送去就医，则未经医生检查并批准，运动员不得继续运动。

预防措施

- 确保运动员始终有充分的水分供应。
- 让表现出脱水体征的运动员停止活动。
- 向运动员及其家长普及脱水及热诱发性疾病方面的知识。

## 热衰竭

**热衰竭是由脱水引发的类似中暑的病情。**

起因

- 脱水。当体内水和电解质的供应，由于排汗而不足时，就会脱水。

询问运动员是否有下列症状

- 头疼。
- 恶心。
- 头晕。
- 怕冷。
- 疲乏。
- 口渴。

检查运动员是否有下列体征

- 皮肤苍白无血色、发冷。
- 脉搏快而弱。
- 身体协调能力丧失。
- 瞳孔扩大。
- 大量出汗。

热衰竭（续）

## ➕ 处理

1. 迅速将运动员转移至阴凉处，让运动员双脚抬高仰卧。
2. 测量一下运动员的直肠体温，如果接近40摄氏度，请直接采取下面的第9步措施。
3. 在运动员的脖颈、背部或腹部敷上冰袋或冰冷的湿毛巾，以帮助对身体降温。
4. 给运动员（如果他神志清醒且能消化流质的话）喝凉水或运动饮品。
5. 注意观察运动员的呼吸情况，如有需要，对其施以心肺复苏。
6. 注意观察运动员是否会休克，如有需要，采取相关的应对措施。一旦运动员休克，则要请求紧急医疗援助。
7. 如出现下列情况，则要请求紧急医疗援助：运动员恢复不过来，病情恶化，或是失去意识。
8. 如果运动员恢复如常，则打电话通知其家长或监护人，让他们带其回家。
9. 如运动员出现危及生命的热诱发性疾病的体征与症状，如呕吐、时而清醒时而迷糊，分不清方向、步履蹒跚、晕厥、寻衅好斗等情况，则按照下列建议行事。
   a. 立刻脱去运动员身上多余的衣物和运动装备，并让其泡入冷水（浅水池或桶）中。
   b. 请求紧急医疗援助。
   c. 注意观察运动员的呼吸情况，如有需要，对其施以心肺复苏。

**能继续开展运动的前提**

- 无论如何，运动员在发生热衰竭的当日，是不能继续运动的。如果运动员被送去就医或没有很快恢复如常，那么在未经医生批准的情况下，运动员不可继续运动。
- 在通过排汗而损失的体重得到弥补前，运动员不可继续运动。

**预防措施**

- 确保运动员始终有充分的水分供应。
- 让表现出脱水体征的运动员休息。
- 向运动员及其家长普及脱水及热诱发性疾病方面的知识。

# 中暑

**中暑是一种危及生命的疾病。人一旦中暑，体温可升高到一个非常危险的程度。**

**起因**

- 大脑体温控制中心出现功能失调，起因可能是严重脱水、发烧或体温调节失衡。

**询问运动员是否有下列症状**

- 感觉酷热难当。
- 恶心。
- 烦躁不安。
- 疲乏。

**检查运动员是否有下列体征**

- 皮肤发热或发红。
- 体温极高——直肠温度为40摄氏度或更高。
- 脉搏较快。
- 呼吸急促。
- 瞳孔缩小。
- 呕吐。
- 腹泻。
- 神情困惑。
- 可能出现惊厥。
- 可能失去意识。
- 呼吸或心跳可能停止。

➕ **处理**

1. 请求紧急医疗援助。
2. 立刻脱去运动员身上多余的衣物和运动装备，并让运动员泡入冷水（浅水池或桶）中。
3. 使运动员成半躺姿势。如运动员失去意识，则根据情况抬高其头部或使其侧卧，让液体和呕吐物从口中排出。
4. 注意观察运动员的呼吸情况，如有需要，对其施以心肺复苏。
5. 注意观察运动员是否会休克，如有需要，采取相关的应对措施（**不要给运动员盖上毯子**）。
6. 给运动员（如果他神志清醒且能消化流质的话）喝凉水或运动饮品。

**能继续开展运动的前提**
- 未经医生检查并批准，运动员不得恢复运动。并且，运动员应逐渐恢复运动。

**预防措施**
- 确保运动员始终有充分的水分供应。
- 让表现出脱水体征的运动员休息。
- 在运动员热衰竭后，除非他得到完全充分的补水，否则不要让其继续训练或参赛。
- 向运动员及其家长普及脱水及热诱发性疾病方面的知识。

## 冷诱发性疾病

和热诱发性疾病类似，冷诱发性疾病也是由影响体温的各种因素之间的失衡所引发的。人体暴露于寒冷天气或环境中，会让体温降低到正常情况以下。为了应对这种情况，人体会试图通过两种方法获得或保存热量，一是颤抖（加快新陈代谢），二是减少流往体表（皮肤）和身体末端（手脚等）的血量（为了保存流往大脑、心脏和肺部的热量和血量）。这些应对方法会造成冻伤或低体温（体温过低）。

### 预防冷诱发性疾病

当身体准备好应对低温时，才能经受得住低温。以下列出了几条降低冷诱发性疾病发生风险的指导原则。

*确保运动员穿着得当的保护（保暖）性衣物。*运动员衣物的面料应既透气（利于汗液蒸发）又防寒。就此而言，毛绒、戈尔特斯防水透气布料和莱卡都是极好的面料。另外，确保头部和颈部有遮盖，以免造成不必要的热量流失。如果要戴手套，建议戴连指手套，因为这种手套能让手指相互取暖。

*让运动员不停活动，以维持身体的热量。*那些必须靠边站的运动员必须不停运动，以帮助产生身体的热量。在比赛场地边线外站着时，原地上下跳和原地跑都是不错的运动。

*注意观察风寒（见图11.2）的变化，并据此调整身体暴露于寒冷环境的情况。*风、低温和潮湿环境结合在一起，会加大运动员出现低体温的风险。

*注意观察那些很可能发生冷诱发性疾病的运动员。*又高又瘦的运动员可能较易发生冷诱发性疾病，这是因为他们可用于隔绝寒冷的脂肪更少。脱水的运动员易发此类疾病。

*强调充分补水。*关于如何适当补水，美国

温度（华氏度）[ 摄氏度＝（华氏度－32）/1.8 ]

| 无风 | 40 | 35 | 30 | 25 | 20 | 15 | 10 | 5 | 0 | -5 | -10 | -15 | -20 | -25 | -30 | -35 | -40 | -45 |
|---|---|---|---|---|---|---|---|---|---|---|---|---|---|---|---|---|---|---|
| 5 | 36 | 31 | 25 | 19 | 13 | 7 | 1 | -5 | -11 | -16 | -22 | -28 | -34 | -40 | -46 | -52 | -57 | -63 |
| 10 | 34 | 27 | 21 | 15 | 9 | 3 | -4 | -10 | -16 | -22 | -28 | -35 | -41 | -47 | -53 | -59 | -66 | -72 |
| 15 | 32 | 25 | 19 | 13 | 6 | 0 | -7 | -13 | -19 | -26 | -32 | -39 | -45 | -51 | -58 | -64 | -71 | -77 |
| 20 | 30 | 24 | 17 | 11 | 4 | -2 | -9 | -15 | -22 | -29 | -35 | -42 | -48 | -55 | -61 | -68 | -74 | -81 |
| 25 | 29 | 23 | 16 | 9 | 3 | -4 | -11 | -17 | -24 | -31 | -37 | -44 | -51 | -58 | -64 | -71 | -78 | -84 |
| 30 | 28 | 22 | 15 | 8 | 1 | -5 | -12 | -19 | -26 | -33 | -39 | -46 | -53 | -60 | -67 | -73 | -80 | -87 |
| 35 | 28 | 21 | 14 | 7 | 0 | -7 | -14 | -21 | -27 | -34 | -41 | -48 | -55 | -62 | -69 | -76 | -82 | -89 |
| 40 | 27 | 20 | 13 | 6 | -1 | -8 | -15 | -22 | -29 | -36 | -43 | -50 | -57 | -64 | -71 | -78 | -84 | -91 |
| 45 | 26 | 19 | 12 | 5 | -2 | -9 | -16 | -23 | -30 | -37 | -44 | -51 | -58 | -65 | -72 | -79 | -86 | -93 |
| 50 | 26 | 19 | 12 | 4 | -3 | -10 | -17 | -24 | -31 | -38 | -45 | -52 | -60 | -67 | -74 | -81 | -88 | -95 |
| 55 | 25 | 18 | 11 | 4 | -3 | -11 | -18 | -25 | -32 | -39 | -46 | -54 | -61 | -68 | -75 | -82 | -89 | -97 |
| 60 | 25 | 17 | 10 | 3 | -4 | -11 | -19 | -26 | -33 | -40 | -48 | -55 | -62 | -69 | -76 | -84 | -91 | -98 |

风速（英里/时）

人体暴露在此环境中，经过多长时间会被冻伤　■ 30分钟　■ 10分钟　■ 5分钟

风寒（华氏度）＝ 35.74+0.6215$T$−35.75($V^{0.16}$)+0.4275($V^{0.16}$)

上面公式中，$T$＝气温（华氏度）；$V$＝风速（英里/时）　有效日期：2011年1月1日

**图11.2**　美国国家气象局制定的风寒温度指数

国家运动教练员协会（Casa et al., 2000）给出了如下建议。

- 在锻炼、训练、比赛开始至少2小时前，补充17到20盎司的水分。
- 在锻炼、训练、比赛开始前10到15分钟，再补充7到10盎司的水或运动饮料。
- 还有一条总的原则，即在锻炼、训练、比赛过程中，当大量出汗不可避免时，每隔10到20分钟补充7到10盎司的水或运动饮料。
- 在锻炼、训练、比赛结束后，运动员通过排汗每流失掉1磅水分，就要相应地补充24盎司的水分（Manore et al., 2000）。

## 对冷诱发性疾病的辨认及治疗

存在着程度各异的冻伤和低体温，从轻微到严重的都有。每种程度（每个阶段）的冻伤和低体温都有其特定的体征与症状，会决定你采取何种紧急处理措施。

关于冻伤和低体温的紧急处理原则，请参见附录A。

### ➡ 有人冻伤时要以安全为重

- 不要搓揉冻伤部位。
- 不要把冰放在冻伤部位。
- 不要让被冻伤的组织再次被冻住。

　一旦违反以上任何一点，都会使冻伤者的伤情恶化。

## 冻伤

**冻伤是一种身体组织被冻住、血管收缩的伤病。**

浅层冻伤是指局部皮肤及皮下组织被冻住。鼻、耳、脚趾和手指极易遭受浅层冻伤。深层冻伤始于体表，但会向下蔓延，殃及肌肉和肌腱等深层组织。

### 起因
- 身体部分暴露于寒冷环境，引起组织被冻住、血管收缩。

### 询问运动员是否有下列症状
- 随着冻伤程度的加深，疼痛、瘙痒、有灼烧感和刺痛感的受冻部位可能会变得麻木。而当受冻部位回暖时，以上症状可能会重新出现。

### 检查运动员是否有下列体征

#### 一级（浅层）
- 发红的皮肤可能会变为灰白。

#### 二级
- 皮肤僵硬、惨白、光滑如蜡。
- 当受冻部位回暖时，皮肤上可能会起水疱（冻疮）或是皮肤泛紫色。

#### 三级（深层）
- 水疱。
- 皮肤发青。
- 冻伤部位感觉冷而僵。

 **处理**

#### 一级与二级
1. 将运动员转移至暖和处。
2. 脱去运动员身上的湿冷衣物。
3. 注意观察运动员是否会休克，如有需要，采取相关的应对措施。一旦运动员休克，则要请求紧急医疗援助。
4. 将冻伤部位浸入干净的温（37.8到40.6摄氏度）水中，以使其回暖。如冻伤部位可能被冻住了，或冻伤者附近有医疗设施，则无须使其回暖。
5. 打电话给运动员的家长或监护人，让他们送运动员去就医。

#### 三级
1. 请求紧急医疗援助。
2. 将运动员转移至暖和处。
3. 脱去运动员身上的湿冷衣物。
4. 注意观察运动员的呼吸情况，如有需要，对其施以心肺复苏。
5. 注意观察运动员是否会休克，如有需要，采取相关的应对措施。

### 能继续开展运动的前提
- 未经医生检查并批准，运动员不得继续运动。

## 低体温

**低体温指体温降到35摄氏度以下的异常情况。**
**起因**

- 长时间暴露在湿冷而多风的环境中。
- 极度疲乏，比如在刚完成马拉松或铁人三项赛时。
- 脱水。

**询问运动员是否有下列症状**

　　当体温降到35摄氏度以下时

- 烦躁不安。
- 昏昏欲睡。
- 无精打采。

**检查运动员是否有下列体征**

***体温在32.2到35摄氏度（轻度到中度低体温）之间时***

- 身体协调能力丧失。
- 失去知觉。
- 不停颤抖。
- 皮肤发白发硬。
- 麻木。
- 烦躁不安。
- 轻度神志不清。
- 心情沮丧。

- 懒得动弹。
- 脉搏慢且不规律。
- 呼吸放慢。
- 行动迟缓。
- 不能行走。
- 说话困难。

***体温在30到32.2摄氏度（重度低体温）之间时***

- 产生幻觉。
- 瞳孔扩大。
- 脉搏放慢。
- 呼吸放缓。
- 神志不清。
- 半清醒半迷糊。
- 不再颤抖。
- 肌肉僵硬。
- 裸露着的皮肤发青且肿胀。

***体温在29.4摄氏度及以下（也属于重度低体温）***

- 失去意识。
- 呼吸停止。
- 脉搏不稳或无脉象。

### ➕ 处理

***轻度到中度低体温***

1. 将运动员转移至暖和处。
2. 请求紧急医疗援助。
3. 轻轻脱去运动员身上的湿冷衣物。
4. 用毯子裹住运动员。
5. 注意观察运动员是否会休克，如有需要，采取相关的应对措施。

***重度低体温***

1. 请求紧急医疗援助。

2. 给运动员盖上毯子。
3. 照顾运动员时要倍加留心。过多的挪动或碰撞会让四肢处的低温血液回流至心脏，从而造成心跳停止。
4. 注意观察运动员的呼吸情况，如有需要，对其施以心肺复苏。
5. 注意观察运动员是否会休克，如有需要，采取相关的应对措施。

**能继续开展运动的前提**

- 未经医生检查并批准，运动员不得继续运动。

# 闪电造成的损伤

根据美国国家气象局的说法，在全美所有闪电造成的损伤事故中，人们在开展娱乐活动和体育活动时遭受的闪电袭击事件，占到三分之一。此类损伤常见于运动场、高尔夫球场和游泳池。带有金属质地的球杆（球棒、球拍等）、护栏、板凳、露台看台、树木及水，都是闪电的理想导体。在这些物体附近活动的运动员、赛事人员和观众，都容易受到闪电的袭击。由于闪电容易击中较高的物体，站在空旷的赛场上，会增加被闪电击中的概率。在树下躲避雷电也很危险，因为闪电会通过树干传导，从而击中其周围的物体。为了最大限度地降低闪电造成的损伤，请回顾一下第2章中提到的相关安全指导原则，并据此制定一套预防闪电伤害的策略。

## 闪电造成的损伤

闪电可以造成林林总总的伤害，从烧伤到骨折，再到心搏骤停。

**起因**
- 被闪电直接或间接击中。

**询问运动员是否有下列症状**

如运动员尚有意识
- 头疼。
- 头晕。

**检查运动员是否有下列体征**
- 在闪电击穿身体处有烧伤痕迹。
- （如尚有意识）失去方向感。
- 失去意识。

### ➕ 处理

1. 迅速将运动员转移至安全处（同时留意是否有其他损伤），远离闪电。
2. 请求紧急医疗援助。
3. 注意观察运动员的呼吸情况，如有需要，对其施以心肺复苏。
4. 注意观察运动员是否会休克，如有需要，采取相关的应对措施。
5. 脱去运动员身上闷燃着的衣服、鞋子和带子，防止运动员烧伤。
6. 如果运动员尚有呼吸并确定没有骨折，则要将失去意识或无法清楚表达意思的运动员摆成复苏体位（见第4章），以方便液体和呕吐物从口中排出。

**能继续开展运动的前提**
- 未经医生检查并批准，运动员不得继续运动。

**预防措施**
- 制定一套闪电伤害预防方案（见第2章）。
- 发现打雷（即便没有闪电）时要停止活动。在暂停娱乐活动或体育活动时，可以参考"双30规则"（Walsh et al., 2000），即如果远处的闪电过后30秒内就听到雷声，则要赶紧寻找避难所；直到最后一次闪电或打雷过去30分钟后，方可离开避难所。

## 第11章　回顾

- 请描述出5种身体获取或流失热量的途径。
- 之前曾得过冷诱发性或热诱发性疾病的运动员，是否容易旧病复发？
- 三种常见的热（诱发性疾）病是什么？
- 热衰竭有哪些体征与症状？
- 中暑有哪些体征与症状？
- 针对中暑的紧急处理步骤有哪些？
- 可以采取哪些举措预防热（诱发性疾）病？
- 可以采取哪些举措预防冷诱发性疾病？
- 请说明某个身体部位被不同程度冻伤时，会发生什么样的变化。
- 针对冻伤的紧急处理举措有哪些？
- 请给低体温下个定义。
- 针对低体温的紧急处理举措有哪些？
- 被闪电击中会造成什么样的伤害？

## 参考文献

Casa, D.E., L.E. Armstrong, S.K. Hillman, S.J. Montain, R.V. Reiff, B.S.E. Rich, W.O. Roberts, and J.A. Stone. 2000. National Athletic Trainers' Association position statement: Fluid replacement for athletes. *Journal of Atlantic Training* 35(2): 212–224.

Casa, D.E. and D. Csillan. 2009. Preseason heat-acclimatization guidelines for secondary school athletics. *Journal of Atlantic Training* 44(3): 332–3.

Centers for Disease Control and Prevention. 1998. Hyperthermia and dehydration–related deaths associated with intentional rapid weight loss–North Carolina, Wisconsin, and Michigan, November–December, 1997. *Morbidity and Mortality Weekly Report* 47(6): 105–108.

Manore, M.M., S.I. Barr, and G.E. Butterfield. 2000. Nutrition and athletic performance: Position of the American Dietetic Association, Dietitians of Canada, and the American College of Sports Medicine. *Journal of the American Dietetic Association* 100: 1543–1556.

Walsh, K.M., B. Bennett, M.A. Cooper, R.L. Holle, R.Kithil, and R.E. Lopez. 2000. National Athletic Trainers' Association position statement: Lightning safety for athletics and recreation. *Journal of Atlantic Training* 35(4): 471–477.

第**12**章

# 上身的各类肌肉骨骼损伤

**在本章中，你将了解如下内容。**

▶ 如何辨认上身的各类肌肉骨骼损伤。

▶ 针对这类损伤，如何区别对待地施以紧急处理？

▶ 怎样预防上身的各类肌肉骨骼损伤。

▶ 一名运动员受伤后，需要满足什么样的前提条件才能重返运动场。

## 本章所涉及的一些损伤与处理技术

**那**些涉及投掷、挥舞、推举、接、推、拉等动作的运动，对上身、肩部、手臂、手腕和手的要求很高。例如，在投掷动作的加速阶段，肩关节所能达到的角速度会超过7 000度/秒（Fleisig, Dillman and Andrew, 1994）。而在体操运动中，运动员在做手翻动作时，肘部所承受的挤压力度约为自身体重的两倍（Koh, Grabiner and Weiker, 1992）。

因而，上身损伤在某些运动中司空见惯，也就不足为奇。本章将帮助你辨认各类上身损伤，并对其展开紧急处理。

决定对肌肉骨骼损伤采取何种紧急处理方案，往往要看损伤的严重程度。严重程度可分为：轻度（一级）、中度（二级）和重度（三级）。说到这里，你也许想要重温一下第39页到第41页中提到的一级、二级、三级拉伤与扭伤的定义和说明。另外，本章中的许多紧急处理方案都涉及给受伤部位冰敷和上夹板（固定受伤部位）。你可以在第76页找到冰疗法，在第70页到第73页找到上夹板的指导原则。

## 肩部损伤

急性（突发性）肩部损伤往往发生在足

球和摔跤运动中，而慢性（渐发性）肩部损伤则通常发生在排球、游泳、棒球和垒球运动中。例如，一份由考姆斯托克、柯林斯以及亚德（2008）主持的研究表明，在高中棒球选手所遭受的各类运动损伤中，肩部或手臂损伤独占鳌头（占 19.6%）；而在高中摔跤手所遭受的所有运动损伤中，此类损伤则占 19.3%。表 12.1 列出了肩部和上臂损伤在几种运动中的发生概率。

附录 A 中，对肩部骨折和肩关节扭伤、肩部肌肉拉伤的紧急处理方法进行了概括。

**表12.1　在报道的所有身体受伤部位中，肩部及上臂损伤所占的比例**

| 运动项目 | 肩部及上臂损伤所占百分比 |
| --- | --- |
| 棒球 | 19.6% |
| 摔跤 | 19.3% |
| 冰球 | 14.1%（男子与女子） |
| 长曲棍球 | 12.3%（男子与女子） |
| 美式橄榄球 | 12.1% |
| 垒球 | 10.9% |

源自：Comstock, Collins, and Yard 2008, and Yard and Comstock 2006.

## 锁骨骨折

**锁骨骨折就是锁骨断裂或破损。**
**起因**
- 肩部的前面或侧面遭到直接撞击。

**询问运动员是否有下列症状**
- 肩部前方沿锁骨一带疼痛。
- 抬起手臂时疼痛。
- 感觉锁骨处咯吱作响。

**检查运动员是否有下列体征**
- 锁骨处变形（见图12.1）。
- 肿胀。
- 某处一碰即痛。

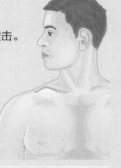

**图12.1　折断的锁骨**

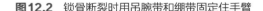 处理

1. 用吊腕带固定住锁骨骨折一侧的手臂，并用弹性绷带将手臂牢牢系在身上（见图12.2）。
2. 如果骨头基本上完全错位，或是断骨刺破了皮肤，或是运动员休克了，则请求紧急医疗援助。
3. 冰敷受伤部位，并送运动员（如果运动员没有休克的话）前去就医。

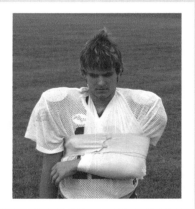

**图12.2　锁骨断裂时用吊腕带和绷带固定住手臂**

锁骨骨折（续）

**能继续开展运动的前提**
- 运动员得以继续运动的前提是：经医生检查并批准，肩部不再疼痛，运动员肩部的力量与柔韧性恢复如初，且肩关节活动自如。

**预防措施**
- 如标准运动装备中配备有护肩，则要求运动员穿戴适合自己的护肩。

## 肩锁关节（AC）扭伤（肩关节脱裂）

肩锁关节扭伤指的是，连接锁骨与肩胛骨的韧带（肩锁关节）被拉断或撕裂（见图12.3）。

**起因**
- 肩关节的顶部或侧面遭到直接撞击。
- 摔倒时压到张开的手臂。

**询问运动员是否有下列症状**

**一级**
- 沿锁骨外缘有轻度的疼痛。
- 抬起手臂举过头顶时有轻度的疼痛。
- 用手臂够到身体另一侧时有轻度的疼痛。

**二级和三级**
- 沿锁骨外缘有中度至重度的疼痛。
- 抬起手臂举过头顶时有中度至重度的疼痛。
- 用手臂够到身体另一侧时有中度至重度的疼痛。

**检查运动员是否有下列体征**

**一级**
- 锁骨末端有轻微的隆起。
- 锁骨外缘某处有轻度的触痛感。

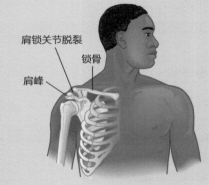

图12.3　肩锁关节扭伤

**二级和三级**
- 锁骨外缘有中度至重度的隆起。
- 锁骨外缘某处有中度至重度的触痛感。

### ➕ 处理

**一级**
1. 停止会使运动员疼痛的活动。
2. 冰敷。
3. 如相关症状和体征恶化（更为频发，特别是在日常活动中出现），或是数天内没有消退，则将运动员送去就医。

**二级和三级**
1. 用吊腕带固定住扭伤的手臂，并用弹性绷带将手臂牢牢系在身上（见图12.2）。
2. 继续观察运动员，看他是否会休克，如有必要，则采取相关应对措施。一旦运动员休克，则请求紧急医疗援助。
3. 冰敷，并将运动员送去就医（如果运动员没有休克的话）。

**能继续开展运动的前提**

**一级**

- 运动员得以继续运动的前提是：相关体征与症状减退，肩部不再疼痛，运动员肩部的力量与柔韧性恢复如初，且肩关节活动自如。
- 如运动员被送去就医，则未经医生检查并批准，运动员不得继续运动。
- 运动员恢复运动时，可在受伤处穿戴特定的保护垫，以利于保护肩锁关节。

**二级和三级**

- 运动员得以继续运动的前提是：经医生检查并批准，肩部不再疼痛，运动员肩部的力量与柔韧性恢复如初，且肩关节活动自如。
- 运动员恢复运动时，可在受伤处穿戴特定的保护垫，以利于保护肩锁关节。

**预防措施**

- 如标准运动装备中配备有护肩，则要求运动员穿戴适合自己的护肩。

## 胸锁关节（SC）扭伤（肩关节脱裂）

胸锁关节扭伤指的是，连接锁骨与胸骨的韧带被拉断或撕裂（见图12.4）。

**起因**

- 摔倒时压到张开的手。
- 肩部遭到直接撞击，从而将锁骨朝前或往后挤去。

**询问运动员是否有下列症状**

**一级**

- 锁骨与胸骨连接处有轻度的疼痛。
- 在做下列动作时有轻度的疼痛：将手臂抬起、横置于胸前；将手臂抬起、与肩同高，并往后够；耸肩。

**二级和三级**

- 昏昏欲睡（如果锁骨被朝后挤压、往胸骨关节倒去，可能会伤及连接到脑部的大血管）。
- 锁骨与胸骨连接处有中度至重度的疼痛。
- 在做下列动作时有中度至重度的疼痛：将手臂抬起、横置于胸前；将手臂抬起、与肩同高，并往后够；耸肩。

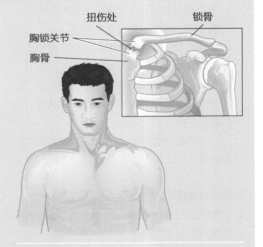

**图12.4　胸锁关节扭伤**

**检查运动员是否有下列体征**

**一级**

- 锁骨与胸骨连接处出现轻微变形。

胸锁关节（SC）扭伤（肩关节脱裂）（*续*）

**二级和三级**

- 锁骨与胸骨连接处出现中度至重度变形。
- 运动员可能会失去意识（如果锁骨错位向后移向颈部）。

- 呼吸或心跳停止（如果锁骨错位向后移向颈部）。

 **处理**

**一级**

　　如锁骨错位并向前倒去，则按下列指示开展紧急处理工作。

1. 停止会使运动员疼痛的活动。
2. 冰敷。
3. 如相关症状和体征恶化（更为频发，特别是在日常活动中出现），或是数天内没有消退，则将运动员送去就医。

　　如锁骨错位并向后倒去，则按下列指示开展紧急处理工作。

1. 停止会使运动员疼痛的活动。
2. 冰敷受伤部位，并将运动员送去就医。

**二级和三级**

　　如锁骨前面错位，则按下列指示开展紧急处理工作。

1. 用吊腕带固定住扭伤的手臂，并用弹性绷带将手臂牢牢系在身上（见图12.2）。
2. 继续观察运动员，看他是否会休克，如有必要，则采取相应应对措施。一旦运动员休克，则请求紧急医疗援助。
3. 冰敷，并将运动员送去就医（如果运动员没有休克的话）。

　　如锁骨后向错位，则按下列指示开展紧急处理工作。

1. 请求紧急医疗援助。
2. 继续观察运动员的呼吸状况，如有必要，对其施以心肺复苏。
3. 继续观察运动员，看他是否会休克，如有必要，则采取相关应对措施。
4. 不要让运动员挪动受伤的那只手臂。

**能继续开展运动的前提**

- 运动员得以继续运动的前提是：经医生检查并批准，肩部不再疼痛，肩部的力量与柔韧性恢复如初，且肩关节活动自如。

- 当运动员恢复身体接触性运动时，应在受伤部位穿戴保护垫。

**预防措施**

- 如标准运动装备中配备有护肩，则要求运动员穿戴适合自己的护肩。

## 肩关节脱位或半脱位

**肩关节脱位就是指肱骨（上臂骨）迅速弹出肩关节窝。肩关节半脱位指的是，肱骨先是迅速弹出肩关节窝，然后又自动缩了回去。**

**起因**

- 上臂往体侧抬起时，遭到向后的撞击（见图12.5）。
- 肩部肌肉强行收缩。

- 摔倒时压到张开的手臂。

**询问运动员是否有下列症状**

- 上臂与肩胛骨连接处疼得厉害。
- 肩关节有松动感或脱落感。

- 手臂或手有刺痛感（这是由错位的骨头压迫神经引起的）。
- 感到或听到一声脆响。

**检查运动员是否有下列体征**

*半脱位*

- 受伤的手臂或手丧失感知能力（这是由错位的骨头压迫神经引起的）。
- 手臂或手发青（这是由错位的骨头妨碍供血引起的）。

*脱位*

- 手臂动弹不得。
- 肩部看上去是平的而非圆的。
- 手臂微微外凸于体侧。
- 手臂或手丧失感知能力（这是由错位的骨头压迫神经与动脉引起的）。
- 手臂或手发青（这是由错位的骨头妨碍供血引起的）。

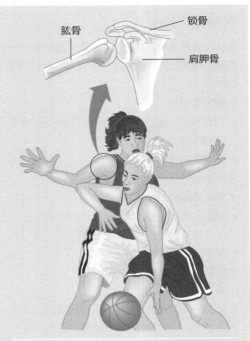

**图12.5** 如果运动员往体侧抬起上臂时遭到向后的撞击，则其肩关节可能会脱位

 **处理**

**半脱位**

1. 用吊腕带固定住半脱位的手臂，并用弹性绷带将手臂牢牢系在身上（见图12.2）。
2. 继续观察运动员，看他是否会休克，如有必要，则采取相关应对措施。一旦运动员休克，则请求紧急医疗援助。
3. 冰敷，并将运动员送去就医（如果运动员没有休克的话）。

**脱位**

1. 请求紧急医疗援助。
2. 如紧急医疗援助需要20分钟以上才能到位，则把脱位的那只手臂固定在你发现伤情时的位置上。
3. 不要试图将肱骨复位。
4. 继续观察运动员，看他是否会休克，如有必要，则采取相关应对措施。
5. 冰敷。

**能继续开展运动的前提**

- 运动员得以继续运动的前提是：经医生检查并批准，肩部不再疼痛，运动员肩部的力量与柔韧性恢复如初，且肩关节活动自如。

**预防措施**

- 鼓励运动员开展赛季（训练季）前肩部拉伸练习。

## 肩袖拉伤

**肩袖拉伤**指的是，在投掷、游泳、击打等动作中要用到的，对把肱骨固定在肩关节窝中而言至关重要的一些肌肉，被拉断或撕裂（见图12.6）。

**起因**

- 侧方位投掷。
- 挥舞球拍，或是在做投掷动作时只挥动了手臂而没有转动身体。
- 肩部肌肉无力且紧绷。

**询问运动员是否有下列症状**

*不分轻重程度*

- 在做游泳、投掷、刺扎、发球以及各种正反手（击球）动作时，感觉疼痛。
- 将手臂举过头顶时感觉疼痛。

**检查运动员是否有下列体征**

*一级*

- 肩部前方有轻度的触痛感，位置刚好在锁骨外缘下方，沿着肩胛骨，或是在肩部外侧。
- 肌肉紧绷。

*二级和三级*

- 肌肉或肌腱撕裂处凹陷或隆起。
- 无法正常做投掷、刺扎、发球或正反手击球动作。

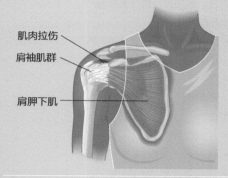

图12.6　肩袖拉伤

- 肩部前方有中度至重度的触痛感，位置刚好在锁骨外缘下方，沿着肩胛骨，或是在肩部外侧。
- 手臂无力。
- 肿胀。
- 肌肉痉挛。

### ➕ 处理

**一级**

1. 停止会使运动员疼痛的活动。
2. 冰敷。
3. 如相关症状和体征恶化（更为频发，特别是在日常活动中出现），或是数天内没有消退，则将运动员送去就医。

**二级和三级**

1. 用吊腕带固定住拉伤一侧的手臂，并用弹性绷带将手臂牢牢系在身上（见图12.2）。
2. 继续观察运动员，看他是否会休克，如有必要，则采取相关应对措施。一旦运动员休克，则请求紧急医疗援助。
3. 冰敷，并将运动员送去就医（如果运动员没有休克的话）。

**能继续开展运动的前提**

**一级**

- 运动员得以继续运动的前提是：相关体征与症状消退，肩部不再疼痛，肩部的力量

与柔韧性恢复如初，且肩关节活动自如。

- 如运动员被送去就医，则未经医生检查并批准，运动员不得继续运动。

### 二级和三级

- 运动员得以继续运动的前提是：经医生检查并批准，肩部不再疼痛，肩部的力量与柔韧性恢复如初，且肩关节活动自如。

### 预防措施

- 鼓励运动员进行赛季（训练季）前的肩部增强及拉伸练习。

- 在赛季（训练季）之初，指导运动员逐渐开展投掷练习，先从投掷速度较慢和投掷距离较近的练习动作开始，慢慢增加投掷练习的速度与距离。
- 指导运动员用过顶姿势投掷，在运用手臂的同时，也要运用躯干和双腿。

## 胸部肌肉拉伤

**胸部肌肉拉伤指的是，在手臂挪过胸前这个动作中所用到的肌肉被拉断或撕裂（见图12.7）。**

### 起因

- 侧方位投掷。
- 挥舞球拍，或只用手臂投掷（身体其他部位不动）。
- 胸部与肩部肌肉无力且不灵活。
- 举起过重的重量，或运动时使用不正确的技术（比如，在做仰卧推举时，肘部放得过低）。

### 询问运动员是否有下列症状

- 在做下列动作（运动）时感觉疼痛：游泳、刺扎、发球、侧方位投掷、各种正手动作、俯卧撑、仰卧推举和上斜仰卧推举。
- 将手臂越过胸前、往身体另一侧够过去时感觉疼痛。
- 将手臂抬起、朝身体一侧伸直时感觉疼痛。
- 肩部或胸部前面、锁骨下方疼痛。
- 肌肉微微发紧。

### 检查运动员是否有下列体征

#### 一级

- 受伤处个别部位有轻度触痛感。

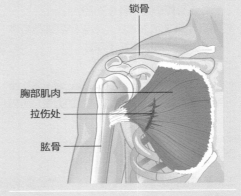

图12.7　胸部肌肉拉伤

### 二级和三级

- 肌肉或肌腱撕裂处凹陷或隆起。
- 无法投掷、刺扎、发球或是以正常动作接正手球。
- 手臂无力。
- 个别部位有中度至重度的触痛感。
- 肿胀。
- 肌肉痉挛。

 处理

#### 一级

1. 停止会使运动员疼痛的活动。
2. 冰敷。

3. 如相关症状和体征恶化（更为频发，特别是在日常活动中出现），或是数天内没有消退，则将运动员送去就医。

胸部肌肉拉伤（*续*）

### 二级和三级
1. 用吊腕带固定住拉伤一侧的手臂，并用弹性绷带将手臂牢牢系在身上（见图12.2）。

2. 继续观察运动员，看他是否会休克，如有必要，则采取相应应对措施。一旦运动员休克，则请求紧急医疗援助。
3. 冰敷，并将运动员送去就医（如果运动员没有休克的话）。

**能继续开展运动的前提**

**一级**
- 运动员得以继续运动的前提是：相关体征与症状消退，肩部不再疼痛，肩部的力量与柔韧性恢复如初，且肩关节活动自如。
- 如运动员被送去就医，则未经医生检查并批准，运动员不得继续运动。

**二级和三级**
- 运动员得以继续运动的前提是：经医生检查并批准，肩部不再疼痛，肩部的力量与柔韧

性恢复如初，且肩关节活动自如。

**预防措施**
- 鼓励运动员进行赛季（训练季）前的肩部增强及拉伸练习。
- 在赛季（训练季）之初，指导运动员逐渐开展投掷练习，先从投掷速度较慢和投掷距离较近的练习动作开始，慢慢增加投掷练习的速度与距离。
- 指导运动员用过顶姿势投掷，在运用手臂的同时，也要运用躯干和双腿。

# 三角肌拉伤

**三角肌拉伤指的是，肩部前、后及侧面的肌肉被拉断或撕裂（见图12.8）。**

**起因**
- 肩部肌肉无力且不灵活。
- 侧方位投掷。

**询问运动员是否有下列症状**
- 在投掷、刺扎、发球以及游泳时，感觉疼痛。
- 在朝前、侧、后方举起手臂时，感觉疼痛。
- 肌肉微微发紧。

**检查运动员是否有下列体征**

**一级**
- 肩部的上、侧、后面，锁骨或是肩胛冈下方的个别部位，有轻度的触痛感。

**二级和三级**
- 肌肉或肌腱撕裂处凹陷或隆起。
- 无法投掷、刺扎或是以正常动作发球。
- 肩部的上、侧、后面，锁骨或是肩胛冈下方的个别部位，有中度和重度的触痛感。

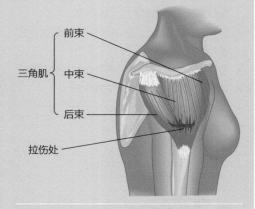

图12.8　三角肌拉伤

- 手臂无力。
- 肿胀。
- 肌肉痉挛。

## ➕ 处理

**一级**

1. 停止会使运动员疼痛的活动。

2. 冰敷。

3. 如相关症状和体征恶化（更为频发，特别是在日常活动中出现），或是数天内没有消退，则将运动员送去就医。

**二级和三级**

1. 用吊腕带固定住拉伤一侧的手臂，并用弹性绷带将手臂牢牢系在身上（见图12.2）。

2. 继续观察运动员，看他是否会休克，如有必要，则采取相应应对措施。一旦运动员休克，则请求紧急医疗援助。

3. 冰敷，并将运动员送去就医（如果运动员没有休克的话）。

**能继续开展运动的前提**

**一级**

● 运动员得以继续运动的前提是：相关体征与症状消退，肩部不再疼痛，肩部的力量与柔韧性恢复如初，且肩关节活动自如。

● 如运动员被送去就医，则未经医生检查并批准，运动员不得继续运动。

**二级和三级**

● 运动员得以继续运动的前提是：经医生检查并批准，肩部不再疼痛，肩部的力量与柔韧性恢复如初，且肩关节活动自如。

**预防措施**

● 鼓励运动员进行赛季（训练季）前的肩部增强及拉伸练习。

● 指导运动员用过顶姿势投掷，在运用手臂的同时，也要运用躯干和双腿。

## 上斜方肌拉伤

**即斜方肌（上部）被拉断或撕裂。这块肌肉从颅骨下方一直往外往下长，延伸到肩部末端和腰部（下背部）上方。**

斜方肌的不同部位分别负责各种动作：耸肩、把头朝后仰去以及收拢肩胛骨（见图12.9）。

**起因**

● 上背部或颈部肌肉无力。

● 胸部肌肉发紧。

● 举起过重的重物，或耸肩姿势不正确。

**询问运动员是否有下列症状**

**一级**

● 耸肩，把头朝后仰以及收拢肩胛骨时，感觉轻度的疼痛。

● 抬起手臂从胸前掠过时，感觉轻度的疼痛。

● 脖颈与上中背部发紧。

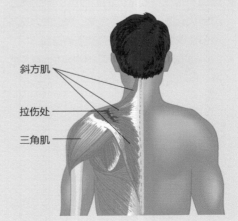

斜方肌
拉伤处
三角肌

**图12.9** 上斜方肌拉伤

## 上斜方肌拉伤（续）

**二级和三级**

- 耸肩，把头朝后仰以及收拢肩胛骨时，感觉中度至重度的疼痛。
- 在胸前拉伸手臂时，感觉中度至重度的疼痛。

**检查运动员是否有下列体征**

**一级**

- 后颈处、刚好在肩胛骨上方，或在上中背部下方，有肌肉轻微发紧的感觉。
- 后颈处、刚好在肩胛骨上方，或在上中背部下方，个别部位有轻度的触痛感。

**二级和三级**

- 肌肉或肌腱撕裂处凹陷或隆起。
- 无法投掷、刺扎、发球或是以正常动作在正手位回球。
- 后颈处、刚好在肩胛骨上方，或在上中背部下方，个别部位有中度至重度的触痛感。
- 上臂后摆或是头朝后仰去时，感觉无力。
- 肿胀。
- 肌肉痉挛。

### ➕ 处理

**一级**

1. 停止会使运动员疼痛的活动。
2. 冰敷。
3. 如相关症状和体征恶化（更为频发，特别是在日常活动中出现），或是数天内没有消退，则将运动员送去就医。

**二级和三级**

1. 用吊腕带固定住拉伤一侧的手臂，并用弹性绷带将手臂牢牢系在身上（见图12.2）。
2. 继续观察运动员，看他是否会休克，如有必要，则采取相关应对措施。一旦运动员休克，则请求紧急医疗援助。
3. 冰敷，并将运动员送去就医（如果运动员没有休克的话）。

**能继续开展运动的前提**

**一级**

- 运动员得以继续运动的前提是：相关体征与症状消退，肩部不再疼痛，肩部的力量与柔韧性恢复如初，且肩关节活动自如。
- 如运动员被送去就医，则未经医生检查并批准，运动员不得继续运动。

**二级和三级**

- 运动员得以继续运动的前提是：经医生检查并批准，颈部、肩部或背部不再疼痛，颈部和肩部的力量与柔韧性恢复如初，且颈部和肩关节活动自如。

**预防措施**

- 鼓励运动员在赛季（训练季）前，开展一些增强脖颈和上背部力量，同时拉伸胸部肌肉和背阔肌的练习。

## 菱形肌拉伤

菱形肌拉伤指的是肩胛骨和脊柱之间的肌肉被拉断或撕裂（见图12.10）。这些肌肉负责把肩胛骨拉向脊柱。

**起因**

- 上背部肌肉无力，且胸部肌肉发紧。

**询问运动员是否有下列症状**

**一级**

- 耸肩和收拢肩胛骨时，有轻度的疼痛。
- 经胸前拉伸手臂时，有轻度的疼痛。
- 肩胛骨与脊柱间有轻度的疼痛。
- 肩胛骨与脊柱间的肌肉发紧。

**二级和三级**

- 耸肩和收拢肩胛骨时，有中度至重度的疼痛。
- 经胸前拉伸手臂时，有中度至重度的疼痛。
- 肩胛骨与脊柱间有中度至重度的疼痛。

**检查运动员是否有下列体征**

**一级**

- 肩胛骨与脊柱间的肌肉微微发紧。
- 肩胛骨与脊柱间的个别部位有轻度的触痛感。

**二级和三级**

- 肌肉或肌腱撕裂处凹陷或隆起。
- 无法游泳，或是无法以正常动作反手击球。
- 肩胛骨与脊柱间的个别部位有中度至重度的触痛感。

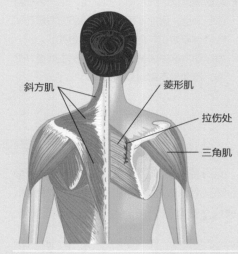

斜方肌　　菱形肌　　拉伤处　　三角肌

**图12.10　菱形肌拉伤**

- 在收拢肩胛骨和将上臂（往一侧抬起至与肩齐平的同时）往后够时，感觉无力。
- 肿胀。
- 肌肉痉挛。

### ✚ 处理

**一级**

1. 停止令运动员疼痛的活动。
2. 冰敷。
3. 如相关症状和体征恶化（更为频发，特别是在日常活动中出现），或是数天内没有消退，则将运动员送去就医。

**二级和三级**

1. 用吊腕带固定住拉伤一侧的手臂，并用弹性绷带将手臂牢牢系在身上（见图12.2）。
2. 继续观察运动员，看他是否会休克，如有必要，则采取相关应对措施。一旦运动员休克，则请求紧急医疗援助。
3. 冰敷，并将运动员送去就医（如果运动员没有休克的话）。

菱形肌拉伤（续）

| 能继续开展运动的前提 | 二级和三级 |
|---|---|
| **一级** | • 运动员得以继续运动的前提是：经医生检查并批准，肌肉不再疼痛，肩部的力量与柔韧性恢复如初，且肩关节活动自如。 |
| • 运动员得以继续运动的前提是：相关体征与症状消退，肩部不再疼痛，肩部的力量与柔韧性恢复如初，且肩关节活动自如。 | **预防措施** |
| • 如运动员被送去就医，则未经医生检查并批准，运动员不得继续运动。 | • 鼓励运动员在赛季（训练季）前，开展一些增强上背部力量，同时拉伸胸部肌肉和背阔肌的练习。 |

# 胸部损伤

在身体接触性运动中，运动员的肋骨会被肘部顶到，被头盔撞裂，被投掷出的冰球、棒球或垒球打到，还会被其他运动员撞到。

作为教练，你要能够区分出可能危及生命的肋骨骨折和肋骨挫伤之间的差别。

## 肋骨骨折或挫伤

**即肋骨受到挫伤或被折断（见图12.11）。**
**起因**
• 胸廓直接受到撞击。
**询问运动员是否有下列症状**
*挫伤*
• 呼吸、咳嗽、打喷嚏或大笑时，有轻度的疼痛。
*骨折*
• 呼吸、咳嗽、打喷嚏或大笑时，有中度至重度的疼痛。
**检查运动员是否有下列体征**
*挫伤*
• 肿胀。
• 有挫伤痕迹。
• 个别部位有轻度的触痛感。
*骨折*
• 受伤部位变形。
• 从受伤部位的任意一侧轻轻按压胸廓时，会感到疼痛。

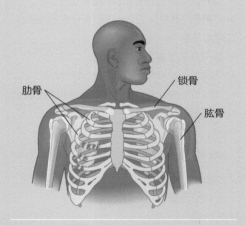

肋骨　　　　　　锁骨
　　　　　　　　肱骨

图12.11　肋骨骨折

• 受伤处个别部位有中度至重度的触痛感。
• 肿胀。
• 呼吸困难（如果折断的肋骨扎到肺的话）。

## ✚ 处理

*挫伤*

1. 停止一切活动。

2. 冰敷，并将运动员送去就医。

*骨折*

1. 停止一切活动。

2. 如运动员出现下列情况，则要请求紧急医疗援助：呼吸困难、胸部有开放性伤口、肋骨向后（朝体内器官）错位、休克。

3. 如上述情况都没有发生，则给运动员冰敷，并送其就医。

**能继续开展运动的前提**

● 未经医生检查并批准，运动员不得恢复运动。

● 如运动员恢复开展身体接触性运动，则应当在受伤部位衬上保护垫。

**预防措施**

● 在开展相关运动（美式橄榄球与冰球）时，要求运动员穿戴肋骨保护垫。

# 上臂损伤

　　肱骨（上臂骨）及包裹它的肌肉，在运动中会因直接撞击、扭转和绷紧而受伤。具体来说，上臂的急性损伤包括：肱骨骨折、肱二头肌及肱三头肌拉伤。此外，反复的推、拉、举等活动，会长年累月地刺激上臂肌肉的肌腱，从而诱发肱二头肌或肱三头肌肌腱炎。

## 急性上臂损伤

### 肱骨骨折

**即肱骨破裂或折断（见图12.12）。**

**起因**

● 直接撞击。

● 扭转致伤。

● 挤压致伤。

**询问运动员是否有下列症状**

● 疼得厉害。

**检查运动员是否有下列体征**

● 受伤部位变形。

● 肿胀。

● 个别部位有严重的触痛感。

● 手臂动弹不得。

● 前臂、手腕或手的皮肤发青（如果折断的肱骨伤到血管的话）。

● 前臂、手腕或手失去知觉，并有刺痛感（如果折断的肱骨伤到神经的话）。

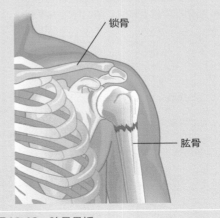

图12.12　肱骨骨折

肱骨骨折（续）

### ➕ 处理

1. 请求紧急医疗援助。
2. 检查运动员的呼吸状况，如有必要，对其施以心肺复苏。
3. 继续观察运动员，看他是否会休克，如有必要，则采取相关应对措施。
4. 禁止运动员活动受伤的手臂。
5. 冰敷15分钟。

**能继续开展运动的前提**

- 运动员得以继续运动的前提是：经医生检查并批准，肩部与肘部不再疼痛，肩部和肘部的力量与柔韧性恢复如初，且肩关节和肘关节活动自如。

**预防措施**

- 教运动员在摔倒时把手臂收拢在体侧。

## 肱二头肌拉伤

**即肱二头肌被扯断或撕裂（见图12.13）。**

**起因**

- 肱二头肌突然强行收缩或伸展。

**询问运动员是否有下列症状**

**一级**

- 沿上臂前部一带有轻度的疼痛（见图12.14）。
- 屈肘时有轻度的疼痛。
- 当伸直肘部，并将手臂朝身体后方伸展时，有轻度的疼痛。
- 沿上臂前部一带发紧。
- 当朝前抬起上臂时，感觉轻度的疼痛。

**二级和三级**

- 沿上臂前部一带有中度至重度的疼痛。
- 屈肘时有轻度至重度的疼痛。
- 当伸直肘部，并将手臂朝身体后方伸展时，有中度至重度的疼痛。
- 当朝前抬起上臂时，感觉中度至重度的疼痛。

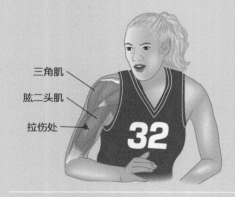

图12.13　肱二头肌拉伤

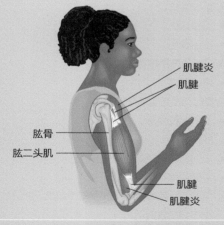

图12.14　肱二头肌拉伤、肱二头肌肌腱炎、高尔夫肘及生长板应力性骨折的各自疼痛区域

**检查运动员是否有下列体征**

**一级**

- 沿上臂前部一带有轻微的肌肉发紧。
- 个别部位有轻度的触痛感。

**二级和三级**

- 肌肉或肌腱撕裂处凹陷或隆起。
- 无法在屈肘（弯起手臂）的同时举起物体。

- 无法屈肘或完全伸直肘部。
- 无法朝前抬起上臂。
- 个别部位有中度至重度的触痛感。
- 肿胀。
- 脱位——在肌肉部分或完全撕裂后几天时出现。
- 肌肉痉挛。

 **处理**

**一级**

1. 停止令运动员疼痛的活动。
2. 冰敷。
3. 如相关症状和体征恶化（更为频发，特别是在日常活动中出现），或是数天内没有消退，则将运动员送去就医。

**二级和三级**

1. 用吊腕带固定住受伤的手臂。
2. 继续观察运动员，看他是否会休克，如有必要，则采取相关应对措施。一旦运动员休克，则请求紧急医疗援助。
3. 冰敷，并将运动员送去就医（如果运动员没有休克的话）。

**能继续开展运动的前提**

**一级**

- 运动员得以继续运动的前提是：相关体征与症状消退，肱二头肌不再疼痛，肩部和肘部活动自如，且肱二头肌的力量与柔韧性恢复如初。
- 如运动员被送去就医，则未经医生检查并批准，运动员不得继续运动。

**二级和三级**

- 运动员得以继续运动的前提是：经医生检查并批准，肱二头肌不再疼痛，肩部和肘部活动自如，且肱二头肌的力量与柔韧性恢复如初。

**预防措施**

- 鼓励运动员在赛季（训练季）前进行上臂的强化与拉伸练习。

## 肱三头肌拉伤

即肱三头肌被拉断或撕裂。肱三头肌是用来伸直肘部，并把上臂朝后摆的（见图12.15）。

**起因**

- 肱三头肌反复强行收缩或伸展。
- 肱三头肌无力或不灵活。

**询问运动员是否有下列症状**

**一级**

- 沿上臂后部一带，有轻度的疼痛。

- 将上臂朝身体后方伸展时，感到轻度的疼痛。
- 当对抗阻力伸直肘部（肱三头肌伸展）时，有轻度的疼痛。
- 当屈肘将上臂朝头部（前上方）拉伸时，有轻度的疼痛。
- 沿上臂后部一带发紧。

肱三头肌拉伤（续）

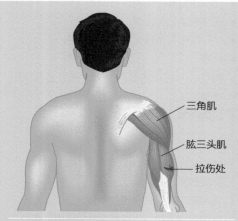

图12.15　肱三头肌拉伤

**二级和三级**
- 沿上臂后部一带，有中度至重度的疼痛。
- 将上臂朝身体后方伸展时，感到中度至重度的疼痛。

- 当对抗阻力伸直肘部（肱三头肌伸展）时，有中度至重度的疼痛。
- 当屈肘将上臂朝头部（前上方）拉伸时，有中度至重度的疼痛。

**检查运动员是否有如下体征**

**一级**
- 沿上臂后部一带，有轻微的肌肉发紧。
- 个别部位有轻度的触痛感。

**二级和三级**
- 肌肉或肌腱撕裂处凹陷或隆起。
- 无法完全伸直或弯曲肘部。
- 个别部位有中度至重度的触痛感。
- 肿胀。
- 脱位——在肌肉部分或完全撕裂后几天时出现。
- 肌肉痉挛。

## ✚ 处理

**一级**
1. 停止会使运动员疼痛的活动。
2. 冰敷。
3. 如相关症状和体征恶化（更为频发，特别是在日常活动中出现），或是数天内没有消退，则将运动员送去就医。

**二级和三级**
1. 如果运动员忍受得了的话，用吊腕带固定住受伤的手臂。
2. 继续观察运动员，看他是否会休克，如有必要，则采取相关应对措施。一旦运动员休克，则请求紧急医疗援助。
3. 冰敷，并将运动员送去就医（如果运动员没有休克的话）。

**能继续开展运动的前提**
**一级**
- 运动员得以继续运动的前提是：相关体征与症状消退，肱三头肌不再疼痛，肩部和肘部活动自如，且肱三头肌的力量与柔韧性恢复如初。
- 如运动员被送去就医，则未经医生检查并批准，运动员不得继续运动。

**二级和三级**
- 运动员得以继续运动的前提是：经医生检查并批准，肱三头肌不再疼痛，肩部和肘部活动自如，且肱三头肌的力量与柔韧性恢复如初。

**预防措施**
- 鼓励运动员在赛季（训练季）前进行上臂的强化与拉伸练习。

在图中标注：三角肌、肱三头肌、拉伤处

# 慢性上臂损伤

## 肱二头肌肌腱炎

即肱二头肌的肌腱受到刺激（见图12.14）。

**起因**

- 肱二头肌反复强行收缩或拉伸。
- 肱二头肌无力或不灵活。

**询问运动员是否有下列症状**

*轻度*

- 沿上臂前部一带、肩部或肘部附近，有轻度的疼痛。
- 朝前抬起上臂时，有轻度的疼痛。
- 当伸直肘部，并朝身体后方伸展手臂时，有轻度的疼痛。

*中度至重度*

- 沿上臂前部一带、肩部或肘部附近，有中度至重度的疼痛。

- 朝前抬起上臂时，有中度至重度的疼痛。
- 当伸直肘部，并朝身体后方伸展手臂时，有中度至重度的疼痛。

**检查运动员是否有下列体征**

*轻度*

- 沿上臂前部一带、肩部或肘部附近，有轻度的触痛感。

*中度至重度*

- 屈肘抬起上臂举起物体的能力下降或丧失。
- 肿胀。
- 沿上臂前部一带、肩部或肘部附近，个别部位有中度至重度的触痛感。

 **处理**

*轻度*

1. 停止会使运动员疼痛的活动。
2. 冰敷。
3. 如相关症状和体征恶化（更为频发，特别是在日常活动中出现），或是数天内没有消退，则将运动员送去就医。

*中度至重度*

1. 停止运动员受伤手臂的一切活动。
2. 冰敷受伤部位，并将运动员送去就医。

**能继续开展运动的前提**

*轻度*

- 运动员得以继续运动的前提是：相关体征与症状消退，肱二头肌肌腱不再疼痛，肩部和肘部活动自如，且肱二头肌的力量与柔韧性恢复如初。
- 如运动员被送去就医，则未经医生检查并批准，运动员不得继续运动。

*中度至重度*

- 运动员得以继续运动的前提是：经过医生检查并批准，肱二头肌肌腱不再疼痛，肩部和肘部活动自如，且肱二头肌的力量与柔韧性恢复如初。

**预防措施**

- 鼓励运动员在赛季（训练季）前进行上臂的强化与拉伸练习。

**163**

## 肱三头肌肌腱炎

即肱三头肌的肌腱受到刺激（见图12.15）。

**起因**

- 肱三头肌反复强行收缩或拉伸。
- 肱三头肌无力或不灵活。

**询问运动员是否有下列症状**

*轻度*

- 沿上臂后部一带、肩部或肘部附近，有轻度的疼痛。
- 伸直肘部时，有轻度的疼痛。
- 屈肘将上臂朝头部（前上方）拉伸时，有轻度的疼痛。
- 上臂往后伸展时有轻度的疼痛。

*中度至重度*

- 沿上臂后部一带、肩部或肘部附近，有中度至重度的疼痛。

- 伸直肘部时，有中度至重度的疼痛。
- 屈肘将上臂朝头部（前上方）拉伸时，有中度至重度的疼痛。
- 上臂往后伸展时有中度至重度的疼痛。

**检查运动员是否有下列体征**

*轻度*

- 沿肘部后方，个别部位有轻度的触痛感。

*中度至重度*

- 沿肘部后方，个别部位有中度至重度的触痛感。
- 对抗阻力伸直肘部（肱三头肌伸展）的能力下降或丧失。
- 往后伸展上臂的能力下降或丧失。
- 肿胀。

### ➕ 处理

*轻度*

1. 停止会使运动员疼痛的活动。
2. 冰敷。
3. 如相关症状和体征恶化（更为频发，特别是在日常活动中出现），或是数天内没有消退，则将运动员送去就医。

*中度至重度*

1. 停止运动员受伤手臂的一切活动。
2. 冰敷受伤部位，并将运动员送去就医。

**能继续开展运动的前提**

*轻度*

- 运动员得以继续运动的前提是：相关体征与症状消退，肱三头肌肌腱不再疼痛，肘部活动自如，且肱三头肌的力量与柔韧性恢复如初。
- 如运动员被送去就医，则未经医生检查并批准，运动员不得继续运动。

*中度至重度*

- 运动员得以继续运动的前提是：经过医生检查并批准，肘部与肱三头肌不再疼痛，肘部活动自如，且肱三头肌的力量与柔韧性恢复如初。

**预防措施**

- 鼓励运动员在赛季（训练季）前进行上臂的强化与拉伸练习。

# 肘部损伤

　　肘部往往最容易在网球、棒球、垒球和摔跤等运动中受伤。网球、棒球、垒球运动员尤其易受到网球肘这样的慢性损伤的困扰，而摔跤手和体操运动员则更易受到肘部脱位这样的急性损伤的困扰。在一项针对美国高中生运动损伤情况的研究调查中，考姆斯托克、柯林斯和亚德（2008）公布，在摔跤手所受的全部损伤中，9.6%发生在肘部，而棒球运动员的肘部损伤比例则为6.7%。

关于急性肘部损伤、慢性肘部损伤的急

救治疗方案，请参见附录A。

## 急性肘部损伤

### 肘部骨折

肘部骨折指的是肘部三块骨头被部分或全部折断，这三块骨头是肱骨（上臂，见图12.16）下段、桡骨（前臂）和尺骨（前臂）。

起因

- 肘部遭到直接撞击。

询问运动员是否有下列症状

- 肘部或沿着前臂与手出现麻木（如果断骨伤到神经的话）。
- 疼得厉害。
- 感觉伤处发出刺耳的摩擦声。

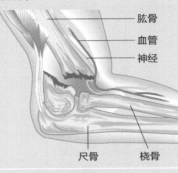

图12.16　肱骨下段骨折

检查运动员是否有下列体征

- 伤处变形。
- 肿胀。
- 伤处个别部位有严重的触痛感。
- 无法伸直或弯曲肘部。
- 前臂、手腕或手处的皮肤发青（如果断骨伤到血管的话）。
- 前臂、手腕或手失去知觉并有刺痛感（如果断骨伤到神经的话）。

### ✚ 处理

如果出现下列情况，则要请求紧急医疗援助：骨头基本错位（变形）或断骨刺穿皮肤，出现神经受损或血液循环受阻的体征，或是运动员休克了。

*如果没有出现上述情况，则按下列指示行事。*

1. 对受伤的手臂上夹板，将其固定在你发现它受伤时的位置上。
2. 用弹性绷带将受伤的手臂牢牢系在运动员身上。
3. 继续观察运动员，看他是否会休克，如有必要，则采取相关应对措施。一旦运动员休克，则请求紧急医疗援助。
4. 冰敷受伤部位（要避开通往手的神经，见图12.17），并将运动员送去就医。

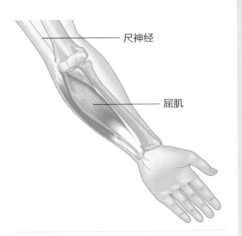

图12.17　在对肘部冰敷时，要让冰袋远离肘部内侧，这是为了避开通往手的尺神经

肘部骨折（续）

**能继续开展运动的前提**

- 运动员得以继续运动的前提是：经过医生检查并批准，肘部不再疼痛，肘部的力量与柔韧性恢复如初，且肘关节活动自如。

**预防措施**

- 鼓励运动员在进行撞击力较大的运动（如美式橄榄球、冰球、长曲棍球及篮球）期间，穿戴保护性护肘。

# 肘关节脱位或半脱位

**脱位时，肘关节处的骨头会错位。半脱位时，肘关节处的骨头错位后会自动回归原位。**

**起因**

- 肘关节遭到直接撞击。
- 摔倒时压到张开的手。
- 严重的肘关节扭伤。
- 肘关节强行后展。

**询问运动员是否有下列症状**

*半脱位*

- 沿前臂及手有刺痛感（若半脱位的骨头对神经造成刺激）。
- 感到或听到一声脆响。
- 感觉松动或脱离。

*脱位*

- 疼得厉害。
- 沿前臂及手有刺痛感（若脱位的骨头对神经

造成刺激）。

- 感到或听到一声脆响。
- 感觉松动或脱离。

**检查运动员是否有下列体征**

*半脱位*

- 手没有知觉（若半脱位的骨头对神经造成刺激）。
- 肘关节附近有非常严重的触痛感。
- 肿胀。

*脱位*

- 肘部微微弯曲着。
- 肘部附近肿胀或出现其他变形现象。
- 无法弯曲或伸直肘部。
- 手没有知觉（若半脱位的骨头对神经造成刺激）。
- 肘关节附近有非常严重的触痛感。

---

**➕ 处理**

*半脱位*

1. 停止一切活动。
2. 用吊腕带固定住受伤的手臂，并用弹性绷带将其牢牢系在运动员身上。
3. 继续观察运动员，看他是否会休克，如有必要，则采取相关应对措施。一旦运动员休克，则请求紧急医疗援助。
4. 对受伤部位冰敷（要避开通往手的神经，

见图12.17），并将运动员送去就医。

*脱位*

1. 请求紧急医疗援助。
2. 继续观察运动员，看他是否会休克，如有必要，则采取相关应对措施。
3. 不要让受伤的肘关节活动。
4. 冰敷受伤部位（要避开通往手的神经，见图12.17）。

---

**能继续开展运动的前提**

- 运动员得以继续运动的前提是：经过医生检查并批准，肘部不再疼痛，肘关节活动自如，且肘部、手腕与手的力量与柔韧性恢复如初。
- 运动员恢复运动时，他可能需要穿戴防护性

绷带或夹板。

**预防措施**

- 鼓励运动员在赛季（训练季）前开展能够强化和拉伸肱二头肌、肱三头肌和前臂各肌肉的练习。

## 尺神经挫伤

即位于肘关节背面（后方）的尺神经被挫伤（见图12.18），有时也被称为"尺骨端受创"。

**起因**

- 肘关节的后方内侧遭到直接撞击。

**询问运动员是否有下列症状**

*轻度*

- 沿着前臂与手有刺痛感（如果挫伤殃及神经的话），并持续几分钟。
- 从肘部到前臂有轻度的疼痛。

*中度至重度*

- 沿着前臂与手有刺痛感（如果挫伤殃及神经的话），并持续超过几分钟。
- 从肘部到前臂有中度至重度的疼痛。

**检查运动员是否有下列体征**

*轻度*

- 个别部位有轻度的触痛感。

*中度至重度*

- 个别部位有中度至重度的触痛感。
- 握力丧失。

- 肿胀。
- 变色。
- 手无力。
- 无名指和小指丧失知觉。

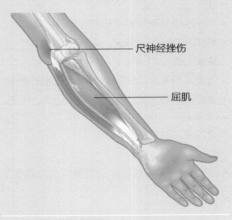

尺神经挫伤

屈肌

**图12.18** 尺神经挫伤

---

 **处理**

*轻度*

　　直到运动员相关部位的麻木感和触痛感消失，同时肘关节活动自如且手完全恢复力量前，都不要让运动员活动。

*中度至重度*

1. 停止一切活动。

2. 如果运动员忍受得了的话，用吊腕带固定住受伤的手臂。

3. 如有必要，采取相关措施应对运动员可能出现的休克，一旦休克，则请求紧急医疗援助。

4. 将运动员送去就医。

---

**能继续开展运动的前提**

*轻度*

- 如相关部位的麻木感和刺痛感几分钟内就消失了，且受伤手臂的握力恢复到与另一只手臂相当的程度，运动员即可恢复运动。

*中度至重度*

- 运动员得以恢复运动的前提是：经医生检

查并批准，肘部不再疼痛，肘关节活动自如且手的力量完全恢复。

**预防措施**

- 鼓励运动员在进行撞击力较大的运动（如美式橄榄球、冰球、长曲棍球及篮球）期间，穿戴保护性护肘。

## 肘关节扭伤

**即把肘部各骨头连在一起的韧带被扯断或撕裂（见图12.19）。**
**起因**

- 直接撞击或扭转（扭曲）造成的，强行将肘关节朝旁边或往后推去的损伤。

**询问运动员是否有下列症状**
**一级**

- 沿肘关节两侧或前后部有轻度的疼痛。
- 弯曲和伸直肘关节时，有轻度的疼痛。

**二级和三级**

- 沿肘关节两侧或前后部有中度至重度的疼痛。
- 弯曲和伸直肘关节时，有中度至重度的疼痛。
- 感觉肘关节松动或不稳。

**检查运动员是否有下列体征**
**一级**

- 肘关节两侧或前后部个别部位，有轻度的触痛感。

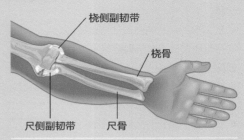

图12.19 肘关节扭伤

**二级和三级**

- 肘关节两侧或前后部个别部位，有中度至重度的触痛感。
- 无法完全弯曲或伸直肘部。
- 肿胀。

### ✚ 处理

**一级**

1. 停止会使运动员疼痛的活动。
2. 冰敷。
3. 如相关症状和体征恶化（更为频发，特别是在日常活动中出现），或是数天内没有消退，则将运动员送去就医。

**二级和三级**

1. 停止运动员受伤手臂的一切活动。

2. 如果运动员忍受得了的话，用吊腕带固定住受伤的手臂。
3. 继续观察运动员，看他是否会休克，如有必要，采取相关应对措施，一旦休克，则请求紧急医疗援助。
4. 冰敷受伤部位（要避开通往手的神经，见图12.17），并送运动员前去就医。

**能继续开展运动的前提**
**一级**

- 运动员可恢复运动的前提是：疼痛逐渐减轻，肘关节活动自如，且肘部与手腕的力量和柔韧性得以完全恢复。

**二级和三级**

- 运动员得以恢复运动的前提是：经医生检查并批准，肘部不再疼痛，肘关节活动自如，且肘部和手腕的力量和柔韧性得以完全恢复。

**预防措施**

- 鼓励运动员在赛季（训练季）前对上臂和前臂进行强化和柔韧性训练。

# 慢性肘部损伤

## 网球肘

即手腕部肌肉与肘关节外侧连接处出现慢性拉伤或发炎（见图12.20）。

**起因**

- 腕部肌肉无力或不灵活。
- 球拍类运动中击球姿势不正确（尤其是反手），即挥拍时用手腕发力，而不是用肩部和身体发力。
- 球拍上的线绷得太紧。

**询问运动员是否有下列症状**

*轻度*

- 通常情况下，在球拍类运动中反手击球，会有轻度的疼痛。
- 握拳时有轻度的疼痛。
- 手掌朝下举起物体时，有轻度的疼痛（见图12.21）。

*中度至重度*

- 通常情况下，在球拍类运动中反手击球，会有中度至重度的疼痛。
- 握拳时有中度至重度的疼痛。
- 手掌朝下举起物体时，有中度至重度的疼痛（见图12.21）。

**检查运动员是否有下列体征**

*轻度*

- 肘部外侧个别部位有轻度的触痛感。

*中度至重度*

- 肘部外侧个别部位有中度至重度的触痛感。
- 手掌朝下时无法提起物体。
- 肘部外侧肿胀。

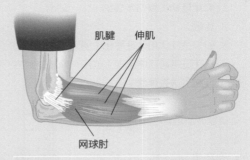

图12.20　网球肘

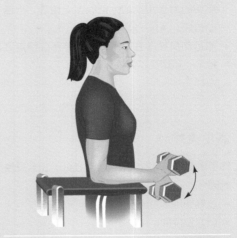

图12.21　网球肘的一个症状是，当手掌朝下用手腕提起物体时，会感觉疼痛

网球肘（续）

 **处理**

**轻度**

1. 停止运动员受伤手臂的一切活动。

2. 冰敷。

3. 如相关症状和体征恶化（更为频发，特别是在日常活动中出现）或没有消退，则将运动员送去就医。

**中度至重度**

1. 停止运动员受伤手臂的一切活动。

2. 冰敷受伤部位，并将运动员送去就医。

**能继续开展运动的前提**

**轻度**

- 运动员得以继续运动的前提是：相关体征和症状逐渐减轻，肘部不再疼痛，肘部与手腕的力量和柔韧性得以完全恢复，且活动自如。

- 如运动员被送去就医，则未经医生检查并批准，运动员不得恢复运动。

**中度至重度**

- 经医生检查并批准，肘部不再疼痛，肘部与手腕的力量和柔韧性得以完全恢复，且活动自如。

**预防措施**

- 鼓励运动员在赛季（训练季）前对上臂和前臂进行强化和柔韧性训练。

- 指导运动员在反手击球时，使用肩部和身体来发力。

## 高尔夫球肘

**即手腕部肌肉与肘关节内侧连接处，出现慢性拉伤或发炎（见图12.22）。**

**起因**

- 过度使用无力或不灵活的腕部肌肉。

- 侧方位投掷。

- 正手球拍击球时，只用前臂和手腕发力。

**询问运动员是否有下列症状**

**轻度**

- 一般情况下，在球拍类运动中，正手击球时有轻度的疼痛。

- 握拳时有轻度的疼痛。

- 手掌朝上用手腕提起物体时，有轻度的疼痛（见图12.23）。

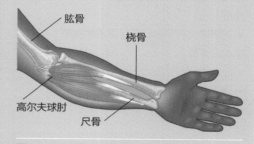

图12.22　高尔夫球肘

**中度至重度**

- 一般情况下，在球拍类运动中，正手击球时有中度至重度的疼痛。
- 握拳时有中度至重度的疼痛。
- 手掌朝上用手腕提起物体时，有中度至重度的疼痛（见图12.23）。

**检查运动员是否有下列体征**

**轻度**

- 肘部内侧个别部位有轻度的触痛感。

**中度至重度**

- 肘部内侧个别部位有中度至重度的触痛感。
- 手掌朝上时无法提起物体。
- 肘部内侧肿胀。

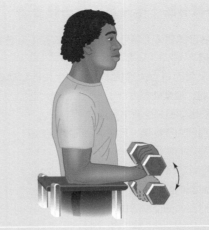

**图12.23**　高尔夫球肘的一个症状是，当手掌朝上用手腕提起物体时，会感觉疼痛

---

 **处理**

**轻度**

1. 停止运动员受伤手臂的一切活动。
2. 冰敷受伤部位（要避开通往手的神经，见图12.17）。
3. 如相关症状和体征恶化（更为频发，特别是在日常活动中出现）或没有消退，则将运动员送去就医。

**中度至重度**

1. 停止运动员受伤手臂的一切活动。
2. 冰敷受伤部位（要避开通往手的神经，见图12.17），并将运动员送去就医。

---

**能继续开展运动的前提**

**轻度**

- 运动员得以继续运动的前提是：相关体征和症状逐渐减轻，肘部不再疼痛，肘部与手腕的力量和柔韧性得以完全恢复，且活动自如。
- 如运动员被送去就医，则未经医生检查并批准，运动员不得恢复运动。

**中度至重度**

- 运动员得以恢复运动的前提是：经医生检查并批准，肘部不再疼痛，肘部与手腕的力量和柔韧性得以完全恢复，且活动自如。

**预防措施**

- 鼓励运动员在赛季（训练季）前对上臂和前臂进行强化和柔韧性训练。
- 指导运动员在正手击球时，使用肩部和身体来发力。

# 肘部骨骺（生长板）应力性骨折

即肘部肱骨（上臂骨）的生长板破裂（见图12.24和图12.14）。

**起因**

- 反复而有力的投掷动作，使生长板松动变弱，直至破裂。

**询问运动员是否有下列症状**

- 肘部内缘疼痛，且随活动而逐渐加剧。
- 静止时疼痛。

**检查运动员是否有下列体征**

- 肘部内侧肿胀。
- 肘部内侧个别部位有触痛感。

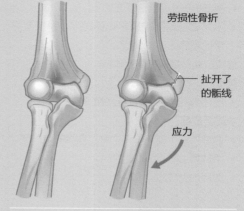

劳损性骨折

扯开了的骺线

应力

**图12.24 肘部生长板应力性骨折**

---

 **处理**

**轻度**

1. 停止运动员受伤手臂的一切活动。
2. 对受伤部位冰敷（要避开通往手的神经，见图12.17），并将运动员送去就医。

**中度至重度**

1. 停止运动员的一切活动。

2.（如果运动员忍受得了的话）用吊腕带固定住受伤手臂。
3. 继续观察运动员，看他是否会休克，如有必要，采取相关应对措施。一旦休克，则请求紧急医疗援助。
4. 冰敷受伤部位（要避开通往手的神经，见图12.17），并将运动员送去就医。

---

**能继续开展运动的前提**

- 未经医生检查并批准，运动员不得恢复运动。

**预防措施**

- 鼓励运动员在赛季（训练季）前对上臂和前臂进行强化和柔韧性训练。
- 遵守体育运动联合会规则，限制生长发育中的运动员使用猛力投掷动作。

## 肘关节滑囊炎

**即肘关节处的滑囊受到刺激。**

**起因**
- 肘部遭到一次或反复撞击。
- 感染。

**询问运动员是否有下列症状**
- 沿肘部后方疼痛。

**检查运动员是否有下列体征**
- 肘部后方逐渐或突然出现局部肿胀。
- 肘部后方可见明显的肿块。
- 受伤部位发暖（表明可能被感染了）。

➕ **处理**

1. 停止受伤肘部的一切活动。

2. 对受伤部位冰敷，并将运动员送去就医。

**能继续开展运动的前提**
- 运动员得以继续运动的前提是：经医生检查并批准，肘部不再疼痛，肘部的力量和柔韧性得以完全恢复，且活动自如。
- 运动员恢复运动时，应穿戴保护性护肘。

**预防措施**
- 鼓励运动员在进行撞击力较大的运动（如美式橄榄球、冰球、长曲棍球、摔跤、篮球）期间，穿戴保护性护肘。

# 前臂、腕部与手部损伤

几乎所有伤及前臂、腕部和手的运动损伤都是急性的。前臂、腕部与手部损伤在下列几种运动中最为常见：垒球（15%）、棒球（11%）、排球（10%）以及摔跤（7.9%）（Comstock, Collins & Yard, 2008）。表12.2描述了几种运动中腕部和手部损伤的发生概率。以下介绍的是体育运动中最为常见的前臂、腕部与手部伤病。

附录A中针对常见的前臂、腕部与手部损伤的急救措施进行了概括。

**表12.2　在报道的所有身体受伤部位中，腕部与手部损伤所占的比例**

| 运动项目 | 所占百分比 |
| --- | --- |
| 曲棍球 | 34.0%（男子与女子） |
| 长曲棍球 | 22.9%（男子与女子） |
| 冰球 | 15.8%（男子与女子） |
| 垒球 | 15% |
| 棒球 | 11.1% |
| 排球 | 10% |
| 美式橄榄球 | 9.2% |
| 篮球（男生） | 8.1% |
| 摔跤 | 7.9% |
| 篮球（女生） | 7.8% |

源自：Comstock, Collins and Yard 2008, and Yard and Comstock 2006.

## 前臂骨折

即桡骨或尺骨断裂，或是两者都断裂（见图12.25）。

**起因**

- 前臂遭到直接撞击。
- 摔倒时压到张开的手。

**询问运动员是否有下列症状**

- 疼痛。

**检查运动员是否有下列体征**

- 受伤部位肿胀。
- 变形。
- 个别部位一碰就疼得厉害。
- 无法扭转前臂使手掌朝上或朝下。
- 无法弯曲或伸直手腕或肘部（这得看伤到前臂的什么部位）。

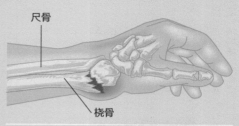

图12.25　前臂骨折时，桡骨或尺骨，或是两者都可能折断

- 手或手指上的皮肤发青（如果骨折伤到血管的话）。
- 手和手指丧失知觉，并有刺痛感（如果骨折伤到神经的话）。

### ✚ 处理

如果骨头基本上完全错位，或是断骨刺破皮肤，或是出现神经受损和血液循环受阻的体征，或是运动员休克，则请求紧急医疗援助。

**如果没有出现上述情况，则按下列原则行事。**

1. 给受伤的前臂上夹板，将其固定在你发现伤情时的位置。

2. 继续观察运动员，看他是否会休克，如有必要，采取相关应对措施，一旦休克，则请求紧急医疗援助。

3. 冰敷受伤部位（要避开通往手的神经，见图12.17），并将运动员送去就医。

**能继续开展运动的前提**

- 运动员得以继续运动的前提是：经医生检查并批准，前臂不再疼痛，肘部和手腕的力量和柔韧性得以完全恢复，且活动自如，同时，受伤前臂手的握力恢复到正常水平。

**预防措施**

- 鼓励运动员在美式橄榄和冰球运动中，穿戴前臂保护垫。

## 手腕骨折

**即手腕处一块或数块骨头破损（见图12.26）。**
**起因**

- 手腕遭到直接撞击。
- 摔倒时压到张开的手。

**询问运动员是否有下列症状**

- 转动手腕时疼痛。
- 弯曲手腕时疼痛。
- 手腕从一边侧向另一边时疼痛。

**检查运动员是否有下列体征**

- 受伤部位肿胀。
- 变形。
- 个别部位有触痛感。
- 无法扭转前臂和手腕。
- 无法弯曲手腕。

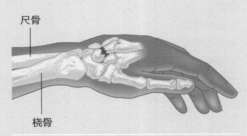

**图12.26　发生骨折的腕骨**

- 手和手指上的皮肤发青（如果骨折伤到血管的话）。
- 手和手指丧失知觉，并有刺痛感（如果骨折伤到神经的话）。

---

### ➕ 处理

　　如果骨头基本上完全错位，或是断骨刺破皮肤，或是出现神经受损和血液循环受阻的体征，或是运动员休克，则请求紧急医疗援助。

***如果没有出现上述情况，则按下列原则行事。***

1. 给受伤的前臂和手上夹板，将其固定在你发现伤情时的位置。

2. （如果运动员忍受得了的话）系上吊腕带。

3. 继续观察运动员，看他是否会休克，如有必要，采取相关应对措施。一旦休克，则请求紧急医疗援助。

4. 冰敷受伤部位，并将运动员送去就医。

---

**能继续开展运动的前提**

- 运动员得以继续运动的前提是：经医生检查并批准，手腕不再疼痛，手腕活动自如，且手和前臂的力量和柔韧性得以完全恢复。

**预防措施**

- 指导运动员，避免摔倒时压到张开的手。

## 手腕扭伤

即手腕处各块骨头连接在一起的韧带被扯断或撕裂（见图12.27）。

### 起因

- 扭转致伤。
- 摔倒时压到张开的手。

### 询问运动员是否有下列症状

#### 一级

- 沿手腕两侧或前后部有轻度的疼痛。
- 手腕弯曲到极致时有轻度的疼痛。
- 上下翻转手掌时有轻度的疼痛。

#### 二级和三级

- 沿手腕两侧或前后部有中度至重度的疼痛。
- 手腕弯曲到极致时有中度至重度的疼痛。
- 上下翻转手掌时有中度至重度的疼痛。
- 感觉手腕松动或不稳。

### 检查运动员是否有下列体征

#### 一级

- 沿手腕两侧或前后部，个别部位有轻度的触痛感。

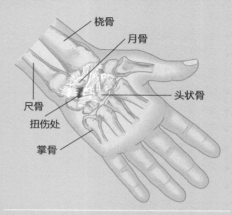

图12.27　手腕扭伤

#### 二级和三级

- 沿手腕两侧或前后部，个别部位有中度至重度的触痛感。
- 握力下降。
- 肿胀。
- 如果扭伤导致腕骨移位的话，还会出现变形。

### ➕ 处理

#### 一级

1. 停止令运动员疼痛的活动。
2. 冰敷。
3. 如相关症状和体征恶化（更为频发，特别是在日常活动中出现），或在数天内没有消退，则将运动员送去就医。

#### 二级和三级

1. 停止运动员受伤手臂的一切活动。
2. 给受伤手臂的手腕和手上夹板，并用吊腕带将其系牢在运动员身上。
3. 继续观察运动员，看他是否会休克，如有必要，采取相关应对措施。一旦休克，则请求紧急医疗援助。
4. 冰敷受伤部位，并将运动员送去就医。

### 能继续开展运动的前提

#### 一级

- 运动员得以继续运动的前提是：疼痛减轻，手腕的力量和柔韧性得以完全恢复且活动自如，同时，受伤侧手的握力恢复到正常水平。
- 如运动员被送去就医，则未经医生检查并批准，运动员不得恢复运动。

#### 二级和三级

- 运动员得以继续运动的前提是：经医生检查并批准，手腕不再疼痛，手腕的力量和柔韧性得以完全恢复且活动自如，同时，受伤侧手的握力恢复到正常水平。

**预防措施**

- 鼓励运动员在赛季（训练季）前对上臂和
  前臂进行强化和柔韧性训练。
- 指导运动员，避免摔倒时压到张开的手。

## 手部骨折

**即手部的骨头折断（见图12.28）。**

**起因**

- 手部遭到直接撞击。
- 摔倒时压到张开的手。

**询问运动员是否有下列症状**

- 受伤部位附近局部疼痛。
- 感觉受伤处有刺耳的摩擦声。
- 握拳时疼痛。

**检查运动员是否有下列体征**

- 个别部位有触痛感。
- 肿胀。
- 变形。
- 功能丧失。
- 握力减弱。

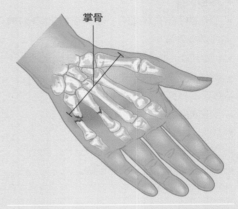

**图12.28**　手部骨折时，手部一根或数根骨头折断

如果骨头基本上完全错位，或是断骨刺破皮肤，或是出现神经受损或血液循环受阻的体征，或是运动员休克，则请求紧急医疗援助。

*如果没有出现上述情况，则按下列原则行事。*

1. 固定住受伤的手和手指。

2. 用吊臂带将伤手系牢在运动员身上。

3. 继续观察运动员，看他是否会休克，如有必要，采取相关应对措施。一旦休克，则请求紧急医疗援助。

4. 冰敷受伤部位，并将运动员送去就医。

**能继续开展运动的前提**

- 运动员得以继续运动的前提是：经医生检查并批准，手不再疼痛，手腕活动自如，且手腕与手的力量和柔韧性得以完全恢复。

**预防措施**

- 鼓励运动员在美式橄榄球、长曲棍球和冰球运动中，戴保护性手套。

## 手指脱位

即手指发生脱位时指骨会离开原来的位置（见图12.29）。

### 起因

- 手指末端遭到直接撞击。
- 手指遭到两个物体的有力挤压或夹击。

### 询问运动员是否有下列症状

- 疼得厉害。
- 受伤的手指有刺痛感（如果脱位的骨头对神经造成刺激）。
- （受伤时）感到或听到一声脆响。
- 感觉受伤的手指松动或脱落。

### 检查运动员是否有下列体征

- 受伤的手指弯曲着。
- 肿胀。
- 变形。
- 无法弯曲或伸直受伤的手指。

- 受伤的手指失去知觉（如果脱位的骨头对神经造成刺激）。
- 脱位的指关节处一碰就疼得厉害。

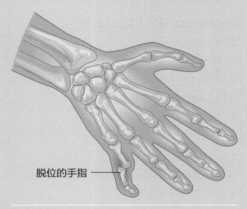

脱位的手指 ——

图12.29　手指脱位

---

### ➕ 处理

**如出现下列情况，则要请求紧急医疗援助。**

1. 运动员休克了。
2. 出现神经受损或血液循环受阻的体征。

**如果没有出现上述情况，则按下列原则行事。**

1. 固定住受伤的手与手指（固定在你发现其

伤情的位置）。

2. 继续观察运动员，看他是否会休克，如有必要，采取相关应对措施。
3. 冰敷受伤部位，并将运动员送去就医。

---

### 能继续开展运动的前提

- 运动员得以继续运动的前提是：经医生检查并批准，手指不再疼痛，手腕、手与手指的力量和柔韧性得以完全恢复，且活动自如。
- 运动员恢复运动时，可能需要给受伤的手指缠上保护性胶带。缠胶带时，将受伤手指和与它相邻且离手掌中线更近的那根手指缠在一起（见图12.30）。

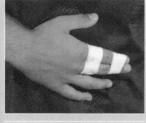

图12.30　针对手指的保护性胶带缠法

### 预防措施

- 鼓励运动员在赛季（训练季）前开展手腕和手部肌肉的强化与拉伸练习。
- 建议运动员在训练和比赛前，给曾受过伤的手指缠上胶带。

## 手指扭伤

**即手指关节韧带被扯断或撕裂（见图12.31）。**

**起因**

- 手指末端遭到直接撞击。
- 手指关节被扭转。

**询问运动员是否有下列症状**

*一级*

- 弯曲或伸直受伤的手指关节时，有轻度的疼痛。
- 沿手指关节的两侧或前后部，有轻度的疼痛。

*二级和三级*

- 弯曲或伸直受伤的手指关节时，有中度至重度的疼痛。
- 沿手指关节的两侧或前后部，有中度至重度的疼痛。
- 感觉关节处松动或不稳。
- 感觉伤处有刺耳的摩擦声。
- 受伤时听到或感到一声脆响。

**检查运动员是否有下列体征**

*一级*

- 沿手指关节的两侧或前后部，个别部位有轻度的触痛感。

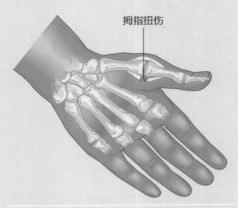

拇指扭伤

**图12.31　拇指扭伤时，韧带被撕裂或扯断**

*二级和三级*

- 沿手指关节的两侧或前后部，个别部位有中度至重度的触痛感。
- 无法弯曲或伸直受伤的手指关节。
- 握力下降。
- 肿胀。

 **处理**

*一级*

1. 停止令运动员疼痛的活动。
2. 冰敷。
3. 如相关症状和体征恶化（更为频发，特别是在日常活动中出现），或在数天内没有消退，则将运动员送去就医。

*二级和三级*

1. 停止运动员受伤手的一切活动。
2. 给受伤的手指上夹板。
3. 继续观察运动员，看他是否会休克，如有必要，采取相关应对措施。一旦休克，则请求紧急医疗援助。
4. 冰敷受伤部位，指导运动员抬高受伤部位，并将其送去就医。

**能继续开展运动的前提**

*一级*

- 如果疼痛消退，运动员手指的力量完全恢复且活动自如，则运动员可恢复运动。
- 如果运动员被送去就医，则未经医生检查并批准，运动员不得恢复运动。

手指扭伤（续）

- 当运动员恢复运动时，应给受伤的手指缠上保护性胶带（见图12.30）。如拇指扭伤，则不需要这样做。

**二级和三级**

- 运动员可恢复运动的前提是：经医生检查并批准，手指不再疼痛，手指的力量完全恢复且活动自如。

- 当运动员恢复运动时，可能需要缠上保护性胶带（见图12.30）。

**预防措施**

- 鼓励运动员在赛季（训练季）前进行前臂与手的强化练习。
- 指导运动员，避免摔倒时压到张开的手。
- 建议运动员在训练和比赛前，给曾受过伤的手指缠上胶带。

## 手指骨折

即手指的一根或数根骨头破裂（见图12.32）。

**起因**

- 手指末端遭到直接打击。
- 手指遭到两个物体的有力挤压或夹击。

**询问运动员是否有下列症状**

- 弯曲或伸直手指时疼痛。
- 轻叩手指末端时疼痛。

**检查运动员是否有下列体征**

- 肿胀。
- 变形。

- 无法弯曲或伸直手指。

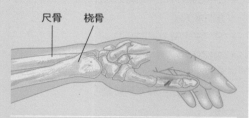

尺骨　　桡骨

**图12.32　拇指骨折**

### ➕ 处理

如果断骨刺破皮肤，或是出现神经受损或血液循环受阻的体征，或是运动员休克，则请求紧急医疗援助。

**如果没有出现上述情况，则按下列指示行事。**

1. 固定住受伤的手。

2. 用吊臂带将伤手系牢在运动员身上。

3. 继续观察运动员，看他是否会休克，如有必要，采取相关应对措施。一旦休克，则请求紧急医疗援助。

4. 对受伤部位冰敷，并将其送去就医。

**能继续开展运动的前提**

- 运动员可恢复运动的前提是：经医生检查并批准，手指不再疼痛，手腕、手和手指的力量与柔韧性完全恢复且活动自如。
- 当运动员恢复运动时，可能需要缠上保护性胶带（见图12.30）。

**预防措施**

- 建议运动员在训练和比赛前，给曾受过伤的手指缠上胶带。

# 第12章 回顾

- 锁骨骨折的损伤机制是什么?
- 肩锁关节扭伤时,伤者会在何处感觉到疼痛或触痛?
- 为什么说胸锁关节扭伤时,如果锁骨被朝后挤去,可能会危及生命?
- 对于肩袖拉伤的运动员而言,什么样的体育活动可能会造成疼痛?
- 如果运动员的胸部肌肉拉伤,什么样的肩部运动会引发疼痛?
- 三角肌位于什么部位?
- 斜方肌负责的三个动作是什么?
- 造成菱形肌拉伤的两种可能的原因是什么?
- 你可以采取什么方式将肋骨挫伤与肋骨骨折区分开来?
- 何种体征可能意味着肱骨骨折伤到了神经?
- 肱二头肌拉伤的两种损伤机制是什么?
- 二级和三级肱三头肌拉伤的体征有哪些?
- 中度至重度的肱二头肌肌腱炎,能够引起做何事能力的下降或丧失?
- 一个得了中度至重度肱二头肌肌腱炎的运动员,何时才可以恢复活动?
- 如果对可能发生的肱骨下段骨折进行冰敷,应避开肘部的哪个部位,为什么要避开?
- 尺神经位于什么部位?
- 肘部脱位后,通常会处于何种姿态?
- 肘关节扭伤可能有哪些起因?
- 得了网球肘后,通常会感觉哪里痛?
- 当一名得了高尔夫球肘的运动员提起物体时,何种手部姿势会引起疼痛?
- 如果一名运动员因为投掷(动作不当)而导致肘部生长板骨折,那么肘部的什么部位往往会受伤?
- 肘关节滑囊炎有哪些体征?
- 前臂骨折时,什么样的伤情需要请求紧急医疗援助?
- 当你怀疑运动员的手腕骨折时,你将如何对受伤部位上夹板?(你也许想要回顾一下第5章第72页上的内容。)
- 可以采取哪些措施,帮助预防手腕扭伤?
- 手部骨折时,什么样的手部运动可能会引起疼痛?
- 手指脱位有哪些体征?
- 手指扭伤有哪些体征?
- 手指骨折后,你要如何固定住受伤部位?

# 参考文献

Comstock, R.D., C.L. Collins, and E.E. Yard. National high school sports-related injury surveillance study, 2005-06 and 2006-07 school years (Personal communicaton, February 1, 2008).

Fleisig, G.S., C.J. Dillman, and J.R. Andrew. 1994. Biomechanics of the shoulder during throwing. In *The Athletic Shoulder*, edited by J.E. Andrews and K.E. Wilk. New York: Churchill Livingstone.

Koh, T.J., M.D. Grabiner, and G.G. Weiker. 1992.

Technique and ground reaction forces in the back handspring. *American Journal of Sports Medicine* 20: 61-66.

Yard, E.E. and R.D. Comstock. 2006. Injures sustained by pediatric ice hockey, lacrosse, and field hockey athletes presenting to United States emergency departments. *Journal of Athletic Traning*, 41(4): 441-449.

# 第13章

# 躯干及下肢肌肉骨骼损伤

**在本章中，你将了解如下内容。**

▶ 如何识别下肢肌肉骨骼损伤。

▶ 针对下肢部位的肌肉损伤，应该采取哪些紧急处理措施。

▶ 如何避免下肢肌肉骨骼的损伤。

▶ 受伤运动员重新回到赛场前需要具备的条件。

## 本章所涉及的一些损伤与处理技术

**运**动时，选手的腰部以下，即身体的下肢部位，需要承受运动所产生的惊人力量。例如，跑步时，髋部承受的力量是身体总重量的7倍。在篮球比赛中，球员上篮或跳投后会产生人体自身重力的5倍到7倍的垂直压力（Cavanaugh and Robinson, 1989）。这些作用力会对选手的背部、腹部肌肉、髋部、小腿、脚踝、脚掌、脚背以及脚趾造成很大的伤害。拥有对于伤病的快速评估能力，以及及时采取紧急处理的措施，可以让运动员以最快速度从伤病中恢复，并重返赛场。

阅读本章后，可以识别下肢部位的急性、慢性运动损伤，并为下肢部位的运动损伤提供紧急处理。

## 腹部和背部

因为背部和腹部肌肉在所有运动中会起到支撑身体的作用，所以如果这些部位的伤病没有得到及时处理，会变得非常脆弱，而且这些部位的伤病会极其容易复发。

附录A中的部分内容总结了对腹部和腰部损伤的紧急处理。

# 腹部肌肉拉伤

**腹部肌肉纤维组织被拉伤或撕裂。**

**起因**

- 腹部肌肉突然拉伸或收缩（见图13.1）。
- 腹部肌肉力量不足或者柔韧性不好。

**询问运动员是否有下列症状**

*一级*

- 腹部肌肉收缩时，感到轻度的疼痛。
- 运动员平躺起身时，腹部肌肉感到轻度的疼痛。
- 运动员做卷腹动作时，腹部肌肉感到轻度的疼痛。

*二级和三级*

- 腹部肌肉收缩时，感到中度或重度的疼痛。
- 运动员平躺起身时，腹部肌肉感到中度到重度的疼痛。
- 运动员做仰卧起坐动作时，腹部肌肉感到中度到重度的疼痛。

**检查运动员是否有下列体征**

*一级*

- 轻度压痛。

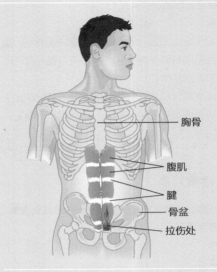

图13.1　腹部肌肉拉伤

胸骨
腹肌
腱
骨盆
拉伤处

*二级和三级*

- 中度到重度压痛。
- 腹部拉伤处有肿块或者压力性损伤。
- 腹部肌肉无力。
- 瘀伤（出现在受伤后的一到两天内）。

---

 **处理**

*一级*

1. 停止当前感到疼痛的运动。
2. 冰敷。
3. 如果运动员的体征或者症状恶化（尤其是在日常训练中，伤病反复发作），或者症状几天内未消退，请前往正规医院，交由医生处理。

*二级和三级*

1. 立即停止一切运动。
2. 如果运动员出现伤病，应首先监测好伤病情况，并稳定运动员的情绪，发生休克时采取及时的治疗，然后将运动员送至应急

医疗救援处治疗。

3. 如果运动员出现下列症状，请将运动员送往急诊处，进行应急医疗救援。

   a. 运动员出现肌肉萎缩的症状，腹部膨出，并伴有恶心或呕吐症状。

   b. 运动员受伤是由直接撞击引起的，并伴有内部器官损伤的一些症状，如休克、呕吐、尿血和牵涉性痛。

4. 利用冰敷的方法，将冰敷在运动员伤口处，并找人帮忙将运动员送到医生处进行处理（如果没有要求紧急医疗援助的话）。

腹部肌肉拉伤（续）

**能继续开展运动的前提**
**一级**

- 如果运动员伤病症状消退，腹部不再疼痛，腹部肌肉重新具有灵活性并充满力量，则可以返回运动中。
- 如果将运动员送到医生处，运动员在经医生检查或得到医生允许前，不能返回运动中。

**二级和三级**

- 运动员得以继续运动的前提是：经医生检查并批准，同时腹部不再疼痛，腹部和髋部肌肉重新具有灵活性并充满力量，整个躯干和髋部的活动范围不受影响。

**预防措施**

- 应该鼓励运动员做赛前的热身练习，做好拉伸活动，并增强腹部、腰部以及髋部肌肉的力量。

## 急性胸肋痛

急性胸肋痛是在身体的两侧出现抽筋或者痉挛的感觉。一般田径运动员或者心血管耐力不足的运动员容易遇到。

**起因**

- 不详。

**询问运动员是否有下列症状**

- 运动时，身体一侧出现剧烈的疼痛。

- 运动员休息一会儿后，疼痛会完全消失。

**检查运动员是否有下列体征**

- 无。

**处理**

1. 指导运动员弯腰，并将手指抵在疼痛部位。
2. 让运动员深吸一口气，并慢慢把气呼出来。
3. 指导运动员通过将手臂举过头顶，并且将腰部弯曲到另一侧来拉伸肌肉。

**能继续开展运动的前提**

- 运动员疼痛减退后，呼吸和心率正常，这时运动员可以回到运动中。
- 如果运动员的疼痛没有消退，医生必须对运动员的身体进行检查来排除其他问题。运动员在得到医生的允许下，重新进行运动。

**预防措施**

- 指导运动员在比赛之前进行适当的有氧或心血管的热身活动。
- 建议运动员在剧烈活动之前2小时内，不要进食。

## 腰部损伤

**背部肌纤维被拉伤或撕裂。**
**起因**

- 背部肌肉突然拉伸或收缩（见图13.2）。
- 腹肌无力。
- 腰部和髋部肌肉紧绷。

**询问运动员是否有下列症状**
**一级**

- 腰部肌肉收缩时，伴随着轻度的疼痛。
- 运动员平躺起身时，伴随着轻度的疼痛。
- 运动员向前屈身时，伴随着轻度的疼痛。

- 运动员拱背时，伴随着轻度的疼痛。
- 运动员弯腰时，伴随着轻度的疼痛。

*二级和三级*

- 腰部肌肉收缩时，伴随着中度到重度的疼痛。
- 运动员平躺起身时，伴随着中度到重度的疼痛。
- 运动员向前屈身时，伴随着中度到重度的疼痛。
- 运动员拱背时，伴随着中度到重度的疼痛。
- 运动员弯腰时，伴随着中度到重度的疼痛。

**检查运动员是否有下列体征**

*一级*

- 受伤部位轻度压痛（从脊柱到两侧部位）。

*二级和三级*

- 受伤部位中度到重度压痛（从脊柱到两侧部位）。
- 肌肉撕裂处有肿块或者压力性损伤。

- 腰部肌肉无力。
- 瘀伤（出现在受伤后的一到两天内）。

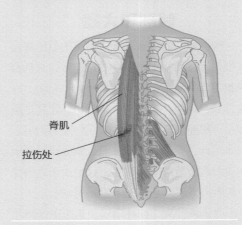

脊肌

拉伤处

**图13.2　腰部损伤**

## ➕ 处理

*一级*

1. 停止当前感到疼痛的运动。
2. 冰敷。
3. 如果运动员的体征或者症状恶化（尤其是在日常训练中，伤病反复发作），或者症状几天内未消退，请将运动员送往正规医院，由医生处理。

*二级和三级*

1. 立即停止一切运动。
2. 如果运动员出现伤病，应首先监测好伤病情况，并稳定其情绪，发生休克时采取及时的治疗，然后将其送至应急医疗救援处治疗。
3. 如果运动员出现下列症状，请将运动员送往急诊处，进行应急医疗救援。

    a. 运动员出现肌肉萎缩的症状，腹部膨出，并伴有恶心或呕吐症状。

    b. 运动员受伤是由直接撞击引起的，并伴有内部器官损伤的一些症状，如休克、呕吐、尿血和牵涉性痛。

4. 利用冰敷的方法，将冰敷在运动员伤口处，并将运动员送到医生处进行处理（如果当时没有应急医疗救援处）。

**能继续开展运动的前提**

*一级*

- 如果运动员伤病症状消退，腰部不再疼痛，腹部肌肉重新具有灵活性并充满力量，则可以返回比赛。
- 如果将运动员送到医生处，运动员在经医生检查或得到医生允许前，不能返回比赛。

*二级和三级*

- 运动员得以继续运动的前提是：经医生检查并批准，同时腹部不再疼痛，腹部和髋部肌肉重新具有灵活性并充满力量，整个躯干和髋部的活动范围不受影响。

**预防措施**

- 应该鼓励运动员做赛前的热身练习来拉伸并增加腹部、腰部以及髋部肌肉的力量。

关于腰部损伤的紧急处理总结，请参考附录A。

# 髋部和大腿

现在看一看髋部和大腿常见的急性和慢性损伤。髋部损伤是一种非常痛苦，并且会导致运动员状态大幅下滑的伤病。同时，在大部分运动中，运动员大腿损伤，尤其是肌肉拉伤和挫伤又是非常常见的。在赛季初期，很多运动员会遇到股四头肌、腘绳肌以及大腿腹股沟位置的肌肉损伤。这是由于这些部位的肌肉变形、无力以及僵硬导致的。

考姆斯托克、柯林斯以及亚德在2008年高中体育项目的研究中发现，在足球比赛中受伤的男女运动员，髋部和大腿受伤的比例分别为19.6%和13.3%。表13.1说明了在其他运动中髋部和大腿受伤情况。下文的内容可以帮助运动员避免可能经历的髋部疼痛和腿部伤病问题。

附录A中提供了便捷的参考方案，帮助你正确解决运动员髋部和大腿损伤问题。

**表13.1　在所有身体受伤部位中，髋部和大腿损伤所占的比例**

| 运动项目 | 所占百分比 |
| --- | --- |
| 男子足球 | 19.6% |
| 女子足球 | 13.3% |
| 摔跤 | 10.5% |
| 男子曲棍球 | 10.3% |
| 橄榄球 | 10.1% |
| 垒球 | 9% |
| 男子篮球 | 8.2% |
| 女子篮球 | 8.2% |
| 女子曲棍球 | 8.2% |

源自：Comstock, Collins and Yard, 2008, and Hinton et al., 2005.

## 髋关节脱位或半脱位

在髋关节脱位中，股骨头会从骨盆中脱出（见图13.3）。在髋关节半脱位中，股骨头会从骨盆中脱出，然后自行复位。

**起因**

- 70%到80%的髋关节脱位是由股骨头从髋关节脱位造成的。这种伤病一般发生在运动员从空中落地时。运动员落地时，膝盖弯曲，大腿向内侧旋转并靠近身体中线位置。这很容易造成运动员髋关节的脱位。关于髋关节脱位的一个经典案例是，一名正在奔跑的足球运动员，因为身体受到侵犯，所以在膝盖弯曲时，身体向前跌倒，导致该名运动员髋关节脱位。

**询问运动员是否有下列症状**

- 髋部和大腿剧烈疼痛。

- 小腿和脚刺痛（如果骨头移位，对神经造成刺激）。
- 感觉到髋关节松动或者不稳定。
- 在受伤时，感到或听到一声脆响。
- 膝盖、小腿甚至背部疼痛。

**检查运动员是否有下列体征**
*半脱位*

- 腿、脚踝或者脚趾没有感觉（因为移位的骨头触碰神经）。
- 腿、脚踝或者脚趾发青（因为移位的骨头导致血液供应不上）。
- 行走时一瘸一拐。

*脱位*

- 无法移动。
- 腿部无法抬高。
- 受伤的腿可能会显得更短（因为髋关节向后脱位）。
- 腿、脚踝或者脚趾没有感觉（因为移位的骨头触碰神经）。
- 腿、脚踝或者脚趾发青（因为移位的骨头导致血液供应不上）。

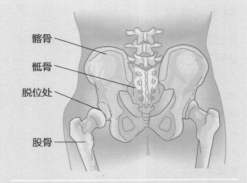

髂骨
骶骨
脱位处
股骨

**图13.3** 大部分髋关节脱位中，股骨头会从骨盆中脱出

 处理

*半脱位*

1. 避免运动员用受伤的腿行走。
2. 应首先监测伤病情况，并稳定运动员的情绪，发生休克时采取及时的治疗，然后将运动员送至应急医疗救援处治疗。
3. 如果运动员出现极度疼痛，髋部活动受到限制，神经损伤或者血液供应中断等症状，请立即提供应急医疗救援。

4. 冰敷受伤部位，并将运动员送到医生处进行治疗。

*脱位*

1. 立刻将运动员送至应急医疗救援处治疗。
2. 防止运动员移动受伤的腿。
3. 监测伤病情况，并稳定运动员的情绪，发生休克时采取及时的治疗。
4. 冰敷。

**能继续开展运动的前提**

- 运动员必须满足下列情况才能重新返回比赛：经医生检查并得到医生的允许，髋部不再疼痛，整个髋部的活动范围不受影响，髋部和大腿肌肉重新具有灵活性并充满力量。

**预防措施**

- 鼓励运动员在赛前为比赛做好充分的准备，强化核心和髋部训练。

## 髋关节挫伤

即髋关节前部、髋骨顶部有瘀伤（见图13.4）。

**起因**

● 挤压。

**询问运动员是否有下列症状**

*轻度*

● 大腿向前抬起时伴有轻度的疼痛。

● 背部伴有轻度的疼痛。

*中度至重度*

● 大腿向前抬起时伴有中度至重度的疼痛。

● 弯腰时背部伴有中度至重度的疼痛。

**检查运动员是否有下列体征**

*轻度*

● 髋骨前方有轻度压痛。

*中度至重度*

● 大腿无法向前抬起。

● 肿胀。

● 瘀伤（出现在受伤后的一到两天内）。

● 髋骨前方有中度至重度的压痛。

● 行走时伴有中度至重度的疼痛。

● 行走时一瘸一拐或无法行走。

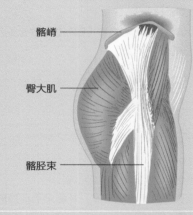

图13.4　髋关节挫伤

（图中标注：髂嵴、臀大肌、髂胫束）

### ➕ 处理

*轻度*

1. 停止当前感到疼痛的运动。

2. 冰敷。

3. 如果运动员的体征或者症状恶化（尤其是在日常训练中，伤病反复发作），或者症状几天内未消退，请将运动员送往正规医院，由医生处理。

*中度至重度*

1. 立即停止一切运动。

2. 不可以用受伤的腿行走。

3. 如果运动员出现伤病，应首先监测伤病情况，并稳定运动员的情绪，发生休克时采取及时的治疗，然后将运动员送至应急医疗救援处治疗。

4. 用冰敷在受伤的部位，并将运动员送到医生处进行治疗（如果运动员没有发生休克）。

**能继续开展运动的前提**

*轻度*

● 如果运动员伤病症状消退，髋部不再疼痛，髋部活动范围不受影响，髋部和大腿肌肉重新具有灵活性并充满力量，则可以返回比赛。

● 如果运动员被送至医生处进行处理，运动员必须经医生检查并得到医生的允许，方可重新返回比赛。

● 当运动员重新返回比赛时，必须佩戴髋部保护垫，对髋部进行保护。

**中度至重度**

- 运动员得以继续运动的前提是：经医生检查并批准，髋部不再疼痛，整个髋部的活动范围不受影响，髋部和大腿肌肉重新具有灵活性并充满力量。

- 当运动员重新返回比赛时，必须佩戴髋部保护垫，对髋部进行保护。

**预防措施**

- 应鼓励美式橄榄球、排球、冰球、棒球和垒球项目的运动员在比赛中佩戴髋部保护垫，对髋部进行保护。

## 髋部肌肉拉伤

即大腿前部或骨盆前部的肌肉拉伤或撕裂（见图13.5）。

**起因**

- 肌肉用力地收缩或拉伸。
- 髋部和大腿肌肉无力或僵硬。

**询问运动员是否有下列症状**

**一级**

- 大腿前部有轻度的疼痛。
- 当试图抬起大腿时，伴有轻度的疼痛。
- 跑步时伴有轻度的疼痛。

**二级和三级**

- 大腿前部有中度至重度的疼痛。
- 当试图抬起大腿时，伴有中度至重度的疼痛。
- 跑步时伴有中度至重度的疼痛。
- 受伤时，感到或听到一声响动。

**检查运动员是否有下列体征**

**一级**

- 髋关节前面有轻度的压痛。

**二级和三级**

- 髋关节前面有中度至重度的压痛。
- 肌肉撕裂处有肿块或压痕。

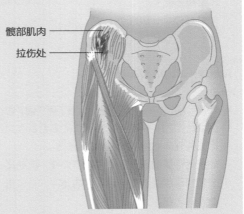

髋部肌肉

拉伤处

**图13.5** 髋部肌肉拉伤

- 髋部和大腿无力。
- 瘀伤（出现在受伤后的一到两天内）。
- 无法将大腿向前或者向上抬起。
- 肿胀。
- 行走时一瘸一拐。

髋部肌肉拉伤（续）

 **处理**

**一级**

1. 停止当前感到疼痛的运动。
2. 冰敷。
3. 如果运动员的体征或者症状恶化（尤其是在日常训练中，伤病反复发作），或者症状几天内未消退，请将运动员送往正规医院，由医生处理。

**二级和三级**

1. 立即停止一切运动。

2. 如果运动员出现伤病，应首先监测伤病情况，并稳定运动员的情绪，发生休克时采取及时的治疗，然后将运动员送至应急医疗救援处治疗。
3. 如果肌肉完全撕裂（卷起），请将运动员送至应急医疗救援处处理。
4. 不可以用受伤的腿行走。
5. 用冰敷在受伤的部位，并将运动员送到医生处进行治疗（如果没有要求紧急医疗援助的话）。

**能继续开展运动的前提**

**一级**

- 如果运动员伤病症状消退，髋部不再疼痛，髋部活动范围不受影响，髋部肌肉重新具有灵活性并充满力量，则可以返回比赛。
- 如果运动员被送至医生处进行处理，运动员必须经医生检查并得到医生的允许，方可重新返回比赛。
- 返回比赛时，运动员应穿上弹性绷带，用于帮助支撑髋部和大腿。
- 当运动员恢复伤病，重新返回比赛时，在日常训练中应对髋部上方的肌肉和股四头肌进行拉伸。

**二级和三级**

- 运动员得以继续运动的前提是：经医生检查并批准，髋部不再疼痛，整个髋部的活动范围不受影响，髋部肌肉重新具有灵活性并充满力量。
- 返回比赛时，运动员应穿上弹性绷带，用于帮助支撑髋部和大腿。
- 当运动员恢复伤病，重新返回比赛时，在日常训练中应对髋部上方的肌肉和股四头肌进行拉伸。

**预防措施**

- 鼓励运动员在赛前为比赛做好充分的准备，强化髋部和大腿的力量训练和拉伸训练。
- 指导运动员在比赛之前进行适当的有氧或心血管的热身活动。

# 大腿内侧肌肉拉伤

即内收肌（大腿内侧肌肉）被拉伤或撕裂（见图13.6）。

**起因**

- 肌肉用力收缩或拉伸。
- 大腿内侧肌肉无力或僵硬。
- 当脚着地时，上肢扭动。

**询问运动员是否有下列症状**

**一级**

- 大腿内侧一侧肌肉轻度疼痛。
- 大腿向另一侧腿向内移动时，伴有轻度的疼痛。
- 跑步时伴有轻度的疼痛。

- 斜切及扭转动作时伴有轻度的疼痛。
- 侧身移动时，伴有轻度的疼痛。

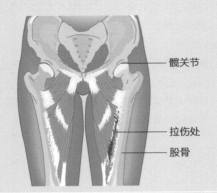

髋关节

拉伤处

股骨

**图13.6 大腿内侧肌肉拉伤**

**二级和三级**

- 大腿内侧一侧肌肉有中度至重度的疼痛。
- 大腿向另一侧腿移动时，伴有中度至重度的疼痛。

- 跑步时伴有中度至重度的疼痛。
- 斜切及扭转动作时伴有中度至重度的疼痛。
- 侧身移动时，伴有中度至重度的疼痛。
- 受伤时，感到或听到一声响动。

**检查运动员是否有下列体征**

**一级**

- 大腿内侧有轻度压痛。

**二级和三级**

- 大腿内侧有中度至重度的压痛。
- 肌肉撕裂处有肿块或压痕。
- 大腿内侧或膝盖挫伤（出现在受伤后的一到两天内）。
- 大腿无法向另一侧腿移动（例如向身体另一侧踢腿）。
- 大腿不能伸开。
- 肿胀。
- 行走时一瘸一拐。

---

 **处理**

**一级**

1. 停止当前感到疼痛的运动。
2. 冰敷。
3. 如果运动员的体征或者症状恶化（尤其是在日常训练中，伤病反复发作），或者症状几天内未消退，请将运动员送往正规医院，由医生处理。

**二级和三级**

1. 立即停止一切运动。
2. 如果运动员出现伤病，应首先监测伤病情

况，并稳定运动员的情绪，发生休克时采取及时的治疗，然后将运动员送至应急医疗救援处治疗。

3. 如果肌肉完全撕裂（卷起），请将运动员送至应急医疗救援处处理。
4. 不可以用受伤的腿行走。
5. 用冰敷在受伤的部位，并将运动员送到医生处进行治疗（如果没有要求紧急医疗援助的话）。

---

**能继续开展运动的前提**

**一级**

- 如果运动员伤病症状消退，大腿不再疼痛，髋部活动范围不受影响，髋部和大腿肌肉重新具有灵活性并充满力量，则可以返回比赛。
- 如果运动员被送至医生处进行处理，运动员必须经医生检查后，并得到医生的允许，方

可重新返回比赛。
- 返回比赛时，运动员应穿上弹性绷带，用于帮助支撑髋部和大腿。
- 当运动员恢复伤病，重新返回比赛时，在日常训练中应对髋部上方的肌肉和股四头肌进行拉伸。

大腿内侧肌肉拉伤（续）

**二级和三级**

- 运动员得以继续运动的前提是：经医生检查并批准，大腿不再疼痛，整个髋部的活动范围不受影响，髋部和大腿肌肉重新具有灵活性并充满力量。
- 返回比赛时，运动员应穿上弹性绷带，用于帮助支撑髋部和大腿。

- 当运动员恢复伤病，重新返回比赛时，在日常训练中应对髋部上方的肌肉和股四头肌进行拉伸。

**预防措施**

- 鼓励运动员在赛前为比赛做好充分的准备，强化髋部和大腿的力量训练和拉伸训练。
- 指导运动员在比赛之前进行适当的有氧或心血管的热身活动。

# 大腿骨折

**即胫骨（大腿骨）骨折。**

**起因**

- 挤压。
- 扭转性损伤。

**询问运动员是否有下列症状**

- 受伤时，感到或听到一声响动。
- 灼伤感。
- 先轻轻挤压大腿上方，然后在挤压伤口下方发现受伤部位一侧疼痛。

- 身体做出任何活动都伴随着疼痛。

**检查运动员是否有下列体征**

- 腿部畸形。
- 腿、脚踝或者脚趾没有感觉（因为移位的骨头触碰神经）。
- 腿、脚踝或者脚趾发青（因为移位的骨头导致血液供应不上）。
- 肌肉痉挛。

---

**➕ 处理**

1. 立刻将运动员送至应急医疗救援处治疗。
2. 防止运动员髋关节和整条受伤腿移动。
3. 如有需要，检测好受伤情况，稳定好运动员情绪，并处理休克问题。
4. 至少冰敷15分钟。

---

**能继续开展运动的前提**

- 运动员得以继续运动的前提是：经医生检查并得到医生的允许，整个髋部和膝盖的活动范围不受影响，股四头肌和腘绳肌重新具有灵活性并充满力量。

- 返回比赛时，运动员应穿上弹性绷带，用于保护大腿。

**预防措施**

- 应鼓励美式橄榄球、冰球项目的运动员在比赛中佩戴髋部保护垫，对大腿进行保护。

## 大腿挫伤

即大腿骨或软组织有瘀伤（见图13.7）。

**起因**

- 挤压。

**询问运动员是否有下列症状**

***轻度***

- 大腿向前抬起，或者向后伸展时伴有轻度的疼痛（取决于受伤的部位）。
- 跑步时伴有轻度的疼痛。
- 膝盖弯曲或伸展时伴有轻度的疼痛。

***中度至重度***

- 大腿向前抬起，或者向后伸展时伴有中度至重度的疼痛（取决于受伤的部位）。
- 跑步时伴有中度至重度的疼痛。
- 膝盖弯曲或伸展时伴有中度至重度的疼痛。

**检查运动员是否有下列体征**

***轻度***

- 受伤部位有轻度的压痛。
- 走步时伴有轻度的疼痛。

***中度至重度***

- 大腿无法向前抬起，或者向后伸展（取决于受伤的部位）。
- 膝盖无法弯曲或伸直。

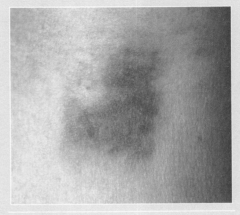

图13.7 大腿挫伤

- 肿胀。
- 瘀伤（出现在受伤后的一到两天内）。
- 受伤部位有中度至重度的压痛。
- 行走时有中度至重度的疼痛。
- 肌肉痉挛。
- 大腿无力。
- 行走时一瘸一拐。

 **处理**

***轻度***

1. 停止当前感到疼痛的运动。
2. 冰敷15分钟，然后加压包扎。
3. 如果运动员的体征或者症状恶化（尤其是在日常训练中，伤病反复发作），或者症状几天内未消退，请将运动员送往正规医院，由医生处理。

***中度至重度***

1. 立即停止一切运动。
2. 不可以用受伤的腿行走。
3. 如果运动员出现伤病，应首先监测伤病情况，并稳定运动员的情绪，发生休克时采取及时的治疗，然后将运动员送至应急医疗救援处治疗。
4. 冰敷受伤部位，并将运动员送到医生处进行治疗（如果运动员没有发生休克）。

大腿挫伤（续）

**能继续开展运动的前提**
**轻度**

- 如果运动员伤病症状消退，大腿不再疼痛，髋部和膝部活动范围不受影响，大腿肌肉重新具有灵活性并充满力量，则可以返回比赛。
- 如果运动员被送至医生处进行处理，运动员必须经医生检查后，并得到医生的允许，方可重新返回比赛。
- 返回比赛时，运动员应穿上弹性绷带，因为重复的受伤，会导致肌肉组织钙化。

**中度至重度**

- 运动员得以继续运动的前提是：经医生检查并批准，大腿不再疼痛，整个髋部和膝部的活动范围不受影响，大腿肌肉重新具有灵活性并充满力量。
- 返回比赛时，运动员应穿上弹性绷带，因为重复的受伤，会导致肌肉组织钙化。

**预防措施**

- 应鼓励美式橄榄球、冰球项目的运动员在比赛中佩戴髋部保护垫，对髋部进行保护。

# 股四头肌拉伤

**股四头肌用力拉伤或撕裂（见图13.8）。**
**起因**

- 股四头肌突然拉伸或收缩。
- 肌肉无力或缺乏弹性。

**需要询问是否有下列症**
**一级**

- 大腿前部有轻度的疼痛。
- 大腿向前抬起或膝部伸展时伴有轻度的疼痛。
- 跑步时伴有轻度的疼痛。
- 大腿向后伸展或膝盖弯曲时，伴有轻度的疼痛。

**二级和三级**

- 大腿前部有中度至重度的疼痛。
- 大腿向前抬起或膝部伸展时伴有中度至重度的疼痛。
- 跑步时伴有中度至重度的疼痛。
- 大腿向后伸展或膝盖弯曲时，伴有中度至重度的疼痛。
- 受伤时，感到或听到一声响动。
- 上下楼时，伴有疼痛。

**检查运动员是否有下列体征**
**一级**

- 大腿前部有轻度的压痛。

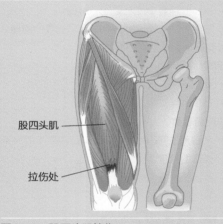

股四头肌

拉伤处

**图13.8 股四头肌拉伤**

**二级和三级**

- 大腿前部有中度至重度的压痛。
- 肌肉撕裂处有肿块或压痕。
- 大腿下方、小腿或膝盖处有瘀伤（出现在受伤后的一到两天内）。
- 膝部伸直和弯曲能力下降，或膝部无法伸直和弯曲。
- 肿胀。
- 行走时一瘸一拐。

## ✚ 处理

**一级**

1. 停止当前感到疼痛的运动。

2. 冰敷。

3. 如果运动员的体征或者症状恶化（尤其是在日常训练中，伤病反复发作），或者症状几天内未消退，请将运动员送往正规医院，由医生处理。

**二级和三级**

1. 立即停止一切运动。

2. 如果运动员出现伤病，应首先监测伤病情况，并稳定运动员的情绪，发生休克时采取及时的治疗，然后将运动员送至应急医疗救援处治疗。

3. 如果肌肉完全撕裂（卷起），请将运动员送至应急医疗救援处处理。

4. 不可以用受伤的腿行走。

5. 用冰敷在受伤的部位，并将运动员送到医生处进行治疗（如果没有要求紧急医疗援助的话）。

**能继续开展运动的前提**

**一级**

- 如果运动员伤病症状消退，大腿不再疼痛，髋部和膝部活动范围不受影响，股四头肌的肌肉重新具有灵活性并充满力量，则可以返回比赛。

- 如果运动员被送至医生处进行处理，运动员必须经医生检查并得到医生的允许，方可重新返回比赛。

- 返回比赛时，运动员应穿上弹性绷带或橡胶护具，用于帮助支撑大腿。

- 当运动员恢复伤病，重新返回比赛时，在日常训练中应对股四头肌进行拉伸。

**二级和三级**

- 运动员必须满足下列情况才能重新返回比赛：经医生检查并得到医生的允许。髋部不再疼痛，整个髋部的活动范围不受影响，髋部和腿部肌肉重新具有灵活性并充满力量。

- 返回比赛时，运动员应穿上弹性绷带或橡胶护具，用于帮助支撑大腿。

- 当运动员恢复伤病，重新返回比赛时，在日常训练中应对股四头肌进行拉伸。

**预防措施**

- 鼓励运动员在赛前为比赛做好充分的准备，强化核心、膝部、髋部和大腿的力量训练和拉伸训练。

- 指导运动员在比赛之前进行适当的有氧或心血管的热身活动。

## 腘绳肌拉伤

**腘绳肌拉伤或撕裂（见图13.9）。**

**起因**

- 腘绳肌用力拉伤或撕裂。

- 腘绳肌无力或缺乏弹性。

**询问运动员是否有下列症状**

**一级**

- 大腿后部有轻度的疼痛。

- 大腿向后伸展或弯曲膝关节时伴有轻度的疼痛。

腘绳肌拉伤（续）

- 跑步时伴有轻度的疼痛。
- 大腿前展或弯曲膝关节时，伴有轻度的疼痛。

**二级和三级**

- 大腿后部有中度至重度的疼痛。
- 大腿向后伸展或弯曲膝关节时伴有中度至重度的疼痛。
- 行走时伴有中度至重度的疼痛。
- 大腿前屈或弯曲膝关节时，伴有中度至重度的疼痛。
- 受伤时，感到或听到一声响动。

**检查运动员是否有下列体征**

*一级*

- 大腿后部有轻度的压痛。

*二级和三级*

- 大腿后部有中度至重度的压痛。
- 肌肉撕裂处有肿块或压痕。
- 大腿后部下方、膝盖或小腿处有瘀伤（出现在受伤后的一到两天内）。

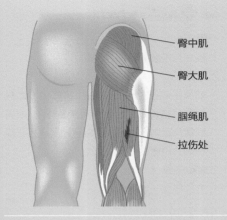

臀中肌
臀大肌
腘绳肌
拉伤处

图13.9　肌腱拉伤

- 膝部伸直和弯曲能力下降，或膝部无法伸直和弯曲。
- 肿胀。
- 行走时一瘸一拐。

 **处理**

*一级*

1. 停止当前感到疼痛的运动。
2. 冰敷。
3. 如果运动员的体征或者症状恶化（尤其是在日常训练中，伤病反复发作），或者症状几天内未消退，请将运动员送往正规医院，由医生处理。

**二级和三级**

1. 立即停止一切运动。

2. 如果运动员出现伤病，应首先监测伤病情况，并稳定运动员的情绪，发生休克时采取及时的治疗，然后将运动员送至应急医疗救援处治疗。
3. 如果肌肉完全撕裂（卷起），请将运动员送至应急医疗救援处处理。
4. 不可以用受伤的腿行走。
5. 冰敷受伤部位，并将运动员送到医生处进行治疗（如果没有要求紧急医疗援助的话）。

**能继续开展运动的前提**

**一级**

- 如果运动员伤病症状消退，大腿不再疼痛，髋部和膝部活动范围不受影响，腘绳肌的肌肉重新具有灵活性并充满力量，则可以返回比赛。

- 如果运动员被送至医生处进行处理，运动员必须经医生检查并得到医生的允许，方可重新返回比赛。
- 返回比赛时，运动员应穿上弹性绷带或橡胶护腿，用于帮助支撑大腿。
- 当运动员恢复伤病，重新返回比赛时，在日常训练中应对腘绳肌进行充分拉伸。

**二级和三级**

- 运动员得以继续运动的前提是：伤病症状消退，大腿不再疼痛，髋部和膝部活动范围不受影响，腘绳肌重新具有灵活性并充满力量。
- 返回比赛时，运动员应穿上弹性绷带或橡胶护腿，用于帮助支撑大腿。

- 当运动员从伤病中恢复，重新返回比赛时，在日常训练中应对腘绳肌进行拉伸。

**预防措施**

- 鼓励运动员在赛前为比赛做好充分的准备，强化核心、膝部、髋部和大腿的力量训练和拉伸训练。
- 指导运动员在比赛之前进行适当的有氧或心血管的热身活动。

# 膝 部

膝盖部位在所有运动中是第二个最容易受伤的部位。在高中体育中，女性膝盖部位的受伤概率远大于男性（Comstock, Collins and Yard, 2008）。其中女子足球、女子曲棍球的膝盖部位受伤概率最大，分别为21.8%和21.4%。表13.2统计了多种运动中膝盖部位受伤的概率。图13.10展示了在普通膝盖伤病中主要的疼痛区域。

如果对运动中常见的膝部伤病护理有任何疑问，请参见附录A。

表13.2 在身体所有部位伤病中，膝盖部位伤病所占的比例

| 运动项目 | 所占百分比 |
| --- | --- |
| 女子足球 | 21.8% |
| 女子长曲棍球 | 21.4% |
| 女子篮球 | 18.4% |
| 男子长曲棍球 | 15.5% |
| 橄榄球 | 15.4% |
| 男子足球 | 15.4% |
| 摔跤 | 14.4% |
| 女子垒球 | 11.9% |
| 女子排球 | 11.0% |
| 棒球 | 7.7% |

源自：Comstock, Collins and Yard, 2008, and Hinton et al., 2005.

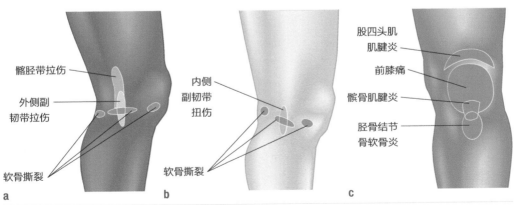

**图13.10** a.由外侧副韧带拉伤、软骨撕裂、髂胫带拉伤所引起的腿外侧区域的疼痛；b.由内侧副韧带扭伤和软骨撕裂引起的腿内侧区域的疼痛；c.由股四头肌肌腱炎、髌骨肌腱炎、胫骨结节骨软骨炎、前膝痛所引起的膝盖前面区域的疼痛

# 急性膝关节损伤

## 膝关节扭伤

即膝关节韧带拉伤或撕裂限制膝关节的活动（见图13.11a~d；疼痛区域也见图13.10a和b）。

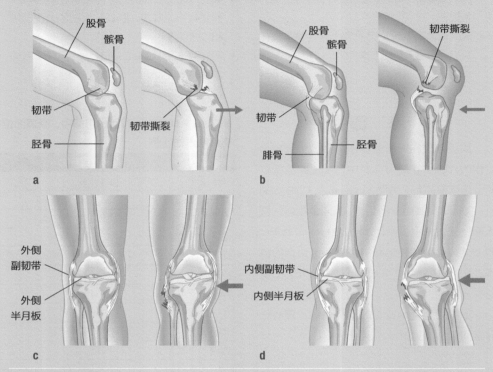

图13.11　膝关节扭伤，a.前交叉韧带（ACL）；b.后十字韧带（PCL）；c.外侧副韧带（LCL）；d.内侧副韧带（MCL）

起因

- 膝关节前部、后部或侧部受到挤压。
- 扭转性损伤。
- 膝关节过度拉伸或弯曲。
- 大腿肌肉无力。

询问运动员是否有下列症状

一级

- 膝关节伸直或弯曲时，伴有轻度的疼痛（见图13.10a和b）。

二级和三级

- 膝关节伸直或弯曲时，伴有中度至重度的疼痛（见图13.10a和b）。
- 膝关节松动或不稳定。
- 受伤时，感到或听到一声响动。

检查运动员是否有下列体征

一级

- 轻度的压痛。

二级和三级

- 中度至重度的压痛。
- 肿胀。
- 行走时一瘸一拐。

## ✚ 处理

**一级**

1. 停止当前感到疼痛的运动。
2. 冰敷。
3. 如果运动员的体征或者症状恶化（尤其是在日常训练中，伤病反复发作），或者症状几天内未消退，请将运动员送往正规医院，由医生处理。

**二级和三级**

1. 立即停止一切运动。
2. 禁止运动员用受伤的腿行走。
3. 如果运动员出现伤病，应首先监测伤病情况，并稳定运动员的情绪，发生休克时采取及时的治疗，然后将运动员送至应急医疗救援处治疗。
4. 如果运动员出现下列症状，请将运动员送往急诊处，进行应急医疗救援。
   a. 运动员出现神经损伤的体征和症状（小腿、脚出现刺痛或麻木）。
   b. 运动员出现破坏血液供应的体征和症状（脚部、脚趾或脚趾甲发青）。
5. 冰敷受伤部位，并将运动员送到医生处进行治疗（如果运动员没有发生休克）。

**能继续开展运动的前提**

*一级*

- 如果运动员伤病症状消退，膝关节不再疼痛，膝关节活动范围不受影响，股四头肌、腘绳肌和小腿肌肉重新具有灵活性并充满力量，则可以返回比赛。
- 如果运动员被送至医生处进行处理，运动员必须经医生检查并得到医生的允许，方可重新返回比赛。

**二级和三级**

- 运动员得以继续运动的前提是：经医生检查并批准，膝关节活动范围不受影响，股四头肌、腘绳肌和小腿肌肉重新具有灵活性并充满力量。

**预防措施**

- 鼓励运动员做赛前的热身练习，增强髋部、股四头肌、腘绳肌以及小腿肌肉力量。

## 髌骨（膝盖骨）脱位或半脱位

髌骨脱位是指髌骨在活动过程中脱出股骨槽（见图13.12）。髌骨半脱位是指髌骨在活动过程中脱出股骨槽，然后自行复位。

**起因**

- 膝盖骨内侧受压。
- 外侧股四头肌用力收缩。
- 扭转性损伤。
- 股四头肌无力。

**询问运动员是否有下列症状**

*半脱位*

- 膝盖弯曲或伸直时伴有疼痛。
- 感觉膝盖骨脱位。
- 沿膝盖内侧疼痛。

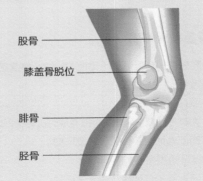

股骨

膝盖骨脱位

腓骨

胫骨

**图13.12　膝盖骨脱位**

髌骨（膝盖骨）部位脱位或半脱位（续）

- 受伤时感到或听到一声响动。
- 灼烧感。

*脱位*

- 感觉膝盖骨脱位。
- 沿膝盖内侧疼痛。
- 受伤时感到或听到一声响动。

**检查运动员是否有下列体征**

*半脱位*

- 沿膝盖内侧有压痛。

- 肿胀。
- 走路时一瘸一拐。

*脱位*

- 髌骨移至膝盖外侧导致膝盖部位严重变形。
- 肿胀。
- 膝关节无法弯曲或伸直。
- 沿髌骨内侧有严重的压痛。

**➕ 处理**

*半脱位*

1. 立即停止一切运动。
2. 禁止运动员用受伤的腿行走。
3. 如果运动员出现伤病，应首先监测伤病情况，并稳定运动员的情绪，发生休克时采取及时的治疗，然后将运动员送至应急医疗救援处治疗。
4. 冰敷受伤部位，并将运动员送到医生处进行治疗。

*脱位*

1. 立刻将运动员送至应急医疗救援处治疗。
2. 不要试图将髌骨复位。
3. 如有需要，监测并治疗运动员的休克问题。
4. 防止运动员移动受伤的腿。
5. 冰敷（如果运动员能够忍受）。

**能继续开展运动的前提**

- 运动员得以继续运动的前提是：经医生检查并批准，膝关节活动范围不受影响，股四头肌、腘绳肌和小腿肌肉重新具有灵活性并充满力量。

**预防措施**

- 应该鼓励运动员做赛前的热身练习来拉伸，增加髋部、股四头肌、腘绳肌以及小腿肌肉力量。

## 膝盖软骨撕裂

即胫骨顶部软骨撕裂（见图13.13；疼痛区域另见图13.10b）。

**起因**

- 受压。
- 尤其是当膝盖弯曲、脚部着地时扭转性损伤。
- 脚部着地时，膝关节过度弯曲。

**询问运动员是否有下列症状**

- 感觉膝关节被锁住或无法移动。

- 感觉膝盖发出声音。
- 膝关节松动或不稳定。
- 受伤部位疼痛，尤其是股骨与胫骨关键部位疼痛（见图13.10a和b）。
- 受伤时，感到或听到一声响动。

**检查运动员是否有下列体征**

- 膝关节弯曲，或伸直的能力下降，或膝关节无法弯曲或伸直。
- 迟发性肿胀（仅指软骨受伤部位）或直接肿胀（软骨受伤部位和韧带扭伤部位）。
- 膝盖被锁住（无法弯曲或伸直）。
- 只能膝关节弯曲，或者脚尖点地行走。
- 行走时一瘸一拐。

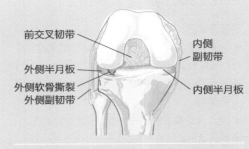

图13.13　膝盖软骨撕裂

➕ **处理**

1. 立即停止一切运动。
2. 不可以用受伤的腿行走。
3. 如果运动员出现伤病，应首先监测好伤病情况，并稳定运动员的情绪，发生休克时采取及时的治疗，然后将运动员送至应急医疗救援处治疗。
4. 冰敷受伤的部位，并将运动员送到医生处进行治疗。

**能继续开展运动的前提**

- 运动员必须满足下列情况才能重新返回比赛：经医生检查并得到医生的允许，膝关节活动范围不受影响，股四头肌、腘绳肌和小腿肌肉重新具有灵活性并充满力量。

**预防措施**

- 鼓励运动员做赛前的热身练习来拉伸，增强髋部肌肉、股四头肌、腘绳肌以及小腿肌肉力量。

# 慢性膝关节损伤

## 髌骨肌腱炎

髌骨与小腿骨连接位置的肌腱组织发炎（见图13.14膝盖部位的解剖图，以及图13.10c常见的疼痛区域）。

**起因**

- 股四头肌用力收缩。
- 腘绳肌、股四头肌以及小腿肌肉僵硬。

**询问运动员是否有下列症状**

*轻度*

- 从髌骨底部到胫骨顶部轻度的疼痛（见图13.10c）。
- 进行跑步或跳跃等活动时，伴有轻度的疼痛。
- 用力伸直膝关节时，伴有轻度的疼痛。

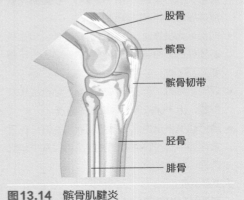

图13.14　髌骨肌腱炎

髌骨肌腱炎（续）

**中度至重度**
- 从髌骨底部到胫骨顶部有中度至重度的疼痛（见图13.10c）。
- 进行跑步或跳跃等活动时，伴有中度至重度的疼痛。
- 用力伸直膝盖时，伴有中度至重度的疼痛。

**检查运动员是否有下列体征**
**轻度**
- 髌骨与胫骨上方之间有轻度的压痛。

**中度至重度**
- 膝关节伸直的能力下降，或无法伸直，尤其是在举重、跑步、跳跃等运动中。
- 髌腱增厚。
- 髌骨与胫骨上方之间有中度至重度的压痛。
- 局部肿胀。
- 走路时一瘸一拐。

## 处理

**轻度**
1. 停止当前感到疼痛的运动。
2. 冰敷。
3. 如果运动员的体征或者症状恶化（尤其是在日常训练中，伤病反复发作），或者症状几天内未消退，请将运动员送往正规医院，由医生处理。

**中度至重度**
1. 立即停止一切运动。

2. 如果运动员出现伤病，应首先监测伤病情况，并稳定运动员的情绪，发生休克时采取及时的治疗，然后将运动员送至应急医疗救援处治疗。
3. 禁止运动员用受伤的腿行走。
4. 冰敷受伤的部位，并将运动员送到医生处进行治疗（如果其没有发生休克）。

**能继续开展运动的前提**
**轻度**
- 如果运动员伤病症状消退，膝盖不再疼痛，膝关节活动范围不受影响，股四头肌重新具有力量，同时股四头肌、腘绳肌、小腿肌肉恢复灵活性，则可以返回比赛。
- 如果运动员被送至医生处进行处理，运动员必须经医生检查并得到医生的允许，方可重新返回比赛。
- 返回比赛时，运动员应穿上弹性绷带或橡胶护膝，用于保持运动中肌腱的温度。
- 当运动员恢复伤病，重新回到比赛时，在日常训练中应对腘绳肌、股四头肌以及小腿肌肉进行充分拉伸。

**中度至重度**
- 运动员得以继续运动的前提是：经医生检查

并批准，膝关节活动范围不受影响，股四头肌、腘绳肌和小腿肌肉重新具有灵活性并充满力量。
- 返回比赛时，运动员应穿上弹性绷带或橡胶护膝，用于保持运动中肌腱的温度。
- 当运动员恢复伤病，重新返回比赛时，在日常训练中应对腘绳肌、股四头肌以及小腿肌肉充分拉伸。

**预防措施**
- 应该鼓励运动员做赛前的热身练习来拉伸，增强髋部肌肉、股四头肌、腘绳肌以及小腿肌肉力量。
- 指导运动员在比赛之前进行适当的有氧或心血管的热身活动。

## 膝前痛

即由髌骨和股骨之间的刺激所产生的疼痛（见图13.10c），通常随着时间的累积，疼痛加剧。

**起因**

- 髌骨顶部产生压迫。
- 髌骨在股骨槽中的轨迹发生偏离。
- 髌骨脱位和半脱位反复发生。
- 股四头肌和臀肌（臀部）无力或股四头肌、腘绳肌和小腿肌肉不灵活。

**询问运动员是否有下列症状**

*轻度*

- 跑步、跳跃或上下楼时，感到轻度的疼痛。
- 髌骨后方感到轻度的疼痛（见图13.10c）。
- 髌骨后方有摩擦感。
- 久坐时，感到轻度的疼痛。

*中度至重度*

- 跑步、跳跃或上下楼时，感到中度至重度的疼痛。
- 髌骨后方感到中度至重度的疼痛（见图13.10c）。
- 髌骨后方有摩擦感。
- 久坐时，感到中度至重度的疼痛。

**检查运动员是否有下列体征**

*轻度*

- 髌骨下方有轻度的压痛。

*中度至重度*

- 髌骨下方感觉到中度至重度的压痛。
- 尤其是在跳跃、举重和跑步时，无法伸直膝关节，或伸直膝关节能力下降。
- 走路时一瘸一拐。

 **处理**

*轻度*

1. 停止当前感到疼痛的运动。
2. 冰敷。
3. 如果运动员的体征或者症状恶化（尤其是在日常训练中，伤病反复发作），或者症状几天内未消退，请将运动员送往正规医院，由医生处理。

*中度至重度*

1. 立即停止一切运动。

2. 如果运动员出现伤病，应首先监测伤病情况，并稳定运动员的情绪，发生休克时采取及时的治疗，然后将运动员送至应急医疗救援处治疗。
3. 禁止运动员用受伤的腿行走。
4. 冰敷受伤的部位，并将运动员送到医生处进行治疗（如果其没有发生休克）。

**能继续开展运动的前提**

*轻度*

- 如果运动员伤病症状消退，膝盖不再疼痛，膝部活动范围不受影响，股四头肌重新具有力量，同时股四头肌、腘绳肌、小腿肌肉恢复灵活性，则可以返回比赛。
- 如果运动员被送至医生处进行处理，运动员必须经医生检查并得到医生的允许，方可重新返回比赛。
- 当运动员恢复伤病，重新返回比赛时，在日常训练中应对股四头肌、腘绳肌、小腿肌肉进行充分拉伸。

充分拉伸。

*中度至重度*

- 运动员得以继续运动的前提是：经医生检查并批准，膝盖不再疼痛，膝部活动范围不受影响，股四头肌重新具有力量，同时股四头肌、腘绳肌、小腿肌肉恢复灵活性。
- 当运动员恢复伤病，重新返回比赛时，在日常训练中应对股四头肌、腘绳肌、小腿肌肉进行充分拉伸。

膝前痛（续）

**预防措施**

- 应该鼓励运动员做赛前的热身练习来增强核心、髋部、股四头肌的力量并拉伸股四头肌、腘绳肌以及小腿部位的肌肉。
- 指导运动员在比赛之前进行适当的有氧或心血管的热身活动。

## 髂胫束损伤

即大腿内侧结缔组织被拉伤或刺激（见图13.10a），通常随着时间的累积而加剧。

**起因**

- 膝关节外侧结缔组织用力拉伸。
- 大腿肌肉僵硬或无力。
- 在跑道上一直沿同一方向绕圈跑或沿侧倾的公路奔跑。
- 髋部肌肉僵硬或无力。

**询问运动员是否有下列症状**

*轻度*

- 膝盖外侧有轻度的疼痛（见图13.10a）。
- 跑步、跳跃、骑自行车或上下楼时伴有轻度的疼痛。

*中度至重度*

- 膝盖外侧一侧有中度至重度的疼痛（见图13.10a）。
- 跑步、跳跃、骑自行车或上下楼时伴有中度至重度的疼痛。

**检查运动员是否有下列体征**

*轻度*

- 膝盖外侧一侧有轻度的压痛。

*中度至重度*

- 膝盖外侧一侧有中度至重度的压痛。
- 肿胀。
- 走路时一瘸一拐。

### ➕ 处理

*轻度*

1. 停止当前感到疼痛的运动。
2. 冰敷。
3. 如果运动员的体征或者症状恶化（尤其是在日常训练中，伤病反复发作），或者症状几天内未消退，请将运动员送往正规医院，由医生处理。

*中度至重度*

1. 立即停止一切运动。

2. 如果运动员出现伤病，应首先监测好伤病情况，并稳定运动员的情绪，发生休克时采取及时的治疗，然后将运动员送至应急医疗救援处治疗。
3. 禁止运动员用受伤的腿行走。
4. 冰敷受伤的部位，并将运动员送到医生处进行治疗（如果运动员没有发生休克）。

**能继续开展运动的前提**

*轻度*

- 如果运动员伤病症状消退，膝部不再疼痛，膝部活动范围不受影响，臀部肌肉重新具有力量，髂胫束、股四头肌和腘绳肌恢复灵活度，则可以返回比赛。
- 如果运动员被送至医生处进行处理，运动员必须经医生检查并得到医生的允许，方可重新返回比赛。

- 当运动员恢复伤病，重新返回比赛时，在日常训练中应对腘绳肌以及股四头肌进行充分拉伸。

- 返回比赛时，运动员应穿上弹性绷带或橡胶护腿，以保护髂胫束。

### 中度至重度

- 运动员得以继续运动的前提是：经医生检查并批准，膝部不再疼痛，膝部活动范围不受影响，臀部肌肉重新具有力量，髂胫束、股四头肌和腘绳肌恢复灵活度。

- 当运动员恢复伤病，重新返回比赛时，在日常训练中应对腘绳肌以及股四头肌进行充分拉伸。

- 返回比赛时，运动员应穿上弹性绷带或橡胶护具，以保护髂胫束。

### 预防措施

- 应该鼓励运动员做赛前的热身练习来增加髋部、股四头肌的肌肉力量，并且注意对股四头肌、腘绳肌以及髂胫束等部位的肌肉进行充分拉伸。

- 指导运动员在比赛之前进行适当的有氧或心血管的热身活动。

- 告诫运动员尽量避免在跑道上直线奔跑，或者在有一定坡度的公路上进行奔跑。

## 小腿、脚踝和脚部

脚踝部位的损伤可能是运动中最常见的伤病。根据考姆斯托克、柯林斯以及亚德的调查研究，男性篮球运动员脚踝伤病占男性运动员脚踝伤病总数的38.3%；女性篮球运动员脚踝伤病总数占女性运动员脚踝伤病总数的32.5%。在高中排球运动中，运动员脚踝伤病的比例占所有运动中的46%。表13.3列出了多种运动中脚踝伤病的比例。表13.4列出了多种运动中小腿与脚部伤病的比例。

下面看一看针对小腿、脚踝以及脚部的一些急性和慢性损伤。

**表13.3 在身体所有部位伤病中，脚踝部位伤病所占的比例**

| 运动项目 | 所占百分比 |
| --- | --- |
| 女子排球 | 46% |
| 男子篮球 | 38.3% |
| 女子篮球 | 32.5% |
| 女子长曲棍球 | 25.1% |
| 女子足球 | 24.7% |
| 男子足球 | 22.1% |
| 女子垒球 | 17.7% |
| 男子长曲棍球 | 16.1% |
| 橄榄球 | 14.5% |

源自：Comstock, Collins and Yard, 2008, and Hinton et al., 2005.

**表13.4 在身体所有部位伤病中，小腿以及脚部伤病所占的比例**

| 运动项目 | 所占百分比 |
| --- | --- |
| 男子足球 | 14.8% |
| 女子足球 | 13.8% |
| 女子长曲棍球 | 9.5% |
| 男子篮球 | 8.5% |
| 女子篮球 | 8.3% |
| 男子长曲棍球 | 8.0% |
| 橄榄球 | 7.2% |
| 女子排球 | 5.9% |

源自：Comstock, Collins and Yard, 2008, and Hinton et al., 2005.

# 急性小腿和脚踝损伤

## 小腿拉伤

即小腿肌肉被拉伤或撕裂（见图13.15）。

**起因**

- 小腿肌肉用力收缩。
- 小腿肌肉用力拉伸（将脚趾指向膝盖）。
- 小腿肌肉僵硬或无力。
- 剧烈的跳跃运动或冲刺运动。

**询问运动员是否有下列症状**

**一级**

- 小腿部位轻度的疼痛。
- 脚尖向下移动时伴有轻度的疼痛。
- 脚尖向上朝胫骨方向拉伸时伴有轻度的疼痛。
- 跑步或跳跃时伴有轻度的疼痛。

**二级和三级**

- 小腿部位有中度至重度的疼痛。
- 脚尖向下时伴有中度至重度的疼痛。
- 脚尖向上朝胫骨方向拉伸时伴有中度至重度的疼痛。
- 跑步或跳跃时伴有轻度的疼痛。

**检查运动员是否有下列体征**

**一级**

- 轻度的压痛。

**二级和三级**

- 中度至重度的压痛。

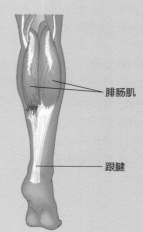

腓肠肌

跟腱

图13.15　小腿拉伤

- 肿胀。
- 肌肉撕裂处有肿块或压痕。
- 脚部向下移动能力下降，或无法向下移动。
- 跳跃、跑步的能力下降，或无法进行跳跃或跑步。
- 小腿、脚踝、脚部有瘀伤（出现在受伤后的一到两天内）。
- 走路时一瘸一拐。

 处理

**一级**

1. 停止当前让运动员感到疼痛的运动。
2. 冰敷。
3. 如果运动员的体征或者症状恶化（尤其是在日常训练中，伤病反复发作），或者症状几天内未消退，请将运动员送往正规医院，由医生处理。

**二级和三级**

1. 立即停止一切运动。

2. 如果运动员出现伤病，应首先监测伤病情况，并稳定运动员的情绪，发生休克时采取及时的治疗，然后将运动员送至应急医疗救援处治疗。
3. 如果肌肉完全撕裂（卷起），请将运动员送至应急医疗救援处处理。
4. 禁止运动员用受伤的腿行走。
5. 冰敷受伤的部位，并将运动员送到医生处进行治疗（如果没有要求紧急医疗援助的话）。

**能继续开展运动的前提**
**一级**

- 如果运动员伤病症状消退，小腿不再疼痛，膝部活动范围不受影响，小腿肌肉恢复力量，小腿肌肉和腘绳肌恢复灵活度，则可以返回比赛。
- 如果运动员被送至医生处进行处理，运动员必须经医生检查并得到医生的允许，方可重新返回比赛。
- 返回比赛时，运动员应穿上弹性绷带或橡胶护具来支撑小腿。

**二级和三级**

- 运动员得以继续运动的前提是：经医生检查并批准，小腿不再疼痛，膝部活动范围不受影响，小腿肌肉恢复力量，小腿肌肉和腘绳肌恢复灵活度。
- 返回比赛时，运动员应穿上弹性绷带或橡胶护具来支撑小腿。

**预防措施**

- 鼓励运动员在赛前的训练中注意小腿力量的训练，并注意小腿肌肉和腘绳肌的拉伸和平衡训练。
- 指导运动员在比赛之前进行适当的有氧或有利于心血管的热身活动。

## 小腿骨折

**单腿或双腿小腿骨（腓骨和胫骨）断裂。**
**起因**

- 直接打击。
- 受挤压（例如从某种设备上落地）。
- 扭伤（见图 3.23）。

**询问运动员是否有下列症状**

- 疼痛。
- 如果骨折处导致神经受损，会出现小腿麻木或刺痛。
- 灼烧感。
- 受伤时，感到或听到一声响动。
- 身体做出任何动作时都会伴有疼痛。

**检查运动员是否有下列体征**

- 腿部畸形。
- 腿、脚踝或者脚趾没有感觉（因为移位的骨头触碰神经）。
- 腿、脚踝或者脚趾发青（因为移位的骨头导致血液供应不上）。
- 如果骨折部位靠近膝盖，可能导致膝盖无法弯曲或伸直。
- 如果骨折部位靠近脚踝，可能导致脚部无法向上或向下弯曲。
- 肿胀。
- 轻轻挤压受伤部位，胫骨和腓骨会出现剧烈疼痛。
- 无法用受伤的腿行走。

### ➕ 处理

**一级**

1. 停止当前让运动员感到疼痛的运动。
2. 冰敷。

3. 如果运动员出现伤病，应首先监测并治疗运动员的休克。

小腿骨折（续）

**能继续开展运动的前提**
- 运动员得以继续运动的前提是：经医生检查并批准，膝部不再疼痛，膝部和脚踝活动范围不受影响，小腿肌肉、股四头肌以及腘绳肌部位恢复力量和灵活度。

- 建议运动员在返回比赛时，受伤部位应该佩戴护腿。

**预防措施**
- 鼓励运动员在进行足球、篮球、排球等运动时，佩戴护腿，对腿部进行保护。

## 踝关节扭伤

**踝骨一侧的韧带被扭伤或撕裂。**

　　在内翻性扭伤中，脚部内翻会导致外侧韧带或内侧韧带出现损伤（见图13.16、图13.17）。这是踝关节拉伤中最常见的类型，占整个踝关节拉伤中的80%。在外翻性损伤中，脚部会外翻，导致踝关节内侧韧带和外侧韧带的损伤。

**起因**
- 受压。
- 扭伤。

**询问运动员是否有下列症状**

**一级**
- 踝骨内侧或外侧周围出现轻度的疼痛。

- 脚部向上、向下弯曲时，伴有轻度的疼痛。

**二级和三级**
- 踝骨内侧或外侧周围出现中度至重度的疼痛。
- 脚部向上弯曲时，伴有中度至重度的疼痛。
- 感觉关节松动或不稳定。
- 受伤时，听到或感觉到一声响动。

**检查运动员是否有下列体征**

**一级**
- 踝骨外侧或内侧（腓骨和胫骨）出现轻度的压痛。

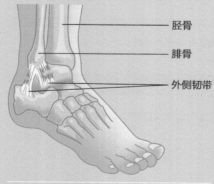

胫骨
腓骨
外侧韧带

**图13.16** 外翻性扭伤，外侧韧带出现损伤

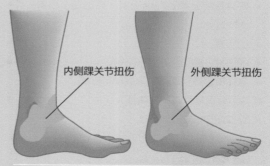

内侧踝关节扭伤　　　外侧踝关节扭伤

**图13.17** 踝关节扭伤的疼痛区域(©Breslich and Foss)

## 二级和三级
- 踝关节外侧或内侧出现中度至重度的压痛。
- 肿胀。

- 行走时，脚部无法承受身体的重量，导致一瘸一拐。

### ➕ 处理

#### 一级
1. 停止当前让运动员感到疼痛的运动。
2. 冰敷15分钟，然后加压包扎。
3. 如果运动员的体征或者症状恶化（尤其是在日常训练中，伤病反复发作），或者症状几天内未消退，请将运动员送往正规医院，由医生处理。

#### 二级和三级
1. 立即停止一切运动。
2. 如果运动员出现伤病，应首先监测伤病情况，并稳定运动员的情绪，发生休克时采取及时的治疗，然后将运动员送至应急医疗救援处治疗。
3. 不可以用受伤的腿行走。

4. 如果运动员出现下列症状，请将运动员送往急诊处，进行应急医疗救援。
   a. 骨折的症状。胫骨和腓骨由受伤而导致变形，或者轻轻挤压受伤位置上方或下方，胫骨出现剧烈疼痛。或沿胫骨和腓骨三分之一的中线处，出现剧烈的疼痛。
   b. 出现压迫神经的症状（刺痛或麻木）。
   c. 出现影响血液供应的症状（脚趾和脚趾甲发青）。
5. 冰敷运动员伤口处，并将运动员送到医生处进行处理（如果当时没有应急医疗救援处）。

### 能继续开展运动的前提
#### 一级
- 如果运动员伤病症状消退，踝关节不再疼痛，膝部活动范围不受影响，小腿恢复力量，小腿和跟腱恢复灵活性，则可以返回比赛。
- 如果运动员被送至医生处进行处理，运动员必须经医生检查得到医生的允许，方可重新返回比赛。
- 返回比赛时，运动员应该佩戴护具。

#### 二级和三级
- 运动员得以继续运动的前提是：经医生检查并批准，踝关节不再疼痛，膝部活动范围不受影响，小腿恢复力量，小腿和跟腱恢复柔韧性。
- 返回比赛时，运动员应该佩戴护具。

#### 预防措施
- 鼓励运动员在赛前的训练中注意小腿力量的训练，并注意小腿和跟腱的拉伸和平衡训练。

## 脚跟挫伤

脚跟部位骨头或软组织挫伤（见图13.18）。

**起因**

- 穿着没有脚跟护垫的鞋。
- 在坚硬的地面（例如水泥地面）上进行运动。
- 落地时脚掌着地。
- 受压。

**询问运动员是否有下列症状**

*轻度*

- 脚跟下方伴有轻度的疼痛。
- 跑步和跳跃时伴有轻度的疼痛。

*中度至重度*

- 脚跟下方伴有中度至重度的疼痛。
- 走步时伴有疼痛。
- 跑步和跳跃时伴有中度至重度的疼痛。

**检查运动员是否有下列体征**

*轻度*

- 脚跟下方有轻度的压痛。

*重度至中度*

- 脚部着地或行走的能力下降，或脚部无法着地或行走。

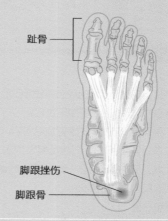

图13.18　脚跟挫伤

- 脚跟下方有中度至重度的压痛。
- 脚底肿胀。
- 跑步或跳跃的能力下降，或者无法进行跑步或跳跃。
- 瘀伤（出现在受伤后的一到两天内）。
- 走路时一瘸一拐。

**轻度**

1. 停止当前让运动员感到疼痛的运动。
2. 冰敷。
3. 如果运动员的体征或者症状恶化（尤其是在日常训练中，伤病反复发作），或者症状几天内未消退，请将运动员送往正规医院，由医生处理。

**中度至重度**

1. 立即停止一切运动。
2. 如果运动员出现伤病，应首先监测伤病情况，并稳定运动员的情绪，发生休克时采取及时的治疗，然后将运动员送至应急医疗救援处治疗。

3. 禁止运动员用受伤的腿行走。
4. 如果运动员出现下列症状，请将运动员送往急诊处，进行应急医疗救援。
   a. 骨折的症状。脚跟有明显的变形。轻轻触碰伤口上方或下方，伴有剧烈的疼痛。
   b. 出现压迫神经的症状（刺痛或麻木）。
   c. 出现影响血液供应的症状（脚趾和脚趾甲发青）。
5. 冰敷运动员伤口处，并将运动员送到医生处进行处理（如果没有要求紧急医疗援助的话）。

**能继续开展运动的前提**

***轻度***

- 如果运动员伤病症状消退，脚跟和脚部不再疼痛，踝关节和脚部活动范围不受影响，小腿和跟腱恢复灵活性，则可以返回比赛。
- 如果运动员被送至医生处进行处理，运动员必须经医生检查并得到医生的允许，方可重新返回比赛。
- 运动员应注意在日常训练中对小腿和跟腱部位进行充分拉伸。
- 当运动员回到比赛时，应在两只鞋内都垫上减震脚跟垫或减震鞋垫。

***中度至重度***

- 运动员得以继续运动的前提是：经医生检查并批准，脚跟和脚部不再疼痛，踝关节和脚部活动范围不受影响，小腿和跟腱恢复灵活性。
- 运动员应注意在日常训练中对小腿和跟腱部位进行充分拉伸。
- 当运动员回到比赛时，应在两只鞋内都垫上减震脚跟垫或减震鞋垫。

**预防措施**

- 鼓励运动员在运动时应该穿着具有良好脚跟减震效果的鞋。

## 脚趾过度伸展

由脚趾伸展过度引起（见图13.19）。

**起因**

- 大脚趾过度伸展（向外推）。

**询问运动员是否有下列症状**

**一级**

- 大脚趾下方伴有轻度的疼痛。
- 大脚趾弯曲或伸展时，伴有轻度的疼痛。
- 当跑步、行走或跳跃（尤其是大脚趾活动）时伴有轻度的疼痛。

**二级和三级**

- 大脚趾下方伴有中度至重度的疼痛。
- 大脚趾弯曲或伸展时，伴有中度至重度的疼痛。
- 当跑步、行走或跳跃（尤其是大脚趾活动）时伴有中度至重度的疼痛。

**检查运动员是否有下列体征**

**一级**

- 大脚趾与脚部关节处有轻度的压痛。

**二级和三级**

- 脚跟着地或脚尖点地的能力下降，或者脚跟或脚尖无法着地。

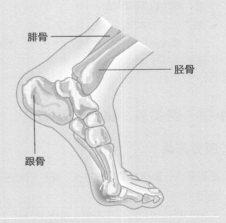

腓骨

胫骨

跟骨

**图13.19** 脚趾过度伸展

- 大脚趾与脚部关节处伴有中度至重度的压痛。
- 肿胀。
- 跑步或跳跃的能力下降，无法进行跑步或跳跃。
- 走路时一瘸一拐。

脚趾过度伸展（续）

 处理

**一级**

1. 停止当前让运动员感到疼痛的运动。
2. 冰敷。
3. 如果运动员的体征或者症状恶化（尤其是在日常训练中，伤病反复发作），或者症状几天内未消退，请将运动员送往正规医院，由医生处理。

**二级和三级**

1. 立即停止一切运动。
2. 如果运动员出现伤病，应首先监测并治疗运动员的休克，然后将运动员送至应急医疗救援处治疗。
3. 不可以用受伤的脚行走。
4. 冰敷受伤的部位，并将运动员送到医生处进行治疗（如果运动员没有发生休克）。

**能继续开展运动的前提**

**一级**

- 如果运动员伤病症状消退，脚趾不再疼痛，脚趾活动不受影响，脚趾恢复力量和灵活度，则可以返回比赛。
- 如果运动员被送至医生处进行处理，运动员必须经医生检查并得到医生的允许，方可重新返回比赛。

**二级和三级**

- 运动员得以继续运动的前提是：经医生检查并批准，脚趾不再疼痛，脚趾活动不受影响，脚趾恢复力量和灵活度。

**预防措施**

- 鼓励运动员（尤其是足球、橄榄球、棒球以及垒球运动员）在平时的运动中，应尽量多穿一些脚掌部分硬一些的鞋。

# 小腿、踝关节、脚部慢性损伤

## 胫骨疼痛

**胫骨肌肉、肌腱或骨骼被拉伤、撕裂和刺激（见图13.20）。**

**起因**

- 胫部肌肉用力拉伸或收缩（拉伤）。
- 突然增加运动或训练的强度。
- 长时间在凹凸不平的地面上进行跑步。
- 小腿肌肉紧张。
- 跟腱紧张。
- 胫骨肌肉僵硬或乏力。
- 错误的脚部发力动作，使脚部不能吸收冲击力，而导致冲击力作用在小腿的骨骼上。
- 缺乏足够支撑足弓的鞋。
- 长时间穿着破旧、失去运动功能的运动鞋。

**询问运动员是否有下列症状**

**一级**

- 胫骨内侧或外侧有轻度的疼痛。
- 进行跑步或跳跃活动时，伴有轻度的疼痛。
- 休息时疼痛减轻。

**二级和三级**

- 胫骨内侧或外侧有中度至重度的疼痛。
- 走路时伴有疼痛。

- 休息时仍然疼痛。
- 进行跑步或跳跃活动时，伴有中度至重度的疼痛。

**检查运动员是否有下列体征**

*一级*

- 受伤部位有轻度的压痛。

*二级和三级*

- 受伤部位有中度至重度的压痛。
- 肿胀。
- 跑步或跳跃的能力下降，或无法进行跑步或跳跃。

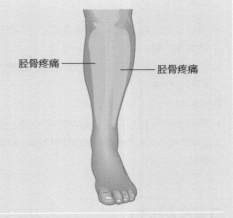

**图13.20 胫骨疼痛区域**

（图中标注：胫骨疼痛、胫骨疼痛）

---

## ➕ 处理

*一级*

1. 停止当前感到疼痛的运动。
2. 冰敷。
3. 如果运动员的体征或者症状恶化（尤其是在日常训练中，伤病反复发作），或者症状几天内未消退，请将运动员送往正规医院，由医生处理。

*二级和三级*

1. 立即停止一切运动。
2. 如果运动员出现伤病，应首先监测伤病情况，并稳定运动员的情绪，发生休克时采取及时的治疗，然后将运动员送至应急医疗救援处治疗。

3. 如果运动员出现下列症状，请将运动员送往急诊处，进行应急医疗救援。
   a. 骨折的症状。胫骨和腓骨由受伤而导致变形，或者轻轻挤压受伤位置上方或下方，胫骨出现剧烈疼痛。
   b. 出现压迫神经的症状（刺痛或麻木）。
   c. 出现影响血液供应的症状（脚趾和脚趾甲发青，并且这些部位摸上去很凉）。
4. 不可以用受伤的腿行走。
5. 冰敷运动员伤口处，并将运动员送到医生处进行处理（如果没有要求紧急医疗援助的话）。

---

**能继续开展运动的前提**

*一级*

- 如果运动员伤病症状消退，胫骨不再疼痛，那么踝关节活动将不受影响，小腿恢复力量，小腿和跟腱恢复灵活性，则可以返回比赛。
- 如果运动员被送至医生处进行处理，运动员必须经医生检查并得到医生的允许，方可重新返回比赛。

- 当运动员返回比赛时，应该穿着对足弓有足够支撑的鞋。
- 运动员应注意在日常训练中对小腿和跟腱进行充分拉伸。

*二级和三级*

- 运动员得以继续运动的前提是：经医生检查并批准，胫骨不再疼痛，踝关节活动不受影响，小腿恢复力量，小腿和跟腱恢复灵活性。

胫骨疼痛（续）

- 当运动员返回比赛时，应该穿着对足弓有足够支撑的鞋。
- 运动员应注意在日常训练中对小腿和跟腱进行充分拉伸。

预防措施

- 鼓励运动员在赛前的训练中注意小腿力量的训练，并注意小腿和跟腱的拉展和平衡训练。

- 指导运动员在比赛之前进行适当的有氧或心血管的热身活动。
- 使用正确的方法来增加训练强度，每周训练强度的增加不应该超过上周的10%。
- 建议运动员穿着对足弓有足够支撑的鞋。

## 胫骨应力性骨折

**由于时间的累积，胫骨出现开裂或断裂。**

起因

- 突然增加运动或训练的强度，训练强度增加超过上周的10%。
- 长时间在凹凸不平的地面上跑步。
- 错误的脚部发力动作，使脚部不能吸收冲击力，而导致冲击力作用在小腿的骨骼上。
- 缺乏足够支撑足弓的鞋。
- 长时间穿着破旧、失去运动功能的运动鞋。
- 闭经（有时由于月经期间厌食而导致的营养不良所引起）。

询问运动员是否有下列症状

- 胫骨前方一侧疼痛。

- 行走时疼痛。
- 休息时疼痛。
- 进行跑步或跳跃等运动时，伴有中度至重度的疼痛。

检查运动员是否有下列体征

- 受伤部位有中度至重度的压痛。
- 轻轻挤压受伤位置上方或下方，胫骨出现剧烈疼痛。
- 肿胀。
- 跑步或跳跃的能力下降，无法进行跑步或跳跃。
- 走路时一瘸一拐。

### ➕ 处理

1. 立即停止一切运动。
2. 如果运动员出现伤病，应首先监测好伤病情况，并稳定运动员的情绪，发生休克时采取及时的治疗，然后将运动员送至应急医疗救援处治疗。
3. 如果运动员出现下列症状，请将运动员送往急诊处，进行应急医疗救援。
   a. 受伤部位出现明显的变形。

   b. 出现压迫神经的症状（刺痛或麻木）。
   c. 出现影响血液供应的症状（脚趾和脚趾甲发青，并且这些部位摸上去很凉）。
4. 不可以用受伤的腿行走。
5. 冰敷运动员伤口处，并将运动员送到医生处进行处理（如果没有要求紧急医疗援助的话）。

**能继续开展运动的前提**

- 运动员得以继续运动的前提是：经医生检查并批准，胫骨不再疼痛，踝关节活动不受影响，小腿恢复力量，小腿和跟腱恢复灵活性。
- 当运动员返回比赛时，应该穿着对足弓有足够支撑的鞋。

**预防措施**

- 使用正确的方法来增加训练的强度，每周训练强度的增加不应该超过上周的10%。
- 建议运动员穿着对足弓有足够支撑的鞋。
- 让运动员在一些木质地板或草坪等减震效果良好的地面上进行奔跑。

## 疲劳性筋膜室综合征

**通常是指血压的增加（尤其是小腿前侧的血压增加），而导致血液流向下肢和脚部。**

**起因**

- 不详——可能是下肢周围肌肉、肌腱、神经、动脉附近的筋膜（组织）过度紧张所造成的。

**询问运动员是否有下列症状**

**轻度**

- 在运动期间，出现灼烧感、疼痛或者抽筋等现象，这种不良反应会在运动后大约30分钟后消失（见图13.21）。
- 运动期间，脚尖或脚趾出现刺痛。
- 随着运动的进行，肌肉的紧张感或肿胀感会加重。
- 通常随着运动的进行或运动强度的增加而出现疼痛。
- 休息时，疼痛缓解。但是随着运动的开始，疼痛再次出现。

**中度至重度**

- 休息时，仍然出现疼痛、灼烧感、抽筋等现象。
- 在运动时，脚部或脚趾出现刺痛。
- 行走时，脚趾出现拖曳感。
- 行走时一瘸一拐。

**检查运动员是否有下列体征**

**轻度**

- 轻微肿胀，或触碰时肌肉出现紧张感。

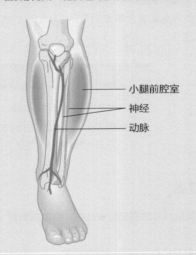

小腿前腔室
神经
动脉

**图13.21** 疲劳性筋膜室综合征

**中度至重度**

- 肌肉无力，尤其脚部向上弯曲时。
- 如果肿胀部位压迫神经，会导致受伤部位失去感觉。如果肿胀部位影响血液供应，脚部发青并变凉。
- 运动时引起小腿肿胀。

疲劳性筋膜室综合征（续）

## ✚ 处理

**轻度**

1. 终止能够引起运动员出现这种症状的运动。
2. 如果运动员的体征或者症状恶化（尤其是在日常训练中，伤病反复发作），或者症状几天内未消退，请将运动员送往正规医院，由医生处理。

**中度至重度**

1. 立即停止一切运动。

2. 如果运动员出现伤病，应首先监测伤病情况，并稳定运动员的情绪，发生休克时采取及时的治疗，然后将运动员送至应急医疗救援处治疗。
3. 禁止运动员用受伤的腿行走。
4. 指导运动员把腿抬高，并将运动员送到医生处由医生处理。

**能继续开展运动的前提**

● 运动员得以继续运动的前提是：经医生检查并批准，腿部不再疼痛，踝关节活动不受影响，小腿和脚趾恢复力量，小腿和跟腱恢复灵活性。

**预防措施**

● 不详。

## → 疲劳性筋膜室综合征的安全处理方法

　　如果运动员反映小腿、脚部或脚趾出现麻木、刺痛或无力，应尽量避免使用绷带进行加压包扎。加压会影响血液流向该区域，或压迫足部神经，使运动员的病情更加恶化。

## 跟腱炎

**即小腿肌肉与跟腱部位被拉伤、撕裂或刺激（见图13.22）。**

**起因**

● 小腿肌肉反复用力收缩或拉伸。
● 反复进行对脚趾造成一定压力的运动（如体操、篮球或排球等）。

**询问运动员是否有下列症状**

**轻度**

● 脚跟与小腿之间出现轻度的疼痛。
● 跑步或跳跃时伴有轻度的疼痛。
● 脚尖向下移动时伴有出现轻度的疼痛。
● 脚尖向上朝胫骨方向拉伸时伴有轻度的疼痛。

**中度至重度**

● 脚跟与小腿之间出现中度至重度的疼痛。

● 脚尖向下移动时伴有中度至重度的疼痛。
● 脚尖向上朝胫骨方向拉伸时伴有中度至重度的疼痛。
● 跑步或跳跃时，伴有中度至重度的疼痛。

**检查运动员是否有下列体征**

**轻度**

● 受伤部位有轻度的压痛。

**中度至重度**

● 受伤部位有中度至重度的压痛。
● 肿胀。
● 肌腱增厚。

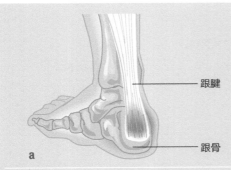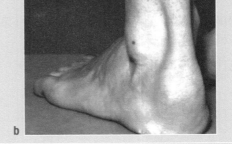

跟腱

跟骨

**图13.22** 跟腱炎，a.肌腱部位的刺激；b.外观

- 踮脚尖或向上勾脚尖的活动能力下降，或无法活动。

- 跑步、跳跃的能力下降，或无法进行跑步或跳跃活动。
- 走路时一瘸一拐。

**轻度**

1. 停止当前感到疼痛的运动。

2. 冰敷。

3. 如果运动员的体征或者症状恶化（尤其是在日常训练中，伤病反复发作），或者症状几天内未消退，请将运动员送往正规医院，由医生处理。

**中度至重度**

1. 立即停止一切运动。

2. 如果运动员出现伤病，应首先监测伤病情况，并稳定运动员的情绪，发生休克时采取及时的治疗，然后将运动员送至应急医疗救援处治疗。

3. 禁止运动员用受伤的腿行走。

4. 冰敷受伤部位，并将运动员送到医生处进行治疗（如果运动员没有发生休克）。

**能继续开展运动的前提**

**轻度**

- 如果运动员伤病症状消退，跟腱不再疼痛，踝关节活动不受影响，小腿和跟腱恢复力量和灵活性，则可以返回比赛。

- 如果运动员被送至医生处进行处理，运动员必须经医生检查并得到医生的允许，方可重新返回比赛。

- 运动员应注意在日常训练中对小腿和跟腱进行充分拉伸。

**中度至重度**

- 运动员得以继续运动的前提是：经医生检查并批准，跟腱不再疼痛，踝关节活动不受影响，小腿和跟腱恢复灵活性和力量。

- 运动员应注意在日常训练中对小腿和跟腱进行充分拉伸。

**预防措施**

- 鼓励运动员做赛前的热身练习来拉伸，增强跟腱以及小腿部位的肌肉力量。

- 指导运动员在比赛之前进行适当的有氧或有利于心血管的热身活动。

## 足底筋膜炎

脚跟与脚趾部位连接处的组织被拉伸或发炎（见图13.23）。

**起因**

- 扁平足。
- 高弓足。
- 小腿肌肉僵硬。
- 短时间突然增加跑步强度（强度大于上周运动量的10%）。

**询问运动员是否有下列症状**

*轻度*

- 足弓或脚跟部一侧有轻度的疼痛。
- 跑步或跳跃时伴有轻度的疼痛。

*中度至重度*

- 足弓或脚跟部一侧有中度至重度的疼痛。
- 感觉肌肉僵硬或无力。
- 走步时伴有疼痛。
- 跑步或跳跃时伴有中度至重度的疼痛。

**检查运动员是否有下列体征**

*轻度*

- 轻度压痛。

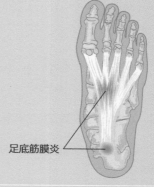

足底筋膜炎

**图13.23 足底筋膜炎**

*中度至重度*

- 中度至重度压痛。
- 足弓可能变平。
- 脚部推动能力或向上抬起的能力减弱，或者无法推动或向上抬起。
- 肿胀。
- 走路时一瘸一拐。

---

### ➕ 处理

*轻度*

1. 停止当前感到疼痛的运动。
2. 冰敷。
3. 如果运动员的体征或者症状恶化（尤其是在日常训练中，伤病反复发作），或者症状几天内未消退，请将运动员送往正规医院，由医生处理。

*中度至重度*

1. 立即停止一切运动。

2. 如果运动员出现伤病，应首先监测伤病情况，并稳定运动员的情绪，发生休克时采取及时的治疗，然后将运动员送至应急医疗救援处治疗。
3. 禁止运动员用受伤的脚行走。
4. 冰敷受伤部位，并将运动员送到医生处进行治疗（如果运动员没有发生休克）。

---

**能继续开展运动的前提**

*轻度*

- 如果运动员伤病症状消退，足底筋膜不再疼痛，小腿和跟腱恢复灵活性，则可以返回比赛。

- 如果运动员被送至医生处进行处理，运动员必须经医生检查并得到医生的允许，方可重新返回比赛。

- 运动员应注意在日常训练中，加强对小腿、跟腱以及足底筋膜的拉伸。
- 当运动员返回比赛时，应该穿着有良好的减震效果并对足弓有足够支撑的鞋。

**中度至重度**

- 运动员得以继续运动的前提是：经医生检查并批准，足底筋膜不再疼痛。
- 运动员应注意在平时的训练中，加强对小腿、跟腱以及足底筋膜的拉伸。
- 当运动员返回比赛时，应该穿着有良好的减震效果并对足弓有足够支撑的鞋。

**预防措施**

- 应该鼓励运动员做赛前的热身练习来拉伸跟腱、小腿以及足底筋膜。
- 指导运动员在比赛之前进行适当的有氧或心血管的热身活动。
- 用正确的方法来增加训练的强度，每周训练强度的增加不应该超过上周的10%。
- 指导运动员穿着有良好的减震效果并对足弓有足够支撑的鞋。

由于小腿、胫骨、踝以及脚部伤病的普及，我们需要熟练掌握相关的紧急处理技术。对于这些伤病的正确的护理工作，会在附录A中总结。

# 第13章 回顾

☐ 腹部肌肉拉伤的原因是什么？

☐ 对于急性胸肋痛（岔气）应该采取哪些紧急处理方法？

☐ 髋关节脱位有哪些症状？

☐ 什么是髋关节挫伤？

☐ 如果运动员髋部肌肉拉伤，髋部的哪些动作会导致运动员的疼痛？

☐ 大腿内侧肌肉拉伤的具体症状是什么？

☐ 大腿挫伤部位不断遭受直接冲击会发生什么？

☐ 在二级和三级股四头肌的拉伤中，哪些部位会发青（变色）？

☐ 如果运动员的肌腱拉伤，髋部和大腿的哪些动作会造成运动员的疼痛？

☐ 膝关节损伤的原因是什么？

☐ 髌骨（膝盖骨）脱位，最明显的症状是什么？

☐ 如果一个运动员的膝关节软骨撕裂，会出现什么样的疼痛？

☐ 髌骨肌腱炎的潜在病因是什么？

☐ 膝前痛有哪些体征和症状？

☐ 在髂胫束损伤时，运动员会感觉哪里疼痛？

☐ 一级小腿拉伤与二级、三级小腿拉伤，观察起来有哪些不同？

- ☐ 大多数踝关节拉伤是由什么造成的？
- ☐ 预防脚跟挫伤，应该采取哪些办法？
- ☐ 脚趾过度伸展事实上是哪根脚趾受伤？
- ☐ 胫骨疼痛的潜在病因是什么？
- ☐ 胫骨疼痛与胫骨应力性骨折的区别是什么？
- ☐ 中度至重度的疲劳性筋膜室综合征有哪些特征？
- ☐ 中度至重度的跟腱炎有哪些观察症状？
- ☐ 如果运动员患有足底筋膜炎，运动员会感觉到哪里疼痛？

# 参考文献

Cavanaugh, P.R., and J.R. Robinson. 1989. A biomechanical perspective on stress fractures in NBA players. A final report to the National Basketball Association. Research partially supported by and submitted to the NBA.

Comstock, R.D., C.L. Collins, and E.E. Yard. National high school sports–related injury surveillance study, 2005–06 and 2006–07 school years (Personal communication, February 1, 2008).

Hinton, R.Y., A.E. Lincoln, J.L. Almquist, W.A. Douoguih, and K.M. Sharma. 2005. Epidemiology of lacrosse injuries in high school–aged girls and boys: A 3–year prospective study. *American Journal of Sports Medicine*, 33(9): 1305–1314.

第**14**章

# 面部与头部损伤

**在本章中，你将了解如下内容。**

▶ 如何识别严重的面部、眼部和嘴部损伤。

▶ 对于面部、眼部和嘴部的损伤，应该使用哪些急救方法。

▶ 防止面部、嘴部以及眼部损伤的方法。

▶ 如何确定面部和头部损伤需要进行医疗护理的时机。

## 本章涉及的一些损伤与处理技术

## 牙部损伤

## 耳部损伤

面部和头部的损伤在运动中是极为常见的。有时，仅仅肘部的撞击，或者球的无规则弹跳，就可以导致运动员坐在眼科医生或者口腔外科的椅子上接受治疗。来自美国体育教练员协会的鲍威尔（Powell）和巴伯·福斯（Barber Foss）在1999年发现，在棒球、篮球、橄榄球和垒球运动中，面部和头部的受伤是极为常见的（见表14.1）。

### 表14.1　高中体育运动中的面部和头部损伤

| 运动项目 | 在身体所有部位伤病中面部和头部损伤所占比例 |
|---|---|
| 棒球 | 8.9% |
| 篮球 | 10.0%（男子）、6.7%（女子） |
| 美式橄榄球 | 2.2% |
| 垒球 | 8.0% |

源自：J.W. Powell and K.D. Barber-Foss, 1999, "Injury patterns in selected high school sports: A review of the 1995-1997 seasons", *Journal of Athletic Training* 34(3): 277-284.

因为这些伤害涉及眼睛、鼻子、嘴巴、耳朵等重要的器官，并可能破坏运动员的外貌，所以在评估和提供紧急处理时应该非常小心。此外，由于大量的血管网络供应在面部，所以这些损伤往往会造成运动员的大量出血。

## 头部和面部的撕裂伤

由于这些伤病往往会导致失血过多，所以面部和头部的损伤会让人看起来很可怕。下面将介绍如何对这些伤病进行评估，并提供医疗急救，以及如何对这些伤病进行医疗护理的知识。

附录A中总结了对于头部和面部伤口的护理方法。

### 头部和面部的撕裂伤

通常出现在眉骨（见图14.1）、下巴、前额、鼻子以及头部的伤口。

**起因**

- 球、肘部以及球拍等物体直接打击或者撞击。

**询问运动员是否有下列症状**

- 疼痛。

**检查运动员是否有下列体征**

- 快速出血（面部和头皮的伤口会严重出血，因为该区域有很多血管网络。但是，事实上，这些部位的伤口往往看起来比实际情况更严重）。
- 肿胀。
- 擦伤。

## 处理

如果运动员的受伤部位没有出现明显的变形，或脑部、脊椎及其他部位没有出现严重损伤的体征，则按照下列方法进行处理。

1. 让运动员坐立。
2. 用无菌纱布包扎伤口，并施压。
3. 止血后，用无菌纱布或绷带包扎伤口。
4. 如果伤口的边缘裂开，请把运动员送到内科医生处，由医生处理（见图14.1）。如果你无法完全清除伤口上的所有碎片或嵌入伤口中的异物，请不要触碰伤口。
5. 如果运动员流血不止，出现呼吸问题，脊椎或头部受伤，或有其他不稳定的严重损伤，就需要做如下处理。

   a. 要求紧急医疗援助。

   b. 监测呼吸并根据需要提供心肺复苏。

   c. 必要时监测和治疗休克。

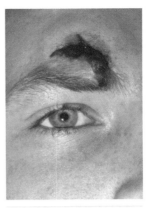

**图14.1**　面部撕裂伤
© Scott Camazinel Phototale.

**能继续开展运动的前提**

- 如果伤口边缘暴露（会有毁容的危险），或运动员已被送至医生处，那么运动员必须经医生检查并得到医生的允许，方可重新返回比赛。
- 如果血流停止，伤口的边缘闭合，运动员和父母不用担心运动员毁容的危险。这时，运动员可以返回比赛（伤口必须进行包扎）。

**预防措施**

- 要求运动员佩戴适合运动的保护装备，如面罩、头套、头盔、防护眼镜和护齿套等。

# 眼部损伤

体育运动可能给眼睛带来灾难性的伤害，例如速度超过90英里/时的垒球或棒球。网球、长曲棍球、冰球、篮球、曲棍球、羽毛球等运动也可以给运动员的眼部带来一定的伤害。

好消息是，如果运动员佩戴护目镜或运动面具，可以显著降低眼睛受伤的风险。事实上，美国眼科学会建议运动员佩戴防护眼镜，因为护目镜可以预防90%的眼部损伤。建议眼镜要用聚碳酸酯镜片，因为这种材质的镜片可以承受住速度达到140英里/时的球

或让撞击力超过1200磅的物体偏转方向。

为了充分了解眼部的损伤，我们来看看眼部的基本解剖结构（见图14.2）。眼球外面是一层有韧性的乳白色的膜，叫作巩膜。它被一层薄薄的潮湿并且透明的膜——结膜所覆盖。结膜用来保护和润滑眼球，结膜中含有神经和小血管。眼睛的圆形有颜色部分是虹膜。它含有根据光线控制瞳孔（中间的黑点）开合的肌肉。光线使肌肉收缩，让瞳孔变小。虹膜和瞳孔被一层透明的膜覆盖，称为角膜。角膜可以帮助眼睛聚焦。整个眼睛在眼眶内，眼眶是位于颅骨上的一个薄壁的骨窝。

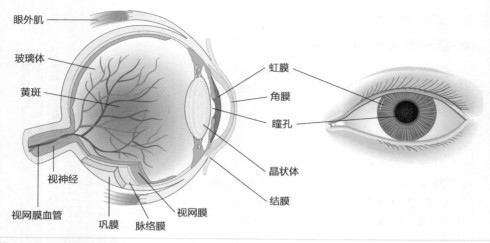

眼外肌
玻璃体
黄斑
视神经
视网膜血管
巩膜
脉络膜
视网膜
虹膜
角膜
瞳孔
晶状体
结膜

**图14.2　眼部基本解剖图**

　　对于由直接撞击所导致的眼部严重损伤的紧急处理，请参考附录A。附录A还归纳了眼睛擦伤的紧急处理。

## 眼部挫伤

**眼部结构挫伤。**

**起因**

- 直接撞击（例如肘部或球）。

**询问运动员是否有下列症状**

- 眼部出现盲点。
- 复视。
- 视线中出现漂浮物。
- 持续性的视力模糊。
- 疼痛。
- 无光感。

**检查运动员是否有下列体征**

- 白眼球或虹膜充血（见图14.3）。
- 眼球运动障碍。
- 虹膜或瞳孔呈不规则形状（见图14.4）。
- 角膜裂伤（见图14.5）。
- 黑色组织从眼角膜或巩膜外突出。
- 瞳孔对于光线、物体形状、追踪的反应不一致。

- 眼部无法睁开。
- 周边视觉丧失。
- 肉眼可见的眼骨损伤。
- 对光线敏感。
- 瞳孔不在一条线上（一个比另一个高）。

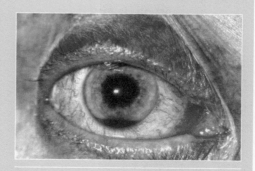

**图14.3　眼睛充血**
© Custom Medical Stock Photo.

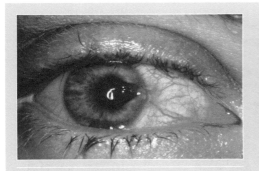

图14.4　瞳孔形状不规则
© Bruce Coleman, Inc./Photoshot.

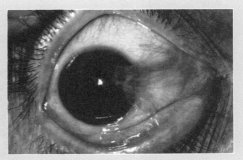

图14.5　角膜裂伤
© Custom Medical Stock Photo.

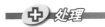 处理

1. 寻求紧急医疗援助。
2. 使运动员上肢直立就座，或者半卧立就座（呈45度）。
3. 如果医疗救援时间迟于15分钟以上，为运动员的双眼戴上眼罩（并限制运动员的运动）。
4. 根据需要对运动员的呼吸和心肺复苏情况进行监测。
5. 监测并治疗运动员的休克。
6. 对运动员的身体情况进行重新评估。

**能继续开展运动的前提**
- 如果将运动员送到医生处，运动员在经医生检查并得到医生的允许前，不能返回比赛。

**预防措施**
- 要求运动员佩戴适合运动的保护装备，如面罩、头套、头盔、防护眼镜和护齿套等。

## 物体刺入眼内

**眼组织被碎片或其他物体穿透。**

**起因**
- 物体刺入眼内。

**询问运动员是否有下列症状**
- 疼痛。
- 灼烧感。

**检查运动员是否有下列体征**
- 白眼球或虹膜充血。
- 虹膜或瞳孔呈不规则形状。
- 角膜位置出现伤痕。
- 黑色组织从眼角膜或巩膜外突出。
- 刺入眼内的物体。

物体刺入眼内（续）

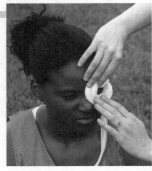
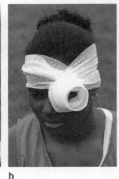

**➕ 处理**

1. 寻求紧急医疗救助。
2. 使运动员上肢直立就座，或者半卧立就座（呈45度）。
3. 如果医疗救援时间迟于15分钟以上，用绷带做成眼罩围在刺入眼睛的物体周围，防止物体移动（见图14.6）。
4. 根据需要对运动员的呼吸和心肺复苏情况进行监测。
5. 监测并治疗运动员的休克。

图14.6　对于物体刺入眼内情况的紧急处理，a.用纱布松散地围成面包圈状盖在眼睛周围；b.用成卷纱布和胶带把纸杯固定到位

**能继续开展运动的前提**

- 如果将运动员送到医生处，运动员在经医生检查并得到医生的允许前，不能返回比赛。

**预防措施**

- 要求运动员佩戴适合运动的保护装备，如面罩、头套、头盔、防护眼镜和护齿套等。

## 眼部擦伤

**眼睛表面的透明部位（角膜）受到擦伤。**

**起因**

- 沙子、灰尘或者其他异物进入眼内。

**询问运动员是否有下列症状**

- 疼痛。
- 灼烧感。
- 眼中有异物感。

**检查运动员是否有下列体征**

- 眼睛呈红色。
- 眼睛周围有肌肉撕裂的痕迹。
- 眼中可能有异物。
- 视力下降。
- 视力模糊。
- 对光线敏感。
- 眼睛可能有划伤痕迹。

**➕ 处理**

　　如果进入眼中的物体不是玻璃，应尽量取出眼中的物体，如灰尘等（见图14.7）。如果眼中的物体无法取出，或运动员的疼痛无法减轻，或运动员的视线出现模糊，视力开始下降，或进入眼中的物体是玻璃，请参照下列方法。

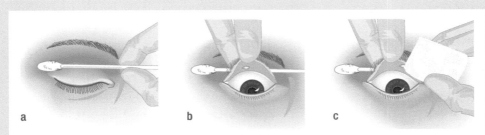

**图14.7**　如果该物体位于上眼睑的下方，a.在眼睑的上方放置一个棉签；b.将上眼睑翻开；c.用纱布将异物移走（一定要用无菌盐水将纱布浸湿）

1. 让运动员呈半卧的姿势。
2. 在眼睛上，轻轻地敷上绷带、眼罩或者保护工具（见图14.8）。否则，未受伤眼睛的移动会带动受伤眼睛的移动，从而加重运动员的病情。
3. 将运动员迅速送到医生处，由医生做进一步处理。

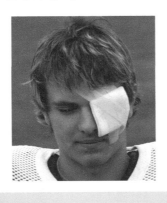

**图14.8**　用一小块无菌纱布遮住眼睛，然后用胶带将纱布轻轻固定在脸上

**能继续开展运动的前提**
- 如果运动员出现持续疼痛，视力出现模糊，或视力开始下降，运动员在经医生检查并得到医生的允许前，不能返回比赛。

**预防措施**
- 要求运动员佩戴适合运动的保护装备，如运动眼镜、护目镜等。

## ➡ 眼部擦伤的安全处理方法

如果运动员的眼部擦伤，请采取下列方法。
- 不要揉眼部。
- 不要试图取出陷入眼中的物体。
- 不要试图将进入眼中的玻璃取出。
- 不要取出隐形眼镜。
- 不要清洗眼部。

## 眼眶骨骨折

**眼眶或眼眶周围骨骼遭受外力打击。**

**起因**

- 外力直接打击。

**询问运动员是否有下列症状**

- 疼痛。
- 眼部下方的其他部位出现麻木等症状。

**检查运动员是否有下列体征**

- 眼睑部位出现肿胀。
- 复视，尤其当眼睛向上方观察时。

- 眼球运动障碍。
- 虹膜或瞳孔呈不规则形状。
- 眼部周围的骨头出现明显的凹陷。
- 瞳孔不在一条线上（一个比另一个高）。
- 眼部充血导致眼球颜色改变。
- "眼白"部位或虹膜充血。
- 眼球凹陷。

### ➕ 处理

1. 寻求紧急医疗救助。
2. 使运动员上肢直立就座，或者半卧立就座（呈45度）。
3. 监测运动员的呼吸状况，如有需要，施以心肺复苏。
4. 监测并治疗运动员的休克。

**能继续开展运动的前提**

- 如果将运动员送到医生处，运动员在经医生检查并得到医生的允许前，不能返回比赛。

**预防措施**

- 要求运动员佩戴适合运动的保护装备，如面罩、防护眼镜等。

# 鼻部、面部及额骨损伤

因为鼻部、面部以及额骨骨折会导致受伤者呼吸不畅，所以需要对这些部位的损伤进行快速的评估。此外，当对这些部位损伤进行评估时，可以轻触这些受伤部位，感受骨骼的变形。

## 流鼻血

**鼻子流血。**

**起因**

- 外力直接打击。
- 头部的一些伤病。
- 高血压。
- 鼻腔干燥。

**询问运动员是否有下列症状**

- 鼻子遭受直接的打击，会引起鼻子的疼痛。
- 呼吸不畅或鼻塞。

**检查运动员是否有下列体征**

- 鼻子是否流血。

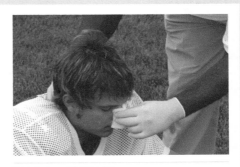

### 处理

1. 寻求紧急医疗救助。
2. 用无菌纱布捏住鼻孔5到10分钟，来增加鼻腔的压力（见图14.9）。
3. 如果在15到20分钟之内，鼻血仍然未止住，或者鼻血是因为其他受伤所致，请将运动员送往医生处，由医生进行处理。
4. 建议运动员不要用鼻子进行呼吸。

**图14.9　直接按压法**

**能继续开展运动的前提**

- 运动员可以在鼻血止住5分钟后，返回比赛。
- 如果鼻血是由其他严重的受伤导致的，请将运动员送到医生处，运动员在经医生检查，或得到医生的允许前，不能返回比赛。

**预防措施**

- 建议从事美式橄榄球、长曲棍球以及冰球的运动员在比赛中佩戴防护面罩。

## 鼻骨骨折

**鼻骨或软骨骨折。**

**起因**

- 直接外力打击。

**询问运动员是否有下列症状**

- 疼痛。
- 鼻子出现灼烧感。

**检查运动员是否有下列体征**

- 骨折部位肿胀。
- 骨折部位变色。
- 骨折部位有可能出现畸形。
- 有可能出现无法通过鼻子来呼吸。

### 处理

1. 让运动员头部向前，使鼻子中的液体或血液流出来。
2. 冰敷15分钟，如果有必要，用纱布轻轻捏住鼻孔来止血。
3. 将运动员送至医生处，由医生进行处理。

**能继续开展运动的前提**

- 如果将运动员送到医生处，运动员在经医生检查或得到医生的允许前，不能返回运动。
- 当运动员重新回到运动中时，应佩戴护鼻，对鼻子进行保护。

**预防措施**

- 建议从事美式橄榄球、长曲棍球以及冰球的运动员在比赛中佩戴防护面罩。

## 面中部骨折

上颌骨骨折（见图14.10）。

起因

- 直接外力打击。

询问运动员是否有下列症状

- 疼痛。
- 麻木。

检查运动员是否有下列体征

- 牙齿无法正确地咬合在一起。
- 受伤导致视觉出现问题。
- 鼻涕（血液或其他液体）。
- 受伤部位瘀伤。
- 受伤部位变形。
- 轻触骨折部位，出现疼痛。

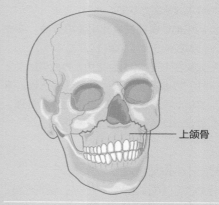

上颌骨

图14.10　上颌骨骨折

### ➕ 处理

1. 如果运动员的呼吸受到影响，或者出现休克等症状，请首先监控运动员的呼吸，必要时进行心肺复苏处理，并呼叫急救医疗人员进行处理。

2. 如果运动员的呼吸没有受到影响，没有出现休克等症状，可以冰敷15分钟，然后送至医生处，由医生处理。

能继续开展运动的前提

- 如果将运动员送到医生处，运动员在经医生检查并得到医生的允许前，不能返回比赛。
- 当运动员重新返回比赛时，应佩戴面部护具对面部进行保护。

预防措施

- 建议从事美式橄榄球、长曲棍球以及冰球的运动员在比赛中佩戴防护面罩。

## 颧骨骨折

颧骨骨折（见图14.11）。

起因

- 外部直接打击。

询问运动员是否有下列症状

- 下颌活动时，出现疼痛。
- 眼部下方的其他部位出现麻木等症状。
- 面部或脸颊出现疼痛或麻木。

检查运动员是否有下列体征

- 脸颊扁平或其他部位出现变形。
- 眼侧位置出血。

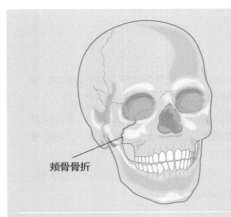

颊骨骨折

**图14.11** 颊骨骨折

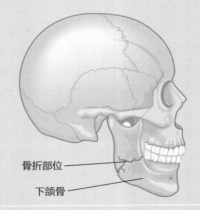

骨折部位

下颌骨

**图14.12** 下颌（下颌骨）骨折

---

**➕ 处理**

1. 如果运动员的呼吸受到影响，或者出现休克等症状，请首先监控运动员的呼吸，必要时进行心肺复苏处理，并呼叫急救医疗人员进行处理。
2. 如果没有出现以上状况，可以冰敷15分钟，然后送至医生处，由医生处理。

**能继续开展运动的前提**

- 如果将运动员送到医生处，运动员在经医生检查并得到医生的允许前，不能返回比赛。
- 当运动员重新返回比赛时，应佩戴面部护具对面部进行保护。

**预防措施**

- 建议从事美式橄榄球、长曲棍球以及冰球的运动员在比赛中佩戴防护面罩。

## 下颌损伤

**下颌（下颌骨）骨折、挫伤或脱位（见图14.12）。**

**起因**

- 扭伤或外部直接打击。

**询问运动员是否有下列症状**

- 疼痛。
- 嘴部张开或关闭时功能受限。

**检查运动员是否有下列体征**

- 受伤部位畸形。
- 受伤部位变色。
- 受伤部位肿胀。
- 嘴部无法闭合。
- 下颌脱位。
- 咬合时，上齿和下齿出现咬合紊乱。

下颌损伤（续）

**➕ 处理**

***如果运动员的呼吸受到影响，面部出现畸形，或者出现休克等症状，请参考下列方法：***

1. 呼叫急救医疗人员。
2. 监测运动员的呼吸，必要时进行心肺复苏处理。
3. 如果运动员没有出现可疑的脊柱损伤或休克，请将运动员头部向前，让液体从口腔中排出。如果运动员没有出现可疑的

脊柱损伤，但是运动员正处于休克中，请将运动员侧躺，避免碰到下颌部位。

***如果运动员的呼吸没有受到影响，面部没有出现畸形，也没有出现休克等症状，请参考下列方法：***

冰敷15分钟后，将运动员送往医生处，由医生进行处理。

**能继续开展运动的前提**

- 如果将运动员送到医生处，运动员在经医生检查并得到医生的允许前，不能返回比赛。

**预防措施**

- 建议运动员在适当的时候，戴上面罩、头盔等保护工具对面部进行有效的保护。

# 牙部损伤

　　牙由牙冠和牙根组成。其中牙冠为可见部分，由一层坚硬的物质（牙釉质）所覆盖。牙根延伸至牙龈以下，周围覆盖着牙骨质。牙髓位于牙齿内的牙腔内，含有能够对牙齿进行血液输送的血管，以及使牙齿能够感觉疼痛和温度变化的神经。牙髓也会产生牙本质。牙本质是构成牙齿本体的硬物质，位于牙釉质的内层。牙齿位于齿槽（小孔）内，由韧带（牙周膜）所包裹，并由牙龈进行保护（见图14.13）。

　　运动中会发生各种各样的牙齿损伤情况，如牙齿的脱位、移位、骨折、断裂等。运动员佩戴特制的牙套可以防止牙部的大部分损伤。事实上，在一项有关大学篮球牙齿损伤的研究调查中，研究人员发现，如果运动员

佩戴特制的牙套，运动员牙部的损伤概率明显减小（Labella, Smith and Sigurdsson, 2002）。

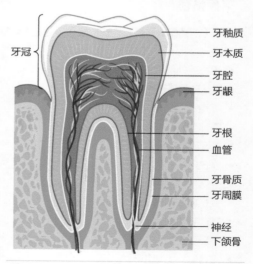

**图14.13** 牙部解剖图

牙冠 — 牙釉质
牙本质
牙腔
牙龈
牙根
血管
牙骨质
牙周膜
神经
下颌骨

## 牙齿脱落

**牙齿从齿槽内脱离出来。**

**起因**

- 外力直接打击。

**询问运动员是否有下列症状**

- 疼痛。

**检查运动员是否有下列体征**

- 流血。
- 牙齿是否完全脱落。
- 牙龈部位出现肿胀。

---

**✚ 处理**

1. 手握住牙冠部位，不要握住牙根部位。
2. 如果脱落的牙齿很脏，请用盐水冲洗（不要擦洗）。如果没有盐水，也可以直接用水进行冲洗，但是水会降低牙齿再植成功的概率。
3. 请将脱落的牙齿放入牙齿保护容器中，这样会获得最佳的种植成功的机会。如果没有牙齿保护容器，可以将牙齿放入盐水中。如果没有盐水，请将牙齿放入一盒牛奶中。
4. 让运动员头部向前，使血液能够从嘴中排出。
5. 用盐水或者自来水冲洗嘴部伤口。

6. 让运动员轻轻地咬住无菌纱布，帮助血液的吸收或者止血。
7. 将运动员迅速送至牙医处，由牙医进行处理。牙齿再植的最佳时间为牙齿脱落后的30分钟之内。
8. 如果运动员出现呼吸困难、休克、面部骨折、头部或脊柱损伤，以及其他不稳定的伤病。
    a. 送至急救医疗处进行处理。
    b. 为运动员提供必要的监测，并进行心肺复苏处理。
    c. 为运动员提供必要的监测，并处理休克问题。

---

**能继续开展运动的前提**

- 如果将运动员送到医生处，运动员在被牙医或口腔外科医生检查并得到医生的允许前，不能返回比赛。

**预防措施**

- 如有条件，建议运动员根据所从事的运动，佩戴相关的牙套或护齿。

## 牙齿残缺

**牙齿的一部分被打碎（见图14.14）。**

**起因**

- 外力直接打击。

**询问运动员是否有下列症状**

- 疼痛（如果牙本质或牙髓受到损伤）。
- 如果牙本质或牙髓受到损伤，牙齿可能对冷、热以及压力非常敏感。

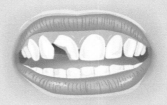

**图14.14　牙齿缺损**

牙齿残缺（续）

**检查运动员是否有下列体征**

- 部分脱落的牙齿。
- 流血。
- 牙齿上可见的裂纹。

**➕ 处理**

1. 让运动员头部向前，使血液能够从嘴中排出。
2. 用无菌纱布给伤口增压，用于止血。
3. 迅速将受伤运动员送至牙医处，由牙医进行处理。

**能继续开展运动的前提**

- 如果将运动员送到医生处，运动员在被牙医或口腔外科医生检查并得到医生的允许前，不能返回比赛。

**预防措施**

- 如有条件，建议运动员根据所从事的运动，佩戴相关的牙套或护齿。

# 耳部损伤

外耳是非常容易挫伤、撕裂的部位。但是幸运的是，耳部的损伤很容易通过佩戴一定的保护设备，或者规则中明确规定禁止耳部佩戴首饰的方式来预防。如果在比赛中，运动员出现耳部的损伤，请参考如下方法。

## 耳部挫伤（菜花耳）

**耳部挫伤（见图14.15）。**

**起因**

- 外力直接打击。
- 在坚硬的表面反复摩擦耳部。

**询问运动员是否有下列症状**

- 疼痛。
- 灼烧感。

**检查运动员是否有下列体征**

- 外耳肿胀。
- 耳部变色。
- 耳部温度升高。
- 耳部发红。
- 耳部变形。

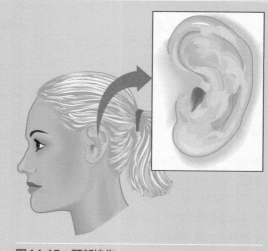

**图14.15　耳部挫伤**

### ✚ 处理

1. 冰敷5到10分钟。

2. 将运动员送至队医处，由队医处理。

**能继续开展运动的前提**
- 如果将运动员送到医生处，运动员在经医生检查并得到医生的允许前，不能返回比赛。

**预防措施**
- 建议或要求运动员在比赛中佩戴保护性帽子。

## 第14章 回顾

☐ 为什么脸部和头部的伤口经常流血？

☐ 什么时候，医护人员应该对脸部或头部外伤进行迅速的评估？

☐ 运动员可以采取什么方法来防止眼部的损伤？

☐ 眼部挫伤（由外力直接撞击而致）的具体症状有哪些？

☐ 请描述一下，如果物体刺入眼内，应该采取哪些紧急处理措施。

☐ 在眼部擦伤中，眼睛的哪个部位会受损伤？

☐ 如果将眼中的异物从眼睛中取出（异物并非陷入眼中），应该采取哪些紧急处理措施？

☐ 请描述一下流鼻血时的急救方法。

☐ 鼻骨骨折的具体症状是什么？

☐ 面部骨折的具体症状是什么？

☐ 应该采取哪些措施来增加脱落的牙齿再植成功的机会？

☐ 描述一下牙齿因外力部分掉落的具体紧急处理措施。

☐ 防止耳部挫伤的最好方法是什么？

☐ 描述耳部挫伤的具体特征是什么。

## 参考文献

Labella，C.R.，B.W. Smith，and A. Sigurdsson. 2002. Effect of mouth guards on dental injuries and concussions in college basketball. *Medicine and Science in Sports and Exercise* 34(1): 41–44.

Powell，J.W.，and K.D. Barber-Foss. 1999. Injury patterns in selected high school sports: A review of the 1995–1997 seasons. *Journal of Athletic Training* 34(3): 227–284.

# 第15章

# 皮肤疾病

**在本章中，你将了解如下内容。**

▶ 如何识别和提供紧急处理，以治疗常见的非传染性皮肤病，如水泡和擦伤。

▶ 如何识别传染性皮肤病。

▶ 何时由医生对皮肤状况进行评估。

▶ 如何防止传染性皮肤病在运动员中传播。

## 本章所涉及的一些损伤与处理技术

世界顶级运动员的一个共同特点就是对比赛集中或关注的能力。虽然你所负责的运动员可能不是世界顶级运动员，但是对比赛集中或关注的能力同样意味着比赛的胜利或失败。皮肤问题是造成运动员比赛时分散注意力的一个常见原因。更糟糕的是，皮肤问题可能造成运动员退场或者传染给其他运动员。

所以对于皮肤问题的处理目标就是防止运动员因为这些小的细节问题而分散比赛的注意力。在本章中，你将了解到如何识别皮肤的疾病，以及如何对皮肤疾病进行紧急处理，确定何时由医生对皮肤状况进行评估，并采取方案或措施来预防皮肤病。皮肤问题可以分为两种：传染性和非传染性。无论是哪种皮肤问题，在检查运动员皮肤时，都要佩戴手套。

### → 处理皮肤问题

在处理皮肤问题时一定要注意，即使你认为运动员的皮肤问题是非传染性的，在处理时也要佩戴手套。

## 非传染性皮肤疾病

非传染性皮肤疾病在运动员中极为普遍。虽然这些问题往往是一些小问题，但是我们要对这些小问题进行监控，避免出现进一步恶化的现象，如皮肤出现脓、热、红斑等。

具体紧急处理方案详见附录A。

---

### 水泡

**皮肤层之间的位置出现含有液体的水泡。**

水泡有两种类型：闭合型和开放型（见图15.1）。在封闭型水泡中，皮肤是完整的。但是在开放型水泡中，皮肤为裂开的。

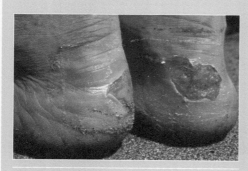

**图15.1　开放型水泡**
© Custom Medical Stock Photo.

**起因**
- 皮肤表面与物体表面的摩擦（如鞋、球拍、球棒等）使皮肤层分离，皮肤层之间充满液体。

**询问运动员是否有下列症状**
- 疼痛。
- 灼烧感。
- 温热感。

**检查运动员是否有下列体征**
*闭合型*
- 皮肤出现红晕。
- 皮肤下面充满液体的水泡。

*开放型*
- 皮肤裂开。
- 皮肤外伤或流血。
- 皮肤出现红晕。

➕ *处理*

**闭合型水泡**

1. 不要触碰水泡（如果水泡裂开，会导致皮肤感染）。
2. 在水泡处敷上市售胼胝垫或鸡眼贴（见图15.2），用于防止伤口感染，并促进伤口愈合。
3. 指导运动员保证伤口清洁。

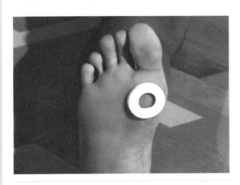

**图15.2**　水泡圆形护垫

**开放型水泡**

1. 用杀菌溶液或肥皂水清洗伤口。不要用碘触碰伤口。
2. 用消毒纱布将其擦干。
3. 在水泡处敷上市售胼胝垫或鸡眼贴，防止伤口感染，并促进伤口愈合。
4. 指导运动员保证伤口清洁。
5. 指导运动员定期检查伤口是否有感染、红肿、发热以及液体从伤口中流出等症状。
6. 如果运动员伤口出现上述情况，或者在自我处理后，水泡仍然在一到两周内没有愈合，请将运动员送至医生处，由医生处理。

**能继续开展运动的前提**

- 如果运动员没有出现进一步感染的症状，运动员可以恢复活动。

**预防措施**

- 指导运动员锉去老茧，防止皮肤过厚。
- 指导运动员对已出现发热、红肿、略微敏感但没有形成水泡的区域进行冰敷。
- 指导运动员，将凡士林涂抹在容易引起皮肤摩擦的脚上。
- 鼓励运动员在壁球、棒球、举重或高尔夫球等运动中佩戴手套。
- 鼓励运动员在运动中穿着合适的鞋。鞋与最长的脚趾端应该有0.5英寸的距离，并保证足部的宽度。

➡ **清理伤口的时候**

　　在清理伤口时，一定要注意避免使用碘，因为有些运动员可能对碘过敏。

## 指甲瘀血

指甲床与指甲之间的部位出现瘀血（见图15.3）。

起因

- 外力直接撞击。

询问运动员是否有下列症状

- 疼痛。
- 指甲有下压的感觉。

检查运动员是否有下列体征

- 指甲下有瘀血或瘀伤。
- 肿胀。

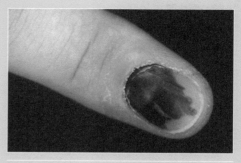

图15.3　指甲瘀血

 **处理**

1. 冰敷10~15分钟，减少指甲下方的肿胀。

2. 如果指甲部位超过四分之一出现瘀血，或者运动员疼痛加剧，请将运动员送至医生处，由医生处理。

能继续开展运动的前提

- 如果运动员指甲没有受损，疼痛不重，不会有进一步受伤的风险，运动员可以恢复活动。

预防措施

- 指导运动员在合适的时候，佩戴对指甲保护的装备。

## 甲沟炎

脚趾甲的边缘过度向皮肤内推进（见图15.4）。

起因

- 将指甲修剪成向两边形状。
- 穿着过紧的鞋和袜。
- 脚趾甲畸形。

询问运动员是否有下列症状

- 脚趾两侧疼痛。

检查运动员是否有下列体征

- 脚部红肿。
- 脚部发热。
- 肿胀。
- 有脓水（严重情况）。

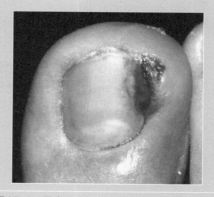

图15.4　甲沟炎

**处理**

**建议运动员按照下列方法进行操作。**

1. 用温水泡脚。
2. 用无菌棉纱布包扎在指甲的边缘，以减少对皮肤的压力（包扎每天更换）。

3. 如果伤口出现感染现象（伤口出现红斑、脓水、运动员发烧）或者无菌棉纱布包扎没有任何作用，请将运动员送往医生处，由医生处理。

**能继续开展运动的前提**

- 如果没有出现严重的感染、肿胀、发热等现象，运动员可以重新进行活动。

**预防措施**

- 指导运动员合理修剪指甲。
- 建议运动员在运动时穿着合适的鞋。

## 皮肤擦伤

表层皮肤的损伤又被称为草皮烧伤、道路皮疹或者草莓疹（见图15.5）。

**起因**

- 在粗糙或坚硬的物体表面滑倒或摔倒。

**询问运动员是否有下列症状**

- 疼痛。
- 皮肤表面紧绷或有撕裂感。
- 灼烧感。

**检查运动员是否有下列体征**

- 皮肤红肿、呈红色。

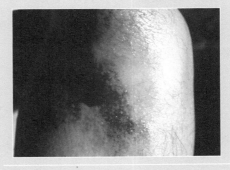

**图15.5 擦伤**

 **处理**

1. 用自来水冲洗伤口5分钟以上（如有必要，用肥皂水去除污垢）。对于皮肤表面擦伤，可敷上抗生素软膏。
2. 如果运动员返回活动中，请用无菌纱布包扎伤口。

3. 为了促进皮肤的愈合，建议运动员在平时运动中不要遮挡受伤皮肤。
4. 如果不能完全清除受伤皮肤上的碎片，伤口边缘的皮肤开裂，或者有感染的体征，请将运动员送至医生处，由医生处理。

**能继续开展运动的前提**

- 如果没有出现严重的感染、肿胀、发热等现象，运动员可以重新进行活动。

**预防措施**

- 鼓励运动员穿着滑面运动裤，或者在肘部、膝盖、臀部加上护垫。

## 皮肤疖

皮肤上出现大的、被感染的、充满脓的肿块（见图15.6）。

**起因**

- 皮肤毛囊细菌感染。

**询问运动员是否有下列症状**

- 疼痛。
- 温热感。

**检查运动员是否有下列体征**

- 皮肤上出现红色或白色的隆起。
- 局部位置肿胀。

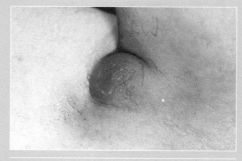

图15.6　疖

 **处理**

**请指导运动员按照下列方法进行操作。**

1. 不要自行处理皮肤上的疖子。

2. 将运动员送往医生处，由医生处理。

**能继续开展运动的前提**

- 如果没有出现严重的感染、肿胀、发热等现象，运动员可以重新进行活动。

**预防措施**

- 鼓励运动员在每一次活动或比赛后进行淋浴。
- 鼓励运动员在每次训练或比赛中，穿着干净整洁的运动服装。

## 有毒植物皮疹

由有毒的常青藤植物、毒橡木或毒漆树的汁液接触所引起的皮肤反应。

**起因**

- 与有毒的常青藤植物（见图15.7）、毒橡树（见图15.8）或者毒漆树（见图15.9）直接接触。
- 与被有毒植物所污染的动物、衣服、工具或运动器材接触。
- 吸入或皮肤暴露在有毒植物燃烧所产生的气体中。

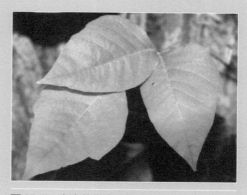

图15.7　有毒的常青藤植物

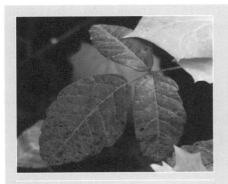

图15.8 毒橡树

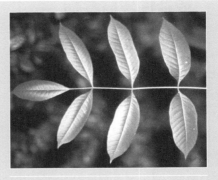

图15.9 毒漆树

询问运动员是否有下列症状
*通常在12到48小时内*

● 皮肤有灼烧感。
● 皮肤瘙痒。

检查运动员是否有下列体征
*通常在12到48小时内*

● 皮肤发红。
● 皮疹。
● 肿胀。
● 水泡。
● 发高烧（如果严重）。
● 水泡的结痂。

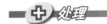

**当运动员的皮肤暴露在有毒气体中长达5分钟，请指导运动员按照下列方法进行操作。**

1. 小心处理被污染的衣服。
2. 用冷水冲洗暴露的皮肤。

**当运动员的皮肤开始出现皮疹后，请指导运动员按照下列方法进行操作。**

1. 请运动员送至医生处，由医生进行处理。
2. 避免抓挠皮疹。

**能继续开展运动的前提**

● 如果没有出现严重的感染、肿胀、发热等现象，运动员可以重新进行活动。

**预防措施**

● 学会识别有毒的常青藤植物、毒橡树和毒漆树。
● 清除活动区域的有毒的植物。

● 让运动员了解有毒的常青藤植物，并告诉运动员关于它们所分布的地方。
● 如果怀疑植物有毒，请减少与植物的皮肤接触。运动员皮肤暴露在有毒气体中长达5分钟，就要小心处理被污染的衣服，并用冷水冲洗暴露在有毒气体中的皮肤。

## 传染性皮肤疾病

下列皮肤感染被认为是具有传染性的皮肤疾病。

任何出现这种症状的运动员都需要被送至医生处，由医生进行处理，并进行正确的评估、合理的治疗，以及得到医生的同意后，才能返回运动中。

在这种情况下，你负责对运动员的皮肤情况进行监测，防止皮肤感染的运动员直接或间接地接触他人。你可以通过向运动员分配毛巾或水瓶，以及在运动员淋浴时，要求其穿着淋浴鞋来阻止运动员之间的皮肤疾病传染。如果有必要，可以将患病的运动员先隔离，经医生检查并得到医生的同意后，再返回比赛。例如，美国全国州高中协会联盟规定，禁止有疑似皮肤感染问题的选手参加摔跤比赛（见图15.10）。此外，无论在处理传染性还是非传染性皮肤疾病时，都要佩戴手套。这一点尤为重要，因为危险的耐抗生素细菌日渐增多，受损的皮肤会受到感染。

## 社区获得性耐甲氧西林金黄色葡萄球菌感染

据报道，一种有潜在危险的细菌——耐甲氧西林金黄色葡萄球菌，在过去的几年中在全球大范围地爆发。这些细菌会导致运动员的伤口感染。金黄色葡萄球菌又被称为葡萄球菌。疾病控制和预防中心估计，大约30%的人口中，鼻腔中存在这种病菌。疾病控制和预防中心还估计，大约有1%的人口携带对甲氧西林和其他相关抗生素耐药的特殊危险品种。

社区获得性耐甲氧西林金黄色葡萄球菌已经被证实可以通过人与人之间接触，共用毛巾、肥皂和消毒设备等方式进行传播。所以，作为一名教练，你必须采取措施阻止疾病的传播，还要会识别社区获得性耐甲氧西林金黄色葡萄球菌的一些基本特征。

社区获得性耐甲氧西林金黄色葡萄球菌感染通常表现在皮肤感染，如丘疹、疖等（见图15.11）。这种疾病的危险性在于，传染部位可以扩散到全身，引起患者肺部或血液感染。

## 美国全国州高中协会联盟对于摔跤运动员皮肤疾病的预防示例表

名字 _____ 检查日期 _____ / _____ / _____

诊断 _____

标记位置以及病灶数目

病灶位置以及病灶数目_____

_____

所采用的药物（必须合法）_____

_____

治疗起始日期 _____ / _____ / _____

治疗结束日期 _____ / _____ / _____

参与运动的最早日期 _____ / _____ / _____

药品供应商签名 _____

药品供应商名字（必须清晰）

_____

电话 # _____

地址 _____

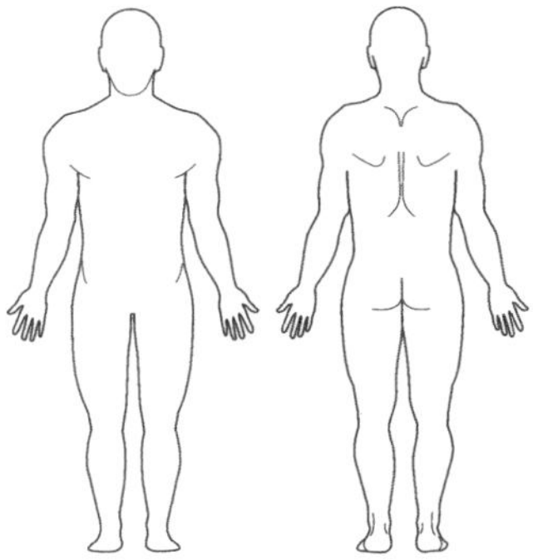

**相关卫生保健专业人员所需要注意的事项：** 如果运动员皮肤疾病出现非传染性病灶，在运动员重新返回赛场前，不需要任何治疗，例如湿疹、银屑病等。请熟悉美国全国州高中协会联盟摔跤规则4-2-3、4-2-4和4-2-5。

①如果教练或裁判怀疑参赛运动员有传染性疾病或出现任何不适宜比赛的情况，教练应该递交由美国全国州高中协会联盟所提供的书面材料。相关卫生保健人员必须证明运动员疑似疾病不具有传染性，运动员的参赛不会对其竞争对手的身体造成任何影响。书面文件应该在运动员比赛称重时提供。

如果在称重现场有指定的医疗人员，并且能够在运动员称重时检查运动员的皮肤情况，可以不递交书面材料。如果医疗人员认为运动员皮肤疾病无法参与比赛，则运动员失去参与比赛的权利。

②如果指定的现场医疗人员在比赛现场，他（她）必须对相关卫生保健人员所提供的证明进行判断，来决定选手是否能够参与比赛。

③文件中要明确参赛选手皮肤的特殊情况，如选手的胎记，或其他非传染性疾病如牛皮癣、湿疹等。并在文件中标出此文件在运动员的比赛期间的有效性。这种证明是必要的，因为慢性疾病可能面临二次感染，需要对运动员的疾病进行评估。一旦运动员的皮肤病灶被认为不具备传染性，可以允许运动员参与比赛。下列是一些运动员在进行摔跤之前，最低限度的一些治疗方法。

**细菌性疾病（脓包、疖）：** 如果运动员的皮肤病灶被认为不具有传染性，所有的皮肤病变必须在病灶有液体渗出或分泌物渗出之前清除，并仔细观察，确保病灶不会在48小时内出现新的病变。选手需要至少服用抗生素3天来达到预期效果。

如果新的病灶在72小时后继续恶化，应考虑MRSA（耐甲氧西林金黄色葡萄球菌）：

**疱疹病变（单纯疱疹，因发烧导致的水泡，斗士疱疹，带状疱疹）：** 如果运动员的皮肤病灶被认为不具有传染性，所有的皮肤病变必须在病灶有液体渗出或分泌物渗出之前清除。并仔细观察，确保病灶不会在48小时内出现新的病变。初级（斗士疱疹的初级阶段）运动员需要立即接受治疗，并在10天内不得参与比赛。如果运动员出现发热，或者淋巴结肿大等其他症状，最低治疗期限应延长至14天。运动员必须在治疗周期内120小时或5天内服用抗生素药物，确保不会产生新的病灶。

**癣（头皮癣、皮肤癣）：** 对于皮肤癣应口服或局部治疗72小时，对于头皮癣应该口服或局部治疗14天。

**疥疮、头虱：** 治疗24小时后，进行适当的局部护理。

**结膜炎（红眼病）：** 口服或局部治疗24小时，无分泌物渗出。

**图15.10** 皮肤疾病的预防示例表

源自：Notional Federation of State High School Associations, 2013.

## 社区获得性耐甲氧西林金黄色葡萄球菌感染

**一种危险的皮肤疾病，可以通过人与人之间接触，共用洗漱用品等方式在公共场合进行传播。**

询问运动员是否有下列症状

- 发烧。
- 伤口部位局部疼痛。

检查运动员是否有下列体征

- 伤口红斑扩散。
- 伤口部位肿胀。
- 伤口部位有脓。
- 伤口部位有液体排出。

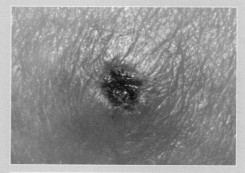

图15.11　社区获得性耐甲氧西林金黄色葡萄球菌感染

### ➕ 处理

1. 用肥皂和清水清洗伤口。
2. 对伤口进行包扎，防止病毒的扩散。

3. 如果运动员出现社区获得性耐甲氧西林金黄色葡萄球菌感染症状，请将运动员迅速送至医生处，由医生进行处理。

能继续开展运动的前提

- 运动员在得到医生的检查并获得同意后，可以返回比赛。

预防措施

1. 严格执行卫生习惯。
   a. 运动后立即进行淋浴。
   b. 用肥皂水彻底洗手。
   c. 禁止共用毛巾、水瓶、运动器材以及剃须刀。
   d. 每次运动后，请清洗运动衣服和毛巾。
2. 定期清理运动设备，如运动垫和保护头盔等。

3. 定期清理运动设施，如运动垫、淋浴室以及地板等。
4. 运动员在参加比赛或训练之前，要对所有的伤口进行包扎。
5. 认真观察伤口，检查伤口是否有社区获得性耐甲氧西林金黄色葡萄球菌感染症状。
6. 对运动员或运动员的父母进行有关社区获得性耐甲氧西林金黄色葡萄球菌感染知识的教育。
7. 禁止有外伤的运动员使用公用浴盆或浴缸。

## 传染性软疣

**皮肤表层被病毒感染所引起的皮肤赘物。**

起因

- 通常由病毒的直接接触引起，通常发生在毛囊或皮肤开裂处。

检查运动员是否有下列体征

- 皮肤上出现小肉色或粉红色的圆状赘物（见图15.12）。

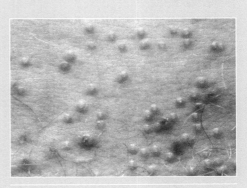

- 多出现在胸部、腹部、手臂、腹股沟或臂部的皮肤上，有时也出现在脸上和眼皮上。
- 圆状赘物可能发亮。
- 中心可能有小凹陷。
- 可能发红或发炎。

**图15.12 传染性软疣**

 处理

将运动员送至医生处，由医生确诊病情，并进行适当的治疗。

能继续开展运动的前提

- 请检查运动规则，找出针对传染性软疣皮肤病的运动规则。

预防措施

- 防止感染的运动员与其他运动员直接接触。
- 防止共用毛巾、浴室、更衣室地板（使用淋浴鞋）等而发生交叉感染。
- 定期清洗运动设施，如运动垫、浴室以及地板等。

# 疣

**异常的皮肤赘物。**

　　共有两种类型的疣：普通型疣（见图 15.13）通常位于手指、手背以及指甲床等位置，足底型疣（见图 15.14）通常位于脚底。

**起因**

- 与人乳头瘤病毒（HPV）直接接触，通常发生在皮肤破裂处。

**询问运动员是否有下列症状**

- 疼痛。

**检查运动员是否有下列体征**

- 局部皮肤赘物。
- "种子"由血管引起的疣子中间的黑点（足底型疣）。

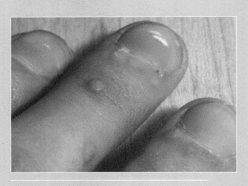

图15.13　普通型疣

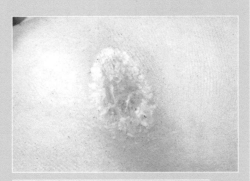

图15.14　足底型疣

 **处理**

将运动员送至医生处，由医生确诊病情，并进行适当的治疗。

**能继续开展运动的前提**

- 对普通型疣进行包扎处理后，运动员可以重新进行活动。

**预防措施**

- 防止感染的运动员与其他运动员直接接触。
- 防止共用毛巾、浴室、更衣室地板（使用淋浴鞋）等而发生交叉感染。

## 单纯性疱疹

**在嘴唇、口腔、鼻子、下巴或脸颊上出现的疱疹（见图15.15）。**

**起因**

● 接触1型单纯疱疹病毒，通常由直接接触携带病毒的个体所引起。

**询问运动员是否有下列症状**

● 皮肤瘙痒。

● 皮肤变得敏感。

**检查运动员是否有下列体征**

● 充满液体的小水泡。

● 从水泡中渗出的透明液体。

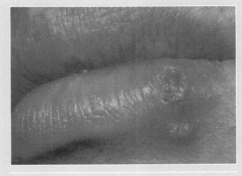

**图15.15　单纯性疱疹**

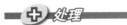 **处理**

将运动员送至医生处，由医生确诊病情，并进行适当的治疗。

**能继续开展运动的前提**

● 请检查运动规则，找出针对接触传染性单纯性疱疹皮肤病的运动规则。

**预防措施**

● 防止感染的运动员与其他运动员直接接触。

● 防止共用毛巾、浴室、更衣室地板（使用淋浴鞋）等而发生交叉感染。

## 癣

**由真菌的感染而引起的皮肤病。**

**起因**

　　主要与受感染的人和动物直接接触，与被感染的土壤接触有时也会造成癣。在美国国家运动教练员协会高中生伤害研究（1997至1999年）调查的皮肤疾病中，癣占所有报告皮肤疾病的83.8%。

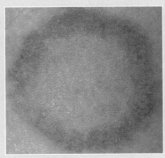

**图15.16　癣**

**询问运动员是否有下列症状**

● 疼痛。

● 皮肤瘙痒。

● 皮肤有灼烧感。

**检查运动员是否有下列体征**

● 红色鳞状的皮肤。

● 随着伤口愈合，从感染区域的中部开始，病变位置开始看起来像一个"环"（见图15.16）。

**251**

癣（续）

---

### 处理

将运动员送至医生处，由医生确诊病情，并进行适当的治疗。

**能继续开展运动的前提**
- 请检查运动规则，找出针对传染性癣病皮肤病的运动规则。

**预防措施**
- 防止感染的运动员与其他运动员直接接触。
- 防止共用毛巾、浴室、更衣室地板（使用淋浴鞋）等而发生交叉感染。

---

## 运动员脚

**真菌引起的脚部感染（见图15.17）。**

**起因**
- 脚部长时间暴露在出汗、炎热以及通风不良的环境中。

**询问运动员是否有下列症状**
- 皮肤有灼烧感。
- 皮肤瘙痒。

**检查运动员是否有下列体征**
- 围绕在脚趾和脚的其他部位的红色鳞状皮疹。
- 皮肤脱皮或开裂。
- 水泡（严重）。

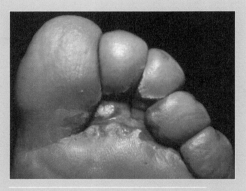

图15.17 运动员脚

---

### 处理

**指导运动员按照下列方法进行操作。**

1. 经常换袜子，保持双脚干燥。
2. 每天洗净，保持脚部的彻底干燥。
3. 将抗真菌药膏或粉末涂在患处。
4. 如果病情加剧，将运动员送至医生处，由医生处理。

**能继续开展运动的前提**
- 运动员只要保证感染区域不触碰其他运动员，运动员就可以返回活动。

**预防措施**
- 指导运动员保证脚部的干净和干燥。
- 鼓励运动员用足底粉，以彻底吸收脚部的汗水。
- 鼓励运动员保证袜子的干净和干燥。
- 在淋浴时，需要穿着淋浴鞋以防止运动员之间的交叉感染。

## 股癣

**真菌感染影响生殖器官。**

**起因**

- 皮肤长时间暴露在出汗、热的环境中（例如穿着脏的湿衣服）。

**询问运动员是否有下列症状**

- 皮肤有灼烧感。
- 皮肤瘙痒。

**检查运动员是否有下列体征**

- 皮肤成红色鳞片状。

**➕ 处理**

**指导运动员按照下列方法进行操作。**

1. 通过更换湿的、出汗的衣服，保证生殖器区域皮肤的干燥。

2. 在感染区域涂抹药膏或抗真菌粉。

3. 如果症状没有消退，请将运动员送至医生处，由医生处理。

**能继续开展运动的前提**

- 运动员可以参加一些被允许的活动。

**预防措施**

- 指导运动员用吸汗粉来吸收汗水。
- 建议运动员在每天运动活动中，穿着干净的衣服。

# 第15章　回顾

- ☐ 当对运动员皮肤进行紧急处理时，你需要如何保护自己？
- ☐ 严重皮肤感染的症状是什么？
- ☐ 可以采取什么方法防止水泡进一步被刺激？
- ☐ 什么时候应该由医生治疗并评估指甲的挫伤？
- ☐ 用什么方法可以缓解指甲朝皮肤内生长所带来的压力？
- ☐ 什么样的紧急处理方法有助于伤口的愈合？
- ☐ 什么是皮肤疖？
- ☐ 什么样的紧急处理手段可以缓解皮肤中毒的反应（有毒的常青藤植物、毒橡树、毒漆树所引起）？
- ☐ 什么物质会导致传染性皮肤感染？
- ☐ 请描述一下应该采取哪些措施来防止运动员传染性皮肤疾病的传播。
- ☐ 运动员可以采取哪些方法防止由细菌或真菌引起的皮肤感染？

# 参考文献

Center for Disease Control and Prevention. Community-Associated MRSA Information for the Public.

National Athletic Trainers' Association. (2005). Official Statement from the National Athletic Trainers Association on Community-Acquired MRSA Infections (CA-MRSA).

National Athletic Trainers' Association. High school wrestlers risk contagious skin infections. Press release.

# 各类损伤紧急处理方案

## 对于反应灵敏的运动员的照顾流程

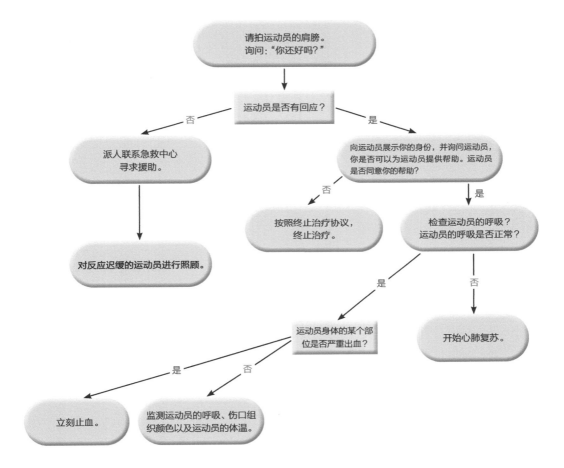

## 对于反应迟缓的运动员的照顾流程

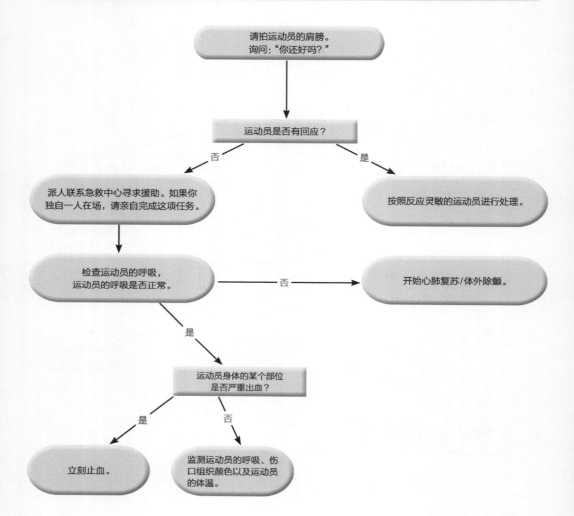

## 反应灵敏运动员的气道堵塞紧急处理流程

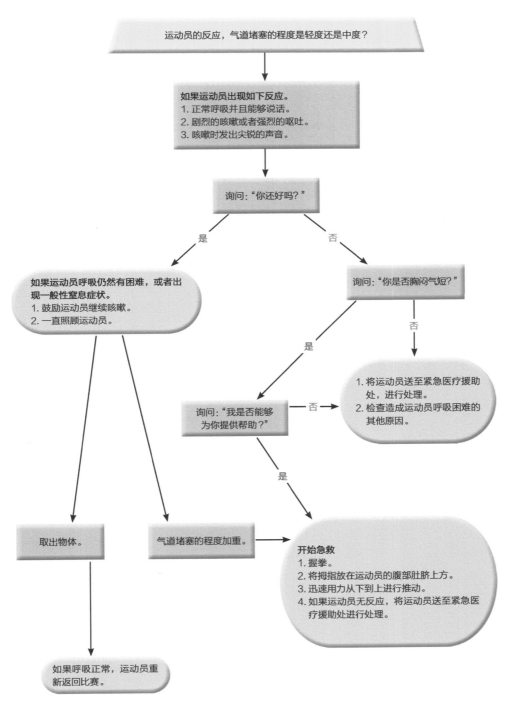

运动员的反应，气道堵塞的程度是轻度还是中度？

如果运动员出现如下反应。
1. 正常呼吸并且能够说话。
2. 剧烈的咳嗽或者强烈的呕吐。
3. 咳嗽时发出尖锐的声音。

询问："你还好吗？"

是

如果运动员呼吸仍然有困难，或者出现一般性窒息症状。
1. 鼓励运动员继续咳嗽。
2. 一直照顾运动员。

否

询问："你是否胸闷气短？"

否

询问："我是否能够为你提供帮助？"

是

否

1. 将运动员送至紧急医疗援助处，进行处理。
2. 检查造成运动员呼吸困难的其他原因。

取出物体。

气道堵塞的程度加重。

开始急救
1. 握拳。
2. 将拇指放在运动员的腹部肚脐上方。
3. 迅速用力从下到上进行推动。
4. 如果运动员无反应，将运动员送至紧急医疗援助处进行处理。

是

如果呼吸正常，运动员重新返回比赛。

## 反应迟缓运动员的气道堵塞紧急处理流程

当你对运动员进行紧急处理时，运动员反应迟缓。

1. 慢慢将运动员放在地板上。
2. 让其他人通知急救中心。
3. 将运动员的背部着地。
4. 打开运动员的嘴，确认物体是否取出。并确定运动员舌头是否妨碍呼吸，如果是将舌头轻轻向后倾斜，直到舌头离开呼吸道。
5. 开始心肺复苏，如果可能的话使用呼吸机。

**一直持续到**
1. 运动员的呼吸恢复正常。
2. 除颤器到达，停止按压，按照除颤器的操作说明使用除颤器。
3. 急救中心救援人员接管现场。

**备注**：直到运动员被急救医务人员对其身体症状进行评估，并由医生检查允许后，运动员方可重新返回比赛。

## 心肺复苏流程（CPR）

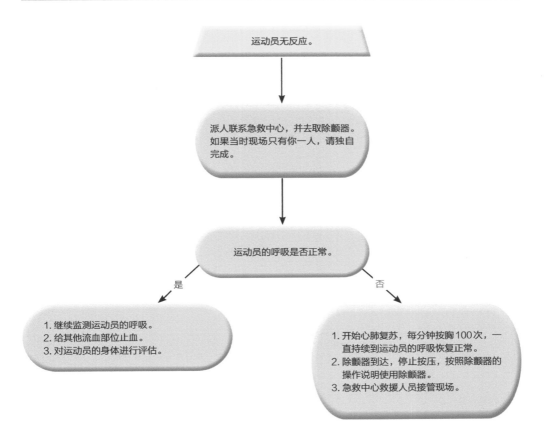

运动员无反应。

派人联系急救中心，并去取除颤器。如果当时现场只有你一人，请独自完成。

运动员的呼吸是否正常。

是

否

1. 继续监测运动员的呼吸。
2. 给其他流血部位止血。
3. 对运动员的身体进行评估。

1. 开始心肺复苏，每分钟按胸100次，一直持续到运动员的呼吸恢复正常。
2. 除颤器到达，停止按压，按照除颤器的操作说明使用除颤器。
3. 急救中心救援人员接管现场。

## 使用自动体外除颤器（AED）

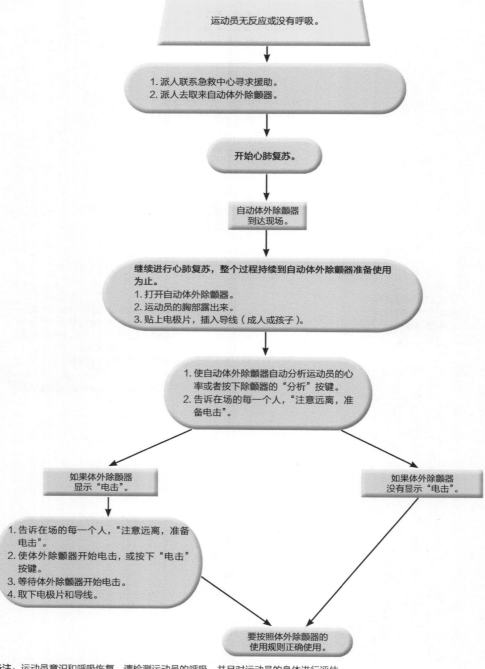

运动员无反应或没有呼吸。

1. 派人联系急救中心寻求援助。
2. 派人去取来自动体外除颤器。

开始心肺复苏。

自动体外除颤器
到达现场。

继续进行心肺复苏，整个过程持续到自动体外除颤器准备使用
为止。
1. 打开自动体外除颤器。
2. 运动员的胸部露出来。
3. 贴上电极片，插入导线（成人或孩子）。

1. 使自动体外除颤器自动分析运动员的心
   率或者按下除颤器的"分析"按键。
2. 告诉在场的每一个人，"注意远离，准
   备电击"。

如果体外除颤器
显示"电击"。

如果体外除颤器
没有显示"电击"。

1. 告诉在场的每一个人，"注意远离，准备
   电击"。
2. 使体外除颤器开始电击，或按下"电击"
   按键。
3. 等待体外除颤器开始电击。
4. 取下电极片和导线。

要按照体外除颤器的
使用规则正确使用。

**备注：** 运动员意识和呼吸恢复，请检测运动员的呼吸，并且对运动员的身体进行评估。

## 损伤紧急处理步骤

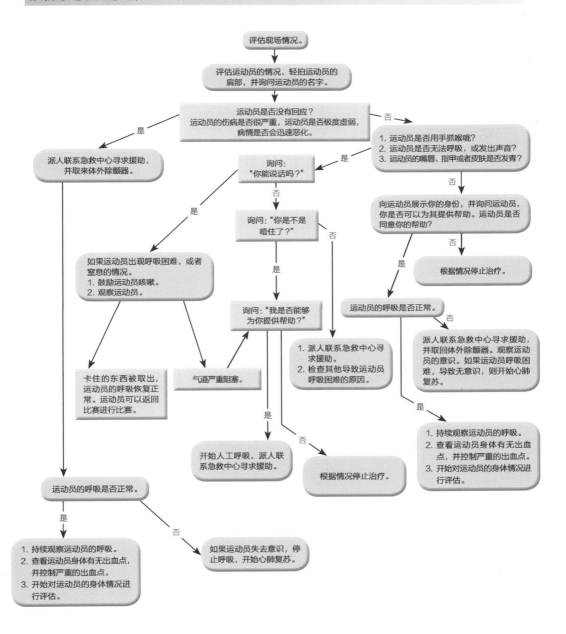

评估现场情况。

评估运动员的情况，轻拍运动员的肩部，并询问运动员的名字。

运动员是否没有回应？
运动员的伤病是否很严重，运动员是否极度虚弱，病情是否会迅速恶化。

否

是

1. 运动员是否用手抓喉咙？
2. 运动员是否无法呼吸，或发出声音？
3. 运动员的嘴唇、指甲或者皮肤是否发青？

派人联系急救中心寻求援助，并取来体外除颤器。

询问："你能说话吗？"

是

否

询问："你是不是噎住了？"

否

向运动员展示你的身份，并询问运动员，你是否可以为其提供帮助。运动员是否同意你的帮助？

否

是

如果运动员出现呼吸困难，或者窒息的情况。
1. 鼓励运动员咳嗽。
2. 观察运动员。

是

询问："我是否能够为你提供帮助？"

是

根据情况停止治疗。

运动员的呼吸是否正常。

否

卡住的东西被取出，运动员的呼吸恢复正常。运动员可以返回比赛进行比赛。

气道严重阻塞。

1. 派人联系急救中心寻求援助。
2. 检查其他导致运动员呼吸困难的原因。

派人联系急救中心寻求援助，并取回体外除颤器。观察运动员的意识。如果运动员呼吸困难，导致无意识，则开始心肺复苏。

是

是

否

1. 持续观察运动员的呼吸。
2. 查看运动员身体有无出血点，并控制严重的出血点。
3. 开始对运动员的身体情况进行评估。

开始人工呼吸，派人联系急救中心寻求援助。

根据情况停止治疗。

运动员的呼吸是否正常。

是

否

1. 持续观察运动员的呼吸。
2. 查看运动员身体有无出血点，并控制严重的出血点。
3. 开始对运动员的身体情况进行评估。

如果运动员失去意识，停止呼吸，开始心肺复苏。

## 运动员身体评估

**伤病史**

确定

1. 曾经受伤的位置。

2. 是否出现二次受伤。

3. 受伤的症状（例如头疼、疼痛或者麻木等）。

**检查**

寻找及观察

1. 出血。

2. 皮肤表面的变化。

3. 瞳孔大小的变化或者瞳孔的反应。

4. 畸形。

5. 呕吐或者咳嗽。

6. 肿胀。

7. 身体出现变色。

8. 行走的能力。

9. 上肢的位置或者脉搏。

**触碰**

触碰时是否出现

1. 触碰疼痛。

2. 皮肤的温度变化。

3. 感知麻木或者畸形。

## 大出血

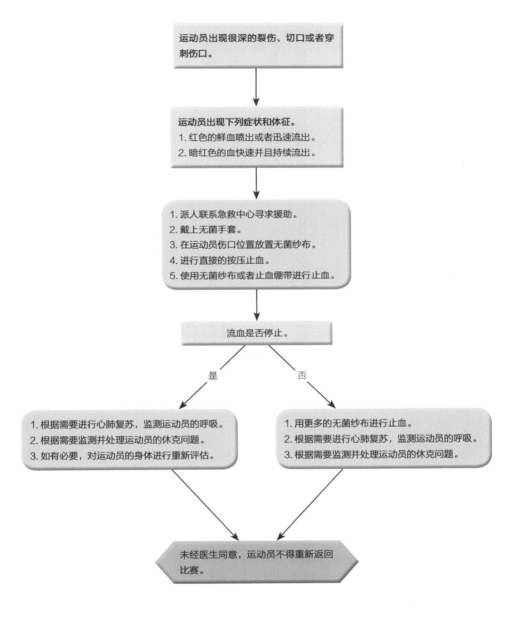

运动员出现很深的裂伤、切口或者穿刺伤口。

↓

运动员出现下列症状和体征。
1. 红色的鲜血喷出或者迅速流出。
2. 暗红色的血快速并且持续流出。

↓

1. 派人联系急救中心寻求援助。
2. 戴上无菌手套。
3. 在运动员伤口位置放置无菌纱布。
4. 进行直接的按压止血。
5. 使用无菌纱布或者止血绷带进行止血。

↓

流血是否停止。

是 / 否

**是：**
1. 根据需要进行心肺复苏，监测运动员的呼吸。
2. 根据需要监测并处理运动员的休克问题。
3. 如有必要，对运动员的身体进行重新评估。

**否：**
1. 用更多的无菌纱布进行止血。
2. 根据需要进行心肺复苏，监测运动员的呼吸。
3. 根据需要监测并处理运动员的休克问题。

↓

未经医生同意，运动员不得重新返回比赛。

## 对于非固定伤的夹板使用技巧

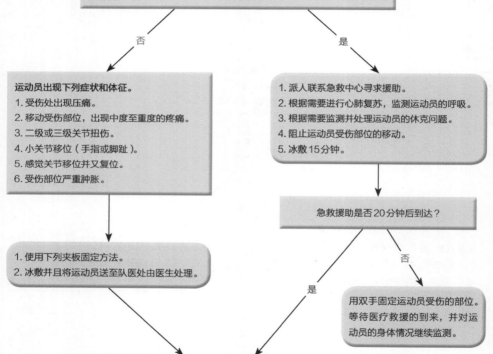

运动员是否出现下列症状和体征。
1. 大关节的损伤（髋关节、膝关节、踝关节、肩关节、肘关节或者腕关节损伤）。
2. 复合性骨折。
3. 脊柱、骨盆、髋部、大腿、腰部、肩胛、上臂、膝盖或者小腿的疑似性骨折。
4. 移位性肋骨骨折。
5. 连接在胸骨位置的锁骨末端向后移位。
6. 血液循环不畅导致皮肤发青、变冷。
7. 失去知觉。
8. 休克。

否

是

运动员出现下列症状和体征。
1. 受伤处出现压痛。
2. 移动受伤部位，出现中度至重度的疼痛。
3. 二级或三级关节扭伤。
4. 小关节移位（手指或脚趾）。
5. 感觉关节移位并又复位。
6. 受伤部位严重肿胀。

1. 派人联系急救中心寻求援助。
2. 根据需要进行心肺复苏，监测运动员的呼吸。
3. 根据需要监测并处理运动员的休克问题。
4. 阻止运动员受伤部位的移动。
5. 冰敷15分钟。

急救援助是否20分钟后到达？

是

否

1. 使用下列夹板固定方法。
2. 冰敷并且将运动员送至队医处由医生处理。

用双手固定运动员受伤的部位。等待医疗救援的到来，并对运动员的身体情况继续监测。

夹板固定方法。
1. 不要对脊柱骨折部位进行夹板固定。
2. 对所暴露出来的骨头的末端用无菌纱布进行包扎、覆盖。
3. 在固定时采用结实、耐用、牢固的材料。
4. 对于关节附近重度扭伤骨折，在骨头的上方、关节的下方进行固定。
5. 对于骨头中间位置的骨折，在关节的上下方位置进行固定。
6. 用绷带或弹性包扎带确保夹板牢固。
7. 当夹板固定后，请检查可能导致的相关症状（如皮肤发青、体温降低等），这些症状由夹板固定较紧所致，如果出现上述症状，请根据实际需要将夹板放松。

## 对于受伤运动员的移动和紧急医疗服务

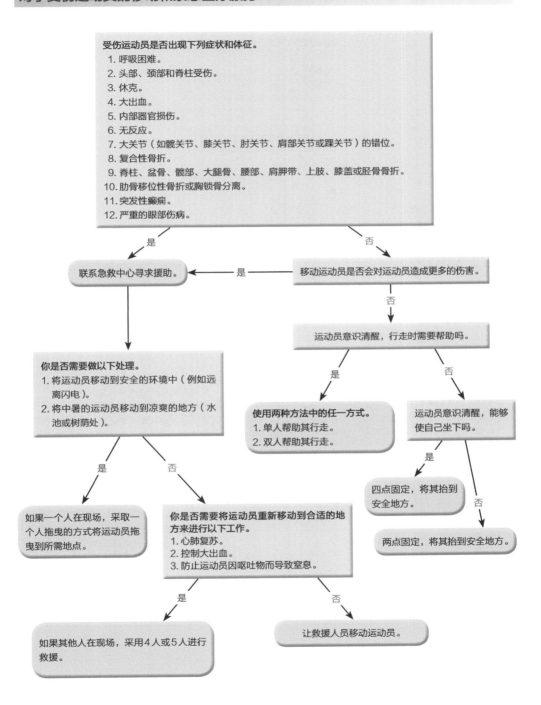

## 过敏性休克

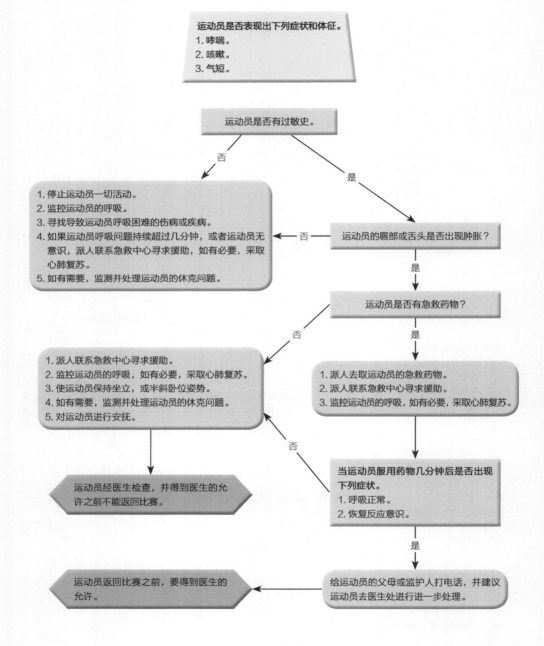

运动员是否表现出下列症状和体征。
1. 哮喘。
2. 咳嗽。
3. 气短。

运动员是否有过敏史。

否

是

1. 停止运动员一切活动。
2. 监控运动员的呼吸。
3. 寻找导致运动员呼吸困难的伤病或疾病。
4. 如果运动员呼吸问题持续超过几分钟，或者运动员无意识，派人联系急救中心寻求援助，如有必要，采取心肺复苏。
5. 如有需要，监测并处理运动员的休克问题。

否　运动员的唇部或舌头是否出现肿胀？

是

运动员是否有急救药物？

否

是

1. 派人联系急救中心寻求援助。
2. 监控运动员的呼吸，如有必要，采取心肺复苏。
3. 使运动员保持坐立，或半斜卧位姿势。
4. 如有需要，监测并处理运动员的休克问题。
5. 对运动员进行安抚。

1. 派人去取运动员的急救药物。
2. 派人联系急救中心寻求援助。
3. 监控运动员的呼吸，如有必要，采取心肺复苏。

否

运动员经医生检查，并得到医生的允许之前不能返回比赛。

当运动员服用药物几分钟后是否出现下列症状。
1. 呼吸正常。
2. 恢复反应意识。

是

运动员返回比赛之前，要得到医生的允许。

给运动员的父母或监护人打电话，并建议运动员去医生处进行进一步处理。

## 哮喘

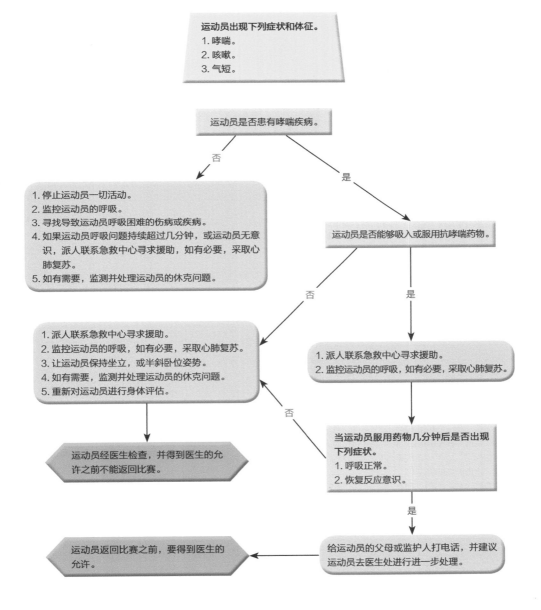

运动员出现下列症状和体征。
1. 哮喘。
2. 咳嗽。
3. 气短。

运动员是否患有哮喘疾病。

否

是

1. 停止运动员一切活动。
2. 监控运动员的呼吸。
3. 寻找导致运动员呼吸困难的伤病或疾病。
4. 如果运动员呼吸问题持续超过几分钟，或运动员无意识，派人联系急救中心寻求援助，如有必要，采取心肺复苏。
5. 如有需要，监测并处理运动员的休克问题。

运动员是否能够吸入或服用抗哮喘药物。

否

是

1. 派人联系急救中心寻求援助。
2. 监控运动员的呼吸，如有必要，采取心肺复苏。
3. 让运动员保持坐立，或半斜卧位姿势。
4. 如有需要，监测并处理运动员的休克问题。
5. 重新对运动员进行身体评估。

1. 派人联系急救中心寻求援助。
2. 监控运动员的呼吸，如有必要，采取心肺复苏。

运动员经医生检查，并得到医生的允许之前不能返回比赛。

否

当运动员服用药物几分钟后是否出现下列症状。
1. 呼吸正常。
2. 恢复反应意识。

是

运动员返回比赛之前，要得到医生的允许。

给运动员的父母或监护人打电话，并建议运动员去医生处进行进一步处理。

## 头部损伤

运动员头部受到直接撞击，或断裂损伤

**运动员是否出现下列症状和体征。**

1. 头疼加剧。
2. 头晕。
3. 行动不稳。
4. 走路摇晃。
5. 失忆。
6. 视觉出现变化——视物重影或视力模糊。
7. 意识混乱。
8. 情绪出现变化。
9. 对于触碰或声音无反应。
10. 呼吸不规则。
11. 直接撞击点出现流血或伤口。
12. 从嘴部、耳部或鼻子等部位流出血液或其他液体。
13. 四肢无力或麻木。
14. 颈部运动时疼痛加剧。
15. 撞击处出现肿胀或变形。
16. 抽搐。
17. 瞳孔异常。
18. 无意识。
19. 呼吸不均匀。
20. 呕吐。

**是**

1. 派人联系急救中心寻求援助。
2. 保持运动员头部和颈部的固定，直到紧急救援到达。如果运动员携带头盔，在固定运动员的头部和颈部时，请不要取下头盔。因为这样可以避免头部和颈部不必要的碰撞。运动员佩戴护肩时，这一点也极其重要。
3. 监控运动员的呼吸，如有必要，采取心肺复苏。
4. 处理出血问题，避免因为对伤口的挤压造成大量出血。
5. 如有需要，监测并处理运动员的休克问题。
6. 对骨折以及不固定损伤进行固定，但要确保不会对运动员造成进一步的挤压损伤。

**否**

**运动员是否出现下列症状和体征。**
1. 轻度头疼。
2. 耳鸣。
3. 恶心。
4. 无法进行多任务操作。

**是或否**

1. 停止运动员的一切运动。
2. 继续监控运动员的症状，如果症状恶化，请联系急救中心寻求援助。
3. 立刻联系运动员的父母或监护人，向他们提供级别控制中心所列出的对应症状的清单来更好地监控症状，并指导他们将运动员送至医生处进行进一步处理。

运动员返回比赛之前，要得到医生的允许。

## 脾脏损伤

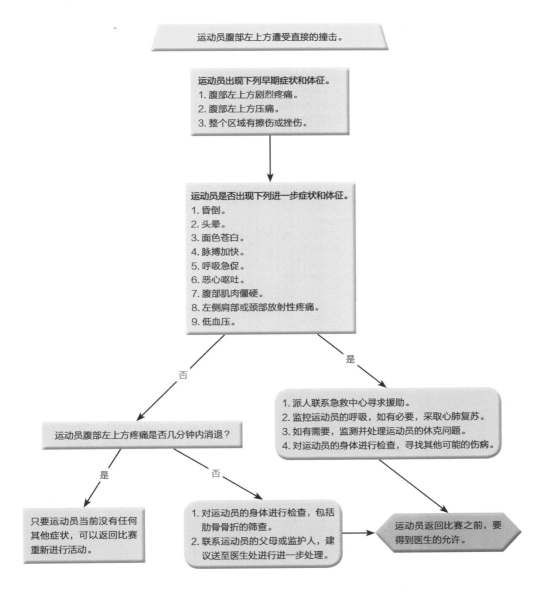

## 肾脏挫伤

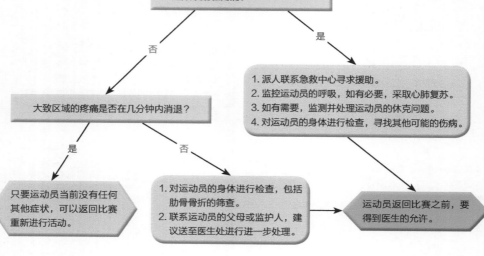

运动员背部中间位置、脊柱两侧遭受直接的撞击。

运动员出现下列早期症状和体征。
1. 背部中间（两侧）区域疼痛。
2. 整个区域有擦伤或挫伤。
3. 整个区域有压痛。

运动员是否出现下列进一步症状和体征。
1. 昏倒。
2. 头晕。
3. 面色苍白、身体发冷、皮肤湿冷。
4. 脉搏加快。
5. 恶心呕吐。
6. 灼烧感或尿频。
7. 尿混浊或血尿。
8. 背部肌肉僵硬。
9. 腹部肿胀。
10. 背部下方、大腿外侧、盆骨前方区域出现发射性疼痛。

否

大致区域的疼痛是否在几分钟内消退？

是

否

是

只要运动员当前没有任何其他症状，可以返回比赛重新进行活动。

1. 对运动员的身体进行检查，包括肋骨骨折的筛查。
2. 联系运动员的父母或监护人，建议送至医生处进行进一步处理。

1. 派人联系急救中心寻求援助。
2. 监控运动员的呼吸，如有必要，采取心肺复苏。
3. 如有需要，监测并处理运动员的休克问题。
4. 对运动员的身体进行检查，寻找其他可能的伤病。

运动员返回比赛之前，要得到医生的允许。

## 睾丸损伤

运动员睾丸位置遭受直接的撞击。

运动员出现下列早期症状和体征。
1. 腹股沟位置疼痛。
2. 睾丸肿胀。
3. 恶心。

运动员是否出现下列进一步症状和体征。
1. 呕吐。
2. 睾丸痉挛。
3. 睾丸缩进腹腔内。
4. 尿液混浊或血尿。

否

是

1. 协助运动员找到舒服的位置进行放松。
2. 鼓励运动员进行缓慢的深呼吸。
3. 对受伤部位冰敷10到15分钟。

1. 派人联系急救中心寻求援助。
2. 监控运动员的呼吸，如有必要，采取心肺复苏。
3. 如有需要，监测并处理运动员的休克问题。
4. 对运动员的身体进行检查，寻找其他可能的伤病。

睾丸位置的疼痛是否在几分钟内消退？

是

否

运动员返回比赛之前，要得到医生的允许。

1. 只要运动员当前没有任何其他症状，可以返回比赛重新进行活动。
2. 通知运动员的父母或监护人，并提醒其注意观察运动员是否出现浮肿、皮肤变色或压痛等进一步恶化的症状。

联系运动员的父母或监护人，建议送至医生处进行进一步处理。

运动员返回比赛之前，要得到医生的允许。

## 胰岛素反应

运动员患有糖尿病。

运动员出现下列早期症状和体征。
1. 饥饿。
2. 易怒。
3. 虚弱。
4. 瞳孔扩张。
5. 身体颤抖。
6. 大量出汗。
7. 脉搏加快。

运动员是否出现下列进一步症状和体征。
1. 意识混乱。
2. 抽搐。
3. 呕吐。
4. 无任何反应意识。

否

是

1. 停止运动员一切运动。
2. 立刻让运动员服用糖果、运动型饮料或果汁等进行糖分的补充。
3. 如果运动员短期内没有好转，或病情进一步恶化，派人联系急救中心寻求援助。
4. 监控运动员的呼吸，如有必要，采取心肺复苏。
5. 通知运动员的父母或监护人。

1. 派人联系急救中心寻求援助。
2. 帮助运动员进行复原卧式，使呕吐物或液体从口中流出。
3. 监控运动员的呼吸，如有必要，采取心肺复苏。

1. 让运动员结束当日的运动，并进行休息。
2. 运动员在胰岛素和血糖指标稳定前，禁止进行任何运动。

运动员返回比赛之前，要得到医生的允许。

## 酮酸中毒

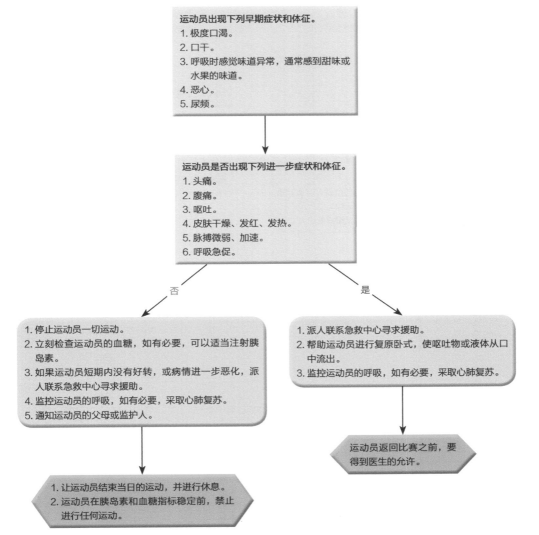

运动员患有糖尿病。

运动员出现下列早期症状和体征。
1. 极度口渴。
2. 口干。
3. 呼吸时感觉味道异常，通常感到甜味或水果的味道。
4. 恶心。
5. 尿频。

运动员是否出现下列进一步症状和体征。
1. 头痛。
2. 腹痛。
3. 呕吐。
4. 皮肤干燥、发红、发热。
5. 脉搏微弱、加速。
6. 呼吸急促。

否

是

1. 停止运动员一切运动。
2. 立刻检查运动员的血糖，如有必要，可以适当注射胰岛素。
3. 如果运动员短期内没有好转，或病情进一步恶化，派人联系急救中心寻求援助。
4. 监控运动员的呼吸，如有必要，采取心肺复苏。
5. 通知运动员的父母或监护人。

1. 派人联系急救中心寻求援助。
2. 帮助运动员进行复原卧式，使呕吐物或液体从口中流出。
3. 监控运动员的呼吸，如有必要，采取心肺复苏。

1. 让运动员结束当日的运动，并进行休息。
2. 运动员在胰岛素和血糖指标稳定前，禁止进行任何运动。

运动员返回比赛之前，要得到医生的允许。

## 癫痫

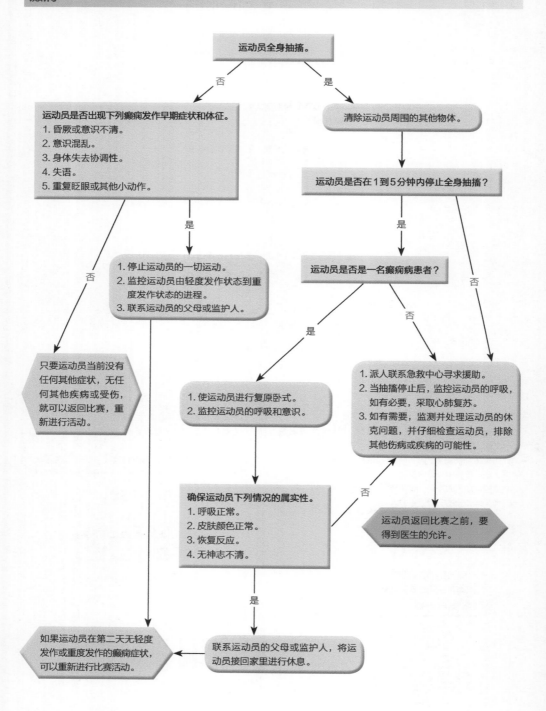

运动员全身抽搐。

否 → 运动员是否出现下列癫痫发作早期症状和体征。
1. 昏厥或意识不清。
2. 意识混乱。
3. 身体失去协调性。
4. 失语。
5. 重复眨眼或其他小动作。

是 → 清除运动员周围的其他物体。

运动员是否在1到5分钟内停止全身抽搐？

是 → 停止运动员的一切运动。
1. 停止运动员的一切运动。
2. 监控运动员由轻度发作状态到重度发作状态的进程。
3. 联系运动员的父母或监护人。

是 → 运动员是否是一名癫痫病患者？

否 → 只要运动员当前没有任何其他症状，无任何其他疾病或受伤，就可以返回比赛，重新进行活动。

是 → 1. 使运动员进行复原卧式。
2. 监控运动员的呼吸和意识。

否 → 1. 派人联系急救中心寻求援助。
2. 当抽搐停止后，监控运动员的呼吸，如有必要，采取心肺复苏。
3. 如有需要，监测并处理运动员的休克问题，并仔细检查运动员，排除其他伤病或疾病的可能性。

确保运动员下列情况的属实性。
1. 呼吸正常。
2. 皮肤颜色正常。
3. 恢复反应。
4. 无神志不清。

否 → 运动员返回比赛之前，要得到医生的允许。

是 → 联系运动员的父母或监护人，将运动员接回家里进行休息。

→ 如果运动员在第二天无轻度发作或重度发作的癫痫症状，可以重新进行比赛活动。

## 热痉挛

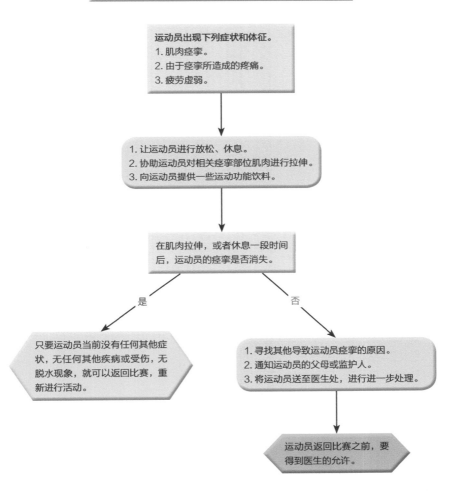

运动员运动量过大或在闷热环境中进行大量训练。

运动员出现下列症状和体征。
1. 肌肉痉挛。
2. 由于痉挛所造成的疼痛。
3. 疲劳虚弱。

1. 让运动员进行放松、休息。
2. 协助运动员对相关痉挛部位肌肉进行拉伸。
3. 向运动员提供一些运动功能饮料。

在肌肉拉伸，或者休息一段时间后，运动员的痉挛是否消失。

是

否

只要运动员当前没有任何其他症状，无任何其他疾病或受伤，无脱水现象，就可以返回比赛，重新进行活动。

1. 寻找其他导致运动员痉挛的原因。
2. 通知运动员的父母或监护人。
3. 将运动员送至医生处，进行进一步处理。

运动员返回比赛之前，要得到医生的允许。

## 热衰竭

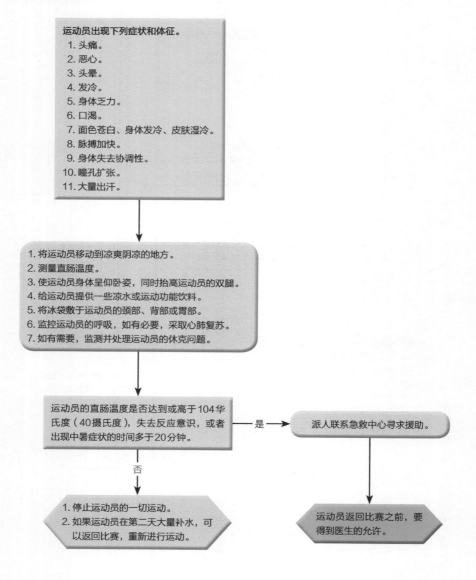

运动员运动量过大，或者在闷热环境中进行大量训练。

运动员出现下列症状和体征。
1. 头痛。
2. 恶心。
3. 头晕。
4. 发冷。
5. 身体乏力。
6. 口渴。
7. 面色苍白、身体发冷、皮肤湿冷。
8. 脉搏加快。
9. 身体失去协调性。
10. 瞳孔扩张。
11. 大量出汗。

1. 将运动员移动到凉爽阴凉的地方。
2. 测量直肠温度。
3. 使运动员身体呈仰卧姿，同时抬高运动员的双腿。
4. 给运动员提供一些凉水或运动功能饮料。
5. 将冰袋敷于运动员的颈部、背部或胃部。
6. 监控运动员的呼吸，如有必要，采取心肺复苏。
7. 如有需要，监测并处理运动员的休克问题。

运动员的直肠温度是否达到或高于104华氏度（40摄氏度），失去反应意识，或者出现中暑症状的时间多于20分钟。

是 ➔ 派人联系急救中心寻求援助。

否

1. 停止运动员的一切运动。
2. 如果运动员在第二天大量补水，可以返回比赛，重新进行运动。

运动员返回比赛之前，要得到医生的允许。

## 中暑

运动员运动量过大，或者在闷热环境中进行大量训练。

运动员出现下列症状和体征。

1. 极度燥热。
2. 恶心。
3. 烦躁、易怒。
4. 发冷。
5. 皮肤红肿。
6. 直肠温度达到或高于104华氏度（40摄氏度）。
7. 呼吸急促。
8. 脉搏加快。
9. 呕吐。
10. 瞳孔缩小。
11. 腹泻。
12. 意识混乱。
13. 癫痫。
14. 无反应。
15. 呼吸或循环停止。

1. 派人联系急救中心寻求援助。
2. 将运动员移动到凉爽、阴凉的地方。
3. 将运动员呈半斜卧姿浸泡在凉水中。
4. 取下运动员身上的多余设备或衣物。
5. 监控运动员的呼吸，如有必要，采取心肺复苏。
6. 如有需要，监测并治疗运动员的休克问题。
7. 如果运动员身体出现连贯性反应，向其提供一些凉水或运动功能饮料。

运动员返回比赛之前，要得到医生的允许。

## 冻伤

运动员身体暴露在寒冷、大风或者潮湿的地方进行训练。

运动员是否出现下列三级冻伤症状或体征?
1. 冻伤区域出现水泡。
2. 整个冻伤区域皮肤发青。
3. 整个冻伤区域发冷或僵硬。

否       是

运动员出现下列二级冻伤症状或体征。
1. 冻伤区域皮肤红肿,表面由苍白变为黑褐色。
2. 皮肤紧缩、苍白,表皮呈蜡质。
3. 局部冻伤区域复温后,皮肤出现水泡或小红点。

1. 派人联系急救中心寻求援助。
2. 将运动员移动到暖和的地方。
3. 慢慢取下运动员潮湿或冰凉的衣服。
4. 监控运动员的呼吸,如有必要,采取心肺复苏。
5. 如有需要,监测并治疗运动员的休克问题。

1. 将运动员移动到暖和的地方。
2. 取下运动员潮湿或冰凉的衣服。
3. 如有需要,监测并处理运动员的休克问题。
4. 将冻伤部位浸泡在 100 到 105 华氏度(37.8 到 40.6 摄氏度)的温水中进行复温(如果运动员有二次冻伤危险或在医疗设施附近,请不要立即复温)。
5. 联系运动员的父母或监护人,将运动员送至医生或急救处进行处理。

运动员返回比赛之前,要得到医生的允许。

运动员返回比赛之前,要得到医生的允许。

## 运动员体温过低

运动员身体暴露在寒冷、大风或者潮湿的地方进行训练。

运动员是否出现下列重度体温过低的症状或体征。

1. 幻觉。
2. 瞳孔扩张。
3. 脉搏慢、不稳定或无脉搏。
4. 呼吸频率减缓或停止呼吸。
5. 意识混乱。
6. 反应低或无反应。
7. 无寒颤。
8. 肌肉僵硬。
9. 裸露的皮肤肿胀、发青。
10. 体温达到或低于89华氏度（31.7摄氏度）。

否

是

运动员出现下列轻度至中度体温过低的症状和体征。

1. 烦躁。
2. 意识混乱。
3. 困倦。
4. 嗜睡。
5. 协调障碍。
6. 失去感觉。
7. 战栗产热。
8. 脸色苍白、皮肤僵硬。
9. 麻木。
10. 抑郁。
11. 沉默寡言。
12. 脉搏慢、不规则。
13. 呼吸频率减缓。
14. 移动缓慢。
15. 无法行走。
16. 说话困难。
17. 体温为90到95华氏度（32到32.2摄氏度）。

1. 派人联系急救中心寻求援助。
2. 给运动员盖上毯子。
3. 帮助运动员时要小心，避免运动员的移动。
4. 监控运动员的呼吸，如有必要，采取心肺复苏。
5. 如有需要，监测并治疗运动员的休克问题。

运动员返回比赛之前，要得到医生的允许。

1. 派人联系急救中心。
2. 将运动员移动到暖和的地方。
3. 取下运动员潮湿或冰凉的衣服。
4. 给运动员盖上毯子。
5. 如有需要，监测并治疗运动员的休克问题。

运动员返回比赛之前，要得到医生的允许。

**281**

## 肩部骨折和扭伤

运动员肩部遭受直接撞击、扭伤或拉伤。

运动员是否出现下列重度肩部受伤的症状和体征。
1. 肩部畸形。
2. 肩部骨骼穿透皮肤。
3. 肩部脱位。
4. 肩部关节严重扭伤，锁骨向后移位。
5. 手臂、手指或手部皮肤发青。
6. 扭伤部位出现灼烧感。
7. 休克。
8. 手臂无法举过头顶，无法交叉、旋转。
9. 手臂、手掌、手指失去知觉。

否 ← → 是

运动员是否出现下列中度肩部受伤的症状和体征。
1. 受伤部位轻度压痛。
2. 移动手臂时伴有中度至重度疼痛。
3. 二级肩锁关节扭伤。
4. 二级胸锁关节扭伤、锁骨前突。
5. 感觉到手臂骨骼有摩擦声。
6. 肿胀。

1. 派人联系急救中心寻求援助。
2. 监控运动员的呼吸，如有必要，采取心肺复苏。
3. 如有需要，监测并处理运动员的休克问题。
4. 阻止运动员移动手臂。

否 ↓

运动员出现下列轻度受伤症状和体征。
1. 手臂进行某种运动时伴有轻度疼痛，但手臂活动范围不受影响。
2. 轻度压痛。

是 ↓

运动员无法重新回到比赛，直到满足下列条件。
1. 运动员经医生检查，并得到医生的允许。
2. 肩部活动范围不受影响，肩部灵活、有力。

1. 停止一切有可能造成运动员疼痛的活动。
2. 如果症状进一步恶化，或几天内未消退，请将运动员送至医生处，进行进一步处理。

1. 用绷带将手臂与身体包扎在一起。
2. 如有需要，监测并处理运动员的休克问题，如有上述症状发生，派人联系急救中心寻求援助。
3. 冰敷并将运动员送至医生处，进行进一步处理。

运动员重新回到比赛的条件。
1. 症状或体征消失。
2. 运动员经医生检查，并得到医生的允许。
3. 肩部活动范围不受影响，肩部灵活、有力。

## 肩部拉伤

运动员肩部拉伤。

**运动员肩部是否受到拉伤。**
1. 肩部出现压痕或肿块，肩部肌肉或肌腱撕裂。
2. 肩部活动范围受到限制。
3. 无法用肩部或手臂进行日常活动，如将手臂举过头顶进行梳头。
4. 肿胀。
5. 手臂无法举过头顶，无法交叉，无法触碰身体另一侧，无法旋转。

否 →

1. 手臂进行某种运动时伴有轻度疼痛，但手臂活动范围不受影响。
2. 轻度压痛。

1. 停止一切有可能造成运动员疼痛的活动。
2. 如果症状进一步恶化，或几天内未消退，请将运动员送至医生处，进行进一步处理。
3. 冰敷。

**运动员重新回到比赛的条件。**
1. 症状消失。
2. 运动员经医生检查，并得到医生的允许。
3. 肩部活动范围不受影响，肩部灵活、有力。

是 →

运动员是否出现呼吸困难或休克症状？

否 →

1. 用绷带将手臂与身体包扎在一起。
2. 冰敷并将运动员送至医生处，进行进一步处理。

**运动员无法重新回到比赛，直到满足下列条件。**
1. 运动员经医生检查，并得到医生的允许。
2. 肩部活动范围不受影响，肩部灵活、有力。

是 →

1. 派人联系急救中心寻求援助。
2. 监控运动员的呼吸，如有必要，采取心肺复苏。
3. 如有需要，监测并处理运动员的休克问题。

## 急性肘部损伤

运动员肘部遭受直接撞击、挤压、扭伤或拉伤。

运动员是否出现下列重度肘部损伤的症状和体征。
1. 肘部畸形。
2. 肘部骨骼穿透皮肤。
3. 肘部脱位。
4. 手臂、手指或手部皮肤发青。
5. 扭伤部位出现灼烧感。
6. 休克。
7. 肘部无法伸直或弯曲，前臂无法旋转（手掌无法向上或向下），手部无法攥紧。
8. 前臂、手掌、手指失去知觉。
9. 前臂、腕部、手指持续几分钟麻木或刺痛。

否 →

运动员是否出现下列中度肘部损伤的症状和体征。
1. 受伤部位轻度压痛。
2. 肘部伸直或弯曲，前臂旋转，手部攥紧时伴有中度至重度疼痛。
3. 二级或三级肘部拉伤。
4. 感觉到肘部骨骼有摩擦声。
5. 肿胀。

是 →

1. 派人联系急救中心寻求援助。
2. 监控运动员的呼吸，如有必要，采取心肺复苏。
3. 阻止运动员移动上肢、肘部、前臂以及手部。
4. 冰敷15分钟。

运动员无法重新回到比赛，直到满足下列条件。
1. 运动员经医生检查，并得到医生的允许。
2. 肘部活动范围不受影响，肘部灵活、有力。

否 →

运动员出现下列轻度受伤症状和体征。
1. 肘部进行某种运动时伴有轻度疼痛，但肘部活动范围不受影响。
2. 轻度压痛。

1. 停止一切有可能造成运动员疼痛的活动。
2. 如果症状进一步恶化，或几天内未消退，请将运动员送至医生处，进行进一步处理。
3. 冰敷。

是 →

1. 用夹板将肘部固定。
2. 如有需要，监测并处理运动员的休克问题，如有上述症状发生，派人联系急救中心寻求援助。
3. 冰敷并将运动员送至医生处，进行进一步处理。

运动员重新回到比赛的条件。
1. 症状消失。
2. 运动员经医生检查，并得到医生的允许。
3. 肘部活动范围不受影响，肘部灵活、有力。

## 劳损性肘部损伤

运动员肘部遭受反复挤压、扭伤或拉伤。

运动员是否出现下列中度至重度肘部损伤的症状和体征。
1. 肘部无法完全伸直、弯曲或旋转，同时伴有疼痛。
2. 无法用肘部、前臂或单手进行日常活动，如拿书或旋转门把手等。
3. 肿胀。
4. 肘部无法伸直或弯曲，前臂无法旋转（手掌无法向上或向下），手部无法攥紧。

否 →

是 →

**运动员出现下列轻度受伤症状。**
1. 肘部进行某种运动时伴有轻度疼痛，但肘部活动范围不受影响。
2. 轻度压痛。

运动员是否出现休克症状？

否 →

1. 停止一切有可能造成运动员疼痛的活动。
2. 如果症状进一步恶化，或几天内未消退，请将运动员送至医生处，进行进一步处理。
3. 冰敷。

1. 用绷带将肘部固定。
2. 冰敷并将运动员送至医生处，进行进一步处理。

是 →

**运动员重新回到比赛的条件。**
1. 症状消失。
2. 运动员经医生检查，并得到医生的允许。
3. 肘部活动范围不受影响，肘部灵活、有力。

**运动员无法重新回到比赛，直到满足下列条件。**
1. 运动员经医生检查，并得到医生的允许。
2. 肘部活动范围不受影响，肘部灵活、有力。

1. 派人联系急救中心寻求援助。
2. 监控运动员的呼吸，如有必要，采取心肺复苏。
3. 如有需要，监测并处理运动员的休克问题。

## 急性前臂、腕部、手部损伤

运动员前臂、腕部、手掌或手指遭受直接撞击、挤压、扭伤或拉伤。

运动员是否出现下列重度损伤的症状和体征。
1. 受伤部位畸形。
2. 受伤部位骨骼穿透皮肤。
3. 前臂、手指或手部皮肤发青。
4. 扭伤部位出现灼烧感。
5. 休克。
6. 腕部无法向上或向下弯曲，前臂无法旋转（手掌无法向上或向下），手部无法攥紧。
7. 前臂、手掌、手指失去知觉。
8. 前臂、腕部、手指持续几分钟麻木或刺痛。

否 →

是 →

运动员是否出现下列中度损伤的症状和体征。
1. 受伤部位轻度压痛。
2. 腕部向上或向下弯曲，前臂旋转，手部攥紧时伴有中度至重度疼痛。
3. 二级或三级腕部，手指扭伤。
4. 感觉到手指骨骼有摩擦声。
5. 肿胀。

1. 派人联系急救中心寻求援助。
2. 阻止运动员移动上肢、肘部、前臂以及手部。
3. 如有需要，监测并治疗运动员的休克问题。
4. 冰敷15分钟（如果没有损伤怀疑神经损伤）。

否 ↓

是 ↓

运动员出现下列轻度受伤症状和体征。
1. 腕部进行某种运动时伴有轻度疼痛，但活动范围不受影响。
2. 轻度压痛。

运动员无法重新回到比赛，直到满足下列条件。
1. 运动员经医生检查，并得到医生的允许。
2. 前臂、腕部、手指、手掌活动范围不受影响，同时灵活、有力。

1. 停止一切有可能造成运动员疼痛的活动。
2. 如果症状进一步恶化，或几天内未消退，请将运动员送至医生处，进行进一步处理。
3. 冰敷。

1. 用绷带将前臂、腕部、手指、手掌固定。
2. 如有需要，监测并治疗运动员的休克问题，如有上述症状发生，派人联系急救中心寻求援助。
3. 冰敷，并将运动员送至医生处，进行进一步处理。

运动员重新回到比赛的条件。
1. 症状消失。
2. 运动员经医生检查并得到医生的允许。
3. 前臂、腕部、手指、手掌活动范围不受影响，同时灵活、有力。

## 腹部损伤

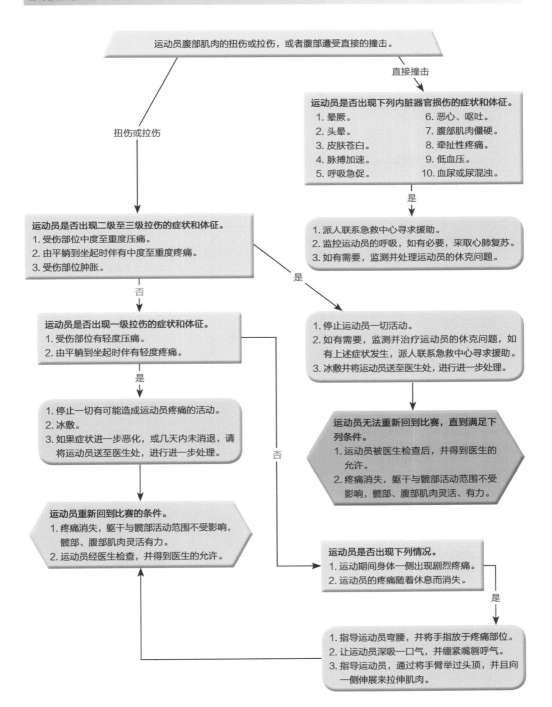

运动员腹部肌肉的扭伤或拉伤，或者腹部遭受直接的撞击。

直接撞击

扭伤或拉伤

运动员是否出现下列内脏器官损伤的症状和体征。
1. 晕厥。　　　　　6. 恶心、呕吐。
2. 头晕。　　　　　7. 腹部肌肉僵硬。
3. 皮肤苍白。　　　8. 牵扯性疼痛。
4. 脉搏加速。　　　9. 低血压。
5. 呼吸急促。　　　10. 血尿或尿混浊。

是

运动员是否出现二级至三级拉伤的症状和体征。
1. 受伤部位中度至重度压痛。
2. 由平躺到坐起时伴有中度至重度疼痛。
3. 受伤部位肿胀。

是

1. 派人联系急救中心寻求援助。
2. 监控运动员的呼吸，如有必要，采取心肺复苏。
3. 如有需要，监测并处理运动员的休克问题。

否

运动员是否出现一级拉伤的症状和体征。
1. 受伤部位有轻度压痛。
2. 由平躺到坐起时伴有轻度疼痛。

是

1. 停止运动员一切活动。
2. 如有需要，监测并治疗运动员的休克问题，如有上述症状发生，派人联系急救中心寻求援助。
3. 冰敷并将运动员送至医生处，进行进一步处理。

1. 停止一切有可能造成运动员疼痛的活动。
2. 冰敷。
3. 如果症状进一步恶化，或几天内未消退，请将运动员送至医生处，进行进一步处理。

否

运动员无法重新回到比赛，直到满足下列条件。
1. 运动员被医生检查后，并得到医生的允许。
2. 疼痛消失，躯干与髋部活动范围不受影响，髋部、腹部肌肉灵活、有力。

运动员重新回到比赛的条件。
1. 疼痛消失，躯干与髋部活动范围不受影响，髋部、腹部肌肉灵活有力。
2. 运动员经医生检查，并得到医生的允许。

运动员是否出现下列情况。
1. 运动期间身体一侧出现剧烈疼痛。
2. 运动员的疼痛随着休息而消失。

是

1. 指导运动员弯腰，并将手指放于疼痛部位。
2. 让运动员深吸一口气，并绷紧嘴唇呼气。
3. 指导运动员，通过将手臂举过头顶，并且向一侧伸展来拉伸肌肉。

## 腰部损伤

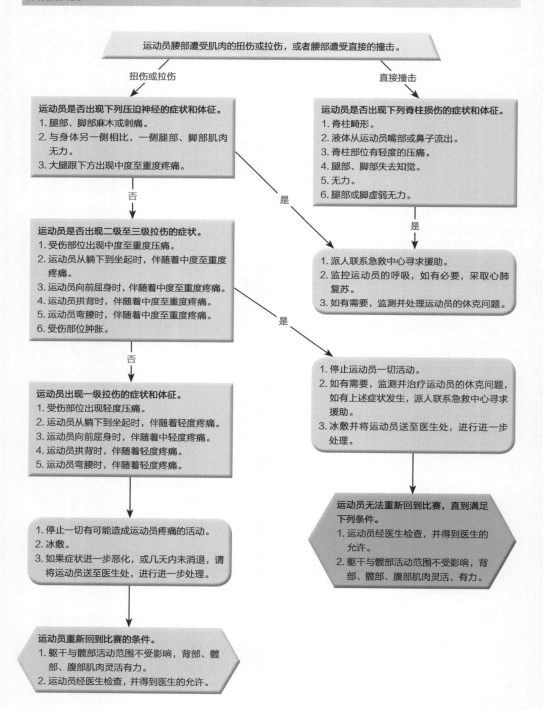

扭伤或拉伤

运动员腰部遭受肌肉的扭伤或拉伤，或者腰部遭受直接的撞击。

直接撞击

运动员是否出现下列压迫神经的症状和体征。
1. 腿部、脚部麻木或刺痛。
2. 与身体另一侧相比，一侧腿部、脚部肌肉无力。
3. 大腿跟下方出现中度至重度疼痛。

是

否

运动员是否出现二级至三级拉伤的症状。
1. 受伤部位出现中度至重度压痛。
2. 运动员从躺下到坐起时，伴随着中度至重度疼痛。
3. 运动员向前屈身时，伴随着中度至重度疼痛。
4. 运动员拱背时，伴随着中度至重度疼痛。
5. 运动员弯腰时，伴随着中度至重度疼痛。
6. 受伤部位肿胀。

否

运动员出现一级拉伤的症状和体征。
1. 受伤部位出现轻度压痛。
2. 运动员从躺下到坐起时，伴随着轻度疼痛。
3. 运动员向前屈身时，伴随着中轻度疼痛。
4. 运动员拱背时，伴随着轻度疼痛。
5. 运动员弯腰时，伴随着轻度疼痛。

1. 停止一切有可能造成运动员疼痛的活动。
2. 冰敷。
3. 如果症状进一步恶化，或几天内未消退，请将运动员送至医生处，进行进一步处理。

运动员重新回到比赛的条件。
1. 躯干与髋部活动范围不受影响，背部、髋部、腹部肌肉灵活有力。
2. 运动员经医生检查，并得到医生的允许。

运动员是否出现下列脊柱损伤的症状和体征。
1. 脊柱畸形。
2. 液体从运动员嘴部或鼻子流出。
3. 脊柱部位有轻度的压痛。
4. 腿部、脚部失去知觉。
5. 无力。
6. 腿部或脚虚弱无力。

是

1. 派人联系急救中心寻求援助。
2. 监控运动员的呼吸，如有必要，采取心肺复苏。
3. 如有需要，监测并处理运动员的休克问题。

是

1. 停止运动员一切活动。
2. 如有需要，监测并治疗运动员的休克问题，如有上述症状发生，派人联系急救中心寻求援助。
3. 冰敷并将运动员送至医生处，进行进一步处理。

运动员无法重新回到比赛，直到满足下列条件。
1. 运动员经医生检查，并得到医生的允许。
2. 躯干与髋部活动范围不受影响，背部、髋部、腹部肌肉灵活、有力。

## 急性髋部损伤

运动员髋部遭受直接撞击、挤压、扭伤或拉伤。

运动员是否出现下列重度损伤的症状和体征。
1. 大腿畸形。
2. 髋关节脱位。
3. 重度髋关节拉伤。
4. 腿部、脚部发青。
5. 受伤处有灼烧感。
6. 休克。
7. 拉伤部位肌肉肿胀。
8. 大腿无法向前、向后移动，或者无法向内侧或外侧旋转。
9. 腿部、脚部失去知觉。

否 ⟶

**是**

运动员是否出现下列中度损伤的症状和体征。
1. 受伤部位有中度压痛。
2. 大腿移动时伴有中度疼痛。
3. 受伤部位肌肉僵硬。
4. 肿胀。
5. 感觉到髋部骨骼的摩擦声。

否 ⟶

是

1. 派人联系急救中心寻求援助。
2. 监控运动员的呼吸，如有必要，采取心肺复苏。
3. 如有需要，监测并处理运动员的休克问题。
4. 防止运动员移动受损伤的腿。
5. 冰敷15分钟。

**运动员无法重新回到比赛，直到满足下列条件。**
1. 运动员经医生检查，并得到医生的允许。
2. 髋部与膝盖活动范围不受影响，髋部和大腿肌肉灵活、有力。

1. 停止一切有可能造成运动员疼痛的活动。
2. 冰敷。
3. 如果症状进一步恶化，或几天内未消退，请将运动员送至医生处，进行进一步处理。

1. 阻止运动员运用受伤腿进行移动。
2. 如有需要，监测并治疗运动员的休克问题，如有上述症状发生，派人联系急救中心寻求援助。
3. 冰敷并将运动员送至医生处，进行进一步处理。

**运动员重新回到比赛的条件。**
1. 髋部与膝盖活动范围不受影响，髋部和大腿肌肉灵活、有力。
2. 运动员经医生检查，并得到医生的允许。

## 急性大腿损伤

运动员膝关节受到挤压、拉伤、扭伤。

运动员是否出现下列重度损伤的症状和体征。
1. 大腿畸形。
2. 骨骼穿透皮肤。
3. 受伤部位上方或下方的腿部受到挤压时，受伤部位疼痛。
4. 腿部、脚部发青。
5. 受伤处有灼烧感。
6. 休克。
7. 拉伤部位肌肉肿胀。
8. 大腿无法向前、向后移动，或者无法向内侧或外侧旋转。
9. 腿部、脚部失去知觉。

**否**

**是**

运动员是否出现下列中度损伤的症状和体征。
1. 受伤部位有中度压痛。
2. 大腿移动时伴有中度疼痛。
3. 受伤部位肌肉僵硬。
4. 跛行。

**否**

1. 派人联系急救中心寻求援助。
2. 监控运动员的呼吸，如有必要，采取心肺复苏。
3. 如有需要，监测并治疗运动员的休克问题。
4. 防止运动员移动受损伤的腿。
5. 冰敷15分钟。

1. 停止一切有可能造成运动员疼痛的活动。
2. 冰敷。
3. 如果症状进一步恶化，或几天内未消退，请将运动员送至医生处，进行进一步处理。

运动员无法重新回到比赛，直到满足下列条件。
1. 运动员经医生检查，并得到医生的允许。
2. 髋部与膝盖活动范围不受影响，髋部和大腿肌肉灵活、有力。

**是**

运动员重新回到比赛的条件。
1. 髋部与膝盖活动范围不受影响，髋部和大腿肌肉灵活、有力。
2. 运动员经医生检查，并得到医生的允许。

1. 阻止运动员运用受伤腿进行移动。
2. 如有需要，监测并治疗运动员的休克问题，如有上述症状发生，派人联系急救中心寻求援助。
3. 冰敷并将运动员送至医生处，进行进一步处理。

## 急性膝部损伤

运动员膝部受到挤压、拉伤、扭伤。

运动员是否出现下列重度损伤的症状和体征。
1. 膝盖部位畸形。
2. 骨骼穿透皮肤。
3. 脱位。
4. 膝关节二级拉伤。
5. 腿部、脚部皮肤发青。
6. 受伤部位出现灼烧感。
7. 休克。
8. 膝盖无法伸直和弯曲。
9. 腿部、脚部失去知觉。
10. 受伤部位有重度压痛。

否 → 是 →

运动员是否出现下列中度损伤症状和体征。
1. 受伤部位有中度压痛。
2. 膝部伸直和弯曲时，伴有中度疼痛。
3. 肿胀。

1. 派人联系急救中心寻求援助。
2. 监控运动员的呼吸，如有必要，采取心肺复苏。
3. 如有需要，监测并治疗运动员的休克问题。
4. 防止运动员移动受损伤的腿。
5. 冰敷 15 分钟。

否 →

是 →

运动员无法重新回到比赛，直到满足下列条件。
1. 运动员经医生检查，并得到医生的允许。
2. 膝盖活动范围不受影响，大腿和小腿肌肉灵活、有力。

运动员出现下列轻度损伤的症状和体征。
1. 受伤部位有轻度压痛。
2. 跑跳时伴有轻度疼痛。
3. 上下楼时伴有轻度疼痛。

1. 停止一切有可能造成运动员疼痛的活动。
2. 冰敷。
3. 如果症状进一步恶化，或几天内未消退，请将运动员送至医生处，进行进一步处理。

1. 阻止运动员运用受伤腿进行移动。
2. 如有需要，监测并治疗运动员的休克问题，如有上述症状发生，派人联系急救中心寻求援助。
3. 冰敷并将运动员送至医生处，进行进一步处理。

运动员重新回到比赛的条件。
1. 膝盖活动范围不受影响，大腿、小腿肌肉灵活、有力。
2. 运动员经医生检查，并得到医生的允许。

## 慢性膝部损伤

运动员膝部受到重复性劳损损伤。

运动员是否出现下列**慢性中度至重度膝部损伤**的症状和体征。
1. 中度至重度压痛。
2. 跑步和跳跃时伴有中度至重度疼痛。
3. 上下楼时伴有中度至重度疼痛。
4. 走路时一瘸一拐。
5. 受伤部位上方胫骨受挤压时,受伤部位出现中度至重度剧烈疼痛。
6. 局部肿胀。
7. 日常活动如走路或静坐时伴有中度至重度疼痛。

否 ← → 是

运动员出现下列**慢性轻度膝部损伤**的症状和体征。
1. 受伤部位有轻度压痛。
2. 膝盖伸直或弯曲时,伴有轻度压痛。
3. 运动员跑步或跳跃时,伴有轻度疼痛。
4. 运动员上下楼时,伴有轻度疼痛。
5. 运动员久坐时,膝盖部位伴有轻度疼痛。

1. 阻止运动员运用受伤腿进行移动。
2. 如有需要,监测并治疗运动员的休克问题,如有上述症状发生,派人联系急救中心寻求援助。
3. 冰敷并将运动员送至医生处,进行进一步处理。

运动员无法重新回到比赛,直到满足下列条件。
1. 运动员经医生检查,并得到医生的允许。
2. 膝盖活动范围不受影响,大腿和小腿肌肉灵活、有力。

1. 停止一切有可能造成运动员疼痛的活动。
2. 冰敷。
3. 如果症状进一步恶化,或几天内未消退,请将运动员送至医生处,进行进一步处理。

运动员重新回到比赛的条件。
1. 膝盖活动范围不受影响,大腿和小腿肌肉灵活、有力。
2. 运动员经医生检查,并得到医生的允许。

# 急性腿部、脚部、踝关节损伤

运动员腿部、脚部、踝关节受到挤压、拉伤、扭伤。

**运动员是否出现下列重度损伤的症状和体征。**
1. 受伤部位畸形。
2. 骨骼穿透皮肤。
3. 脚踝脱位。
4. 二级踝关节损伤。
5. 小腿肌肉完全撕裂处出现肿块或肌腱卷起。
6. 腿部、脚部发青。
7. 受伤处出现灼烧感。
8. 休克。
9. 脚部无法向上弯曲或脚尖朝下，或脚踝无法里外旋转。
10. 小腿、脚部失去知觉。
11. 受伤部位出现重度压痛。
12. 受伤部位的上方或下方的胫骨或腓骨受挤压时，受伤部位出现剧烈疼痛。

否 → 是 →

**运动员是否出现下列中度损伤症状和体征。**
1. 受伤部位有中度的压痛。
2. 脚部向上弯曲或脚尖朝下，脚踝里外旋转时伴有中度疼痛。
3. 受伤部位肌肉有压痕。
4. 脚跟着地时伴有中度疼痛。
5. 脚掌下面近拇趾根的球形部分着地时伴有中度疼痛。
6. 走路时一瘸一拐。

1. 派人联系急救中心寻求援助。
2. 监控运动员的呼吸，如有必要，采取心肺复苏。
3. 如有需要，监测并治疗运动员的休克问题。
4. 防止运动员移动受损伤的腿。
5. 冰敷15分钟。

否 → 是 →

**运动员出现下列轻度损伤症状和体征。**
1. 受伤部位有轻度的压痛。
2. 运动员跑跳时伴有轻度疼痛。

**运动员无法重新回到比赛，直到满足下列条件。**
1. 运动员经医生检查，并得到医生的允许。
2. 疼痛消失，膝盖与脚踝活动范围不受影响，小腿肌肉灵活、有力。

1. 停止一切有可能造成运动员疼痛的活动。
2. 冰敷。
3. 如果症状进一步恶化，或几天内未消退，请将运动员送至医生处，进行进一步处理。

1. 阻止运动员运用受伤腿进行移动。
2. 如有需要，监测并治疗运动员的休克问题，如有上述症状发生，派人联系急救中心寻求援助。
3. 冰敷并将运动员送至医生处，进行进一步处理。

**运动员重新回到比赛的条件。**
1. 疼痛消失，膝盖与脚踝活动范围不受影响，小腿肌肉灵活、有力。
2. 运动员经医生检查，并得到医生的允许。

## 慢性腿部、脚部、踝关节损伤

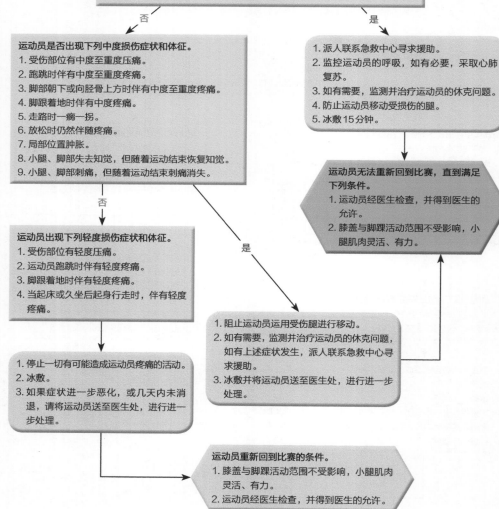

运动员腿部、脚部、踝关节受到重复性劳损损伤。

运动员是否出现严重应力性骨折或者严重疲劳性筋膜室综合征的症状和体征。
1. 受伤部位上方或者下方骨骼受挤压时出现压痛。
2. 脚部、小腿发青。
3. 休克。
4. 小腿、脚部失去知觉，并持续到运动结束。
5. 小腿、脚部刺痛，并持续到运动结束。
6. 踝关节、脚部无力。

否　　　　　是

运动员是否出现下列中度损伤症状和体征。
1. 受伤部位有中度至重度压痛。
2. 跑跳时伴有中度至重度疼痛。
3. 脚部朝下或向胫骨上方时伴有中度至重度疼痛。
4. 脚跟着地时伴有中度疼痛。
5. 走路时一瘸一拐。
6. 放松时仍然伴随疼痛。
7. 局部位置肿胀。
8. 小腿、脚部失去知觉，但随着运动结束恢复知觉。
9. 小腿、脚部刺痛，但随着运动结束刺痛消失。

1. 派人联系急救中心寻求援助。
2. 监控运动员的呼吸，如有必要，采取心肺复苏。
3. 如有需要，监测并治疗运动员的休克问题。
4. 防止运动员移动受损伤的腿。
5. 冰敷15分钟。

运动员无法重新回到比赛，直到满足下列条件。
1. 运动员经医生检查，并得到医生的允许。
2. 膝盖与脚踝活动范围不受影响，小腿肌肉灵活、有力。

否　　　　　是

运动员出现下列轻度损伤症状和体征。
1. 受伤部位有轻度压痛。
2. 运动员跑跳时伴有轻度疼痛。
3. 脚跟着地时伴有轻度疼痛。
4. 当起床或久坐后起身行走时，伴有轻度疼痛。

1. 阻止运动员运用受伤腿进行移动。
2. 如有需要，监测并治疗运动员的休克问题，如有上述症状发生，派人联系急救中心寻求援助。
3. 冰敷并将运动员送至医生处，进行进一步处理。

1. 停止一切有可能造成运动员疼痛的活动。
2. 冰敷。
3. 如果症状进一步恶化，或几天内未消退，请将运动员送至医生处，进行进一步处理。

运动员重新回到比赛的条件。
1. 膝盖与脚踝活动范围不受影响，小腿肌肉灵活、有力。
2. 运动员经医生检查，并得到医生的允许。

## 面部与头皮裂伤

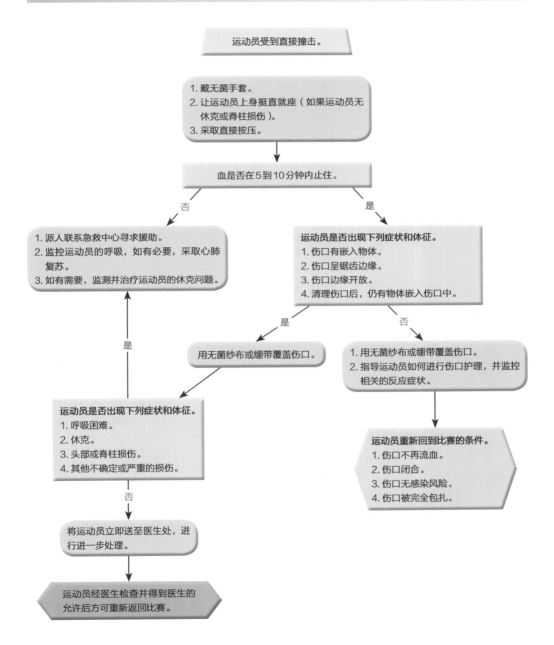

## 眼部直接撞击

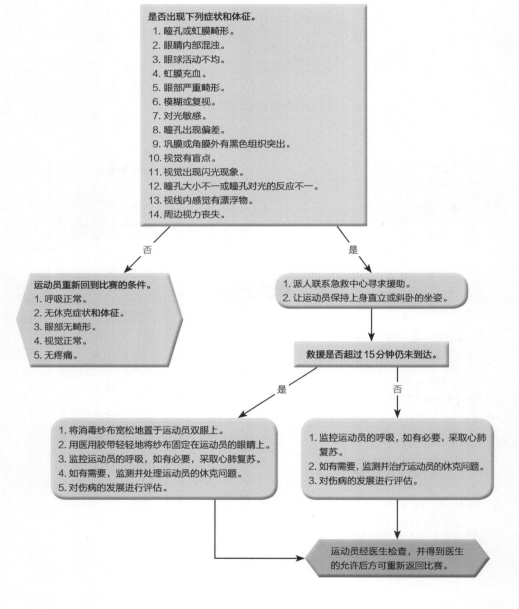

运动员眼部遭到直接的撞击。

**是否出现下列症状和体征。**
1. 瞳孔或虹膜畸形。
2. 眼睛内部混浊。
3. 眼球活动不均。
4. 虹膜充血。
5. 眼部严重畸形。
6. 模糊或复视。
7. 对光敏感。
8. 瞳孔出现偏差。
9. 巩膜或角膜外有黑色组织突出。
10. 视觉有盲点。
11. 视觉出现闪光现象。
12. 瞳孔大小不一或瞳孔对光的反应不一。
13. 视线内感觉有漂浮物。
14. 周边视力丧失。

否

是

**运动员重新回到比赛的条件。**
1. 呼吸正常。
2. 无休克症状和体征。
3. 眼部无畸形。
4. 视觉正常。
5. 无疼痛。

1. 派人联系急救中心寻求援助。
2. 让运动员保持上身直立或斜卧的坐姿。

救援是否超过15分钟仍未到达。

是

否

1. 将消毒纱布宽松地置于运动员双眼上。
2. 用医用胶带轻轻地将纱布固定在运动员的眼睛上。
3. 监控运动员的呼吸，如有必要，采取心肺复苏。
4. 如有需要，监测并处理运动员的休克问题。
5. 对伤病的发展进行评估。

1. 监控运动员的呼吸，如有必要，采取心肺复苏。
2. 如有需要，监测并治疗运动员的休克问题。
3. 对伤病的发展进行评估。

运动员经医生检查，并得到医生的允许后方可重新返回比赛。

## 眼部异物

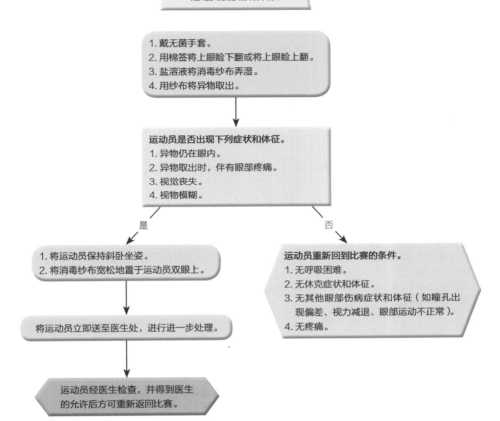

运动员眼部出现异物。

1. 戴无菌手套。
2. 用棉签将上眼睑下翻或将上眼睑上翻。
3. 盐溶液将消毒纱布弄湿。
4. 用纱布将异物取出。

运动员是否出现下列症状和体征。
1. 异物仍在眼内。
2. 异物取出时，伴有眼部疼痛。
3. 视觉丧失。
4. 视物模糊。

是

否

1. 将运动员保持斜卧坐姿。
2. 将消毒纱布宽松地置于运动员双眼上。

运动员重新回到比赛的条件。
1. 无呼吸困难。
2. 无休克症状和体征。
3. 无其他眼部伤病症状和体征（如瞳孔出现偏差、视力减退、眼部运动不正常）。
4. 无疼痛。

将运动员立即送至医生处，进行进一步处理。

运动员经医生检查，并得到医生的允许后方可重新返回比赛。

## 擦伤

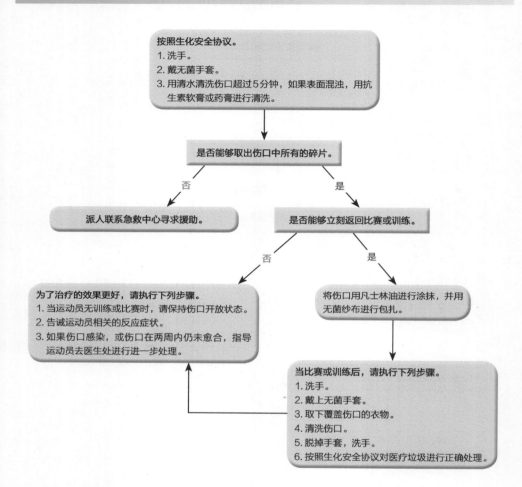

按照生化安全协议。
1. 洗手。
2. 戴无菌手套。
3. 用清水清洗伤口超过5分钟，如果表面混浊，用抗生素软膏或药膏进行清洗。

是否能够取出伤口中所有的碎片。

否 → 派人联系急救中心寻求援助。

是 → 是否能够立刻返回比赛或训练。

否 → 为了治疗的效果更好，请执行下列步骤。
1. 当运动员无训练或比赛时，请保持伤口开放状态。
2. 告诫运动员相关的反应症状。
3. 如果伤口感染，或伤口在两周内仍未愈合，指导运动员去医生处进行进一步处理。

是 → 将伤口用凡士林油进行涂抹，并用无菌纱布进行包扎。

当比赛或训练后，请执行下列步骤。
1. 洗手。
2. 戴上无菌手套。
3. 取下覆盖伤口的衣物。
4. 清洗伤口。
5. 脱掉手套，洗手。
6. 按照生化安全协议对医疗垃圾进行正确处理。

# 美国运动教育计划（ASEP）教练培训方案

我们所关注的问题不再是教练是否需要进行培训，而是教练如何进行培训。自1981年以来，美国运动教育计划（ASEP）通过开放和实施培训课程，已经为超过150万教练提供相关的课程和资源。

## ASEP职业教练培训项目

ASEP将为教练提供一项名为"青铜级"的课程认证项目，该项目目标是培养跨越三个关键学科的教练。青铜级课程包括教练基本职能、运动损伤处理以及教练（体育）技战术技能。如果教练想取得青铜级的认证，必须完成上述三门课程，同时还要得到心肺复苏认证。青铜级课程尤其适合高中、大学、奥运会以及一些其他体育俱乐部的教练。事实上，全美已经有30个州的高中协会、200所大学和13所体育运动管理机构目前正在使用，全面或部分推广青铜级课程，其目的是满足各组织对教练发展的需要。

教练基本职能课程为认真的教练提供了必要的帮助。*Successful Coaching* 第四版是本课程的教材，通过这门课程，教练要接受并认清教练的基本职能的挑战（教练的基本理念、教练的目标以及执教风格），加强自身沟通和激励的能力，使自己成为一名更有效率的教师和教练。同时增强队伍管理、关系管理、风险管理、自我管理等方面的技巧。教练基本职能这一门课程是教练通往成功的基础，是教练进入赛场执教前的必修科目。

运动损伤处理课程针对超过110种运动损伤和疾病提供了最清晰、最新的预防和评估方法。在这门课程中，我们的目的是为拯救运动员生命的一系列行动指定一套运动急救计划，并按照急救步骤移动受伤的运动员，按照循序渐进的方法来治疗运动员的伤病。

ASEP职业教练培训项目包含以下课程和认证。

- 教练基本职能。
- 运动损伤处理。
- 青铜级体育专业课程（相关体育项目）。
- 青铜级等级认证（要求获得心肺复苏认证，此认证不由ASEP颁发，并同时完成教练基本职能、运动损伤处理、青铜级体育专业课程）。

青铜级课程针对某一特定运动的战术和临场指挥课程，为教练通往更高级别的教练提供了相关的实用工具。其相关课程如下。

- 棒球教练技战术训练技巧。

- 篮球教练技战术训练技巧。
- 橄榄球教练技战术训练技巧。
- 足球教练基本职能。
- 摔跤教练基本职能。
- 啦啦队教练基本职能。
- 垒球教练技战术训练技巧。
- 游泳教练基本职能。
- 田径教练基本职能。
- 排球教练基本职能。
- 高尔夫球教练基本职能。
- 网球教练技战术训练技巧。
- 体能教练基本职能。

请登录ASEP官网获取最新的课程信息。

教练基本职能和运动损伤处理课程由教师采用面授和自学交替上课的形式进行。教练基本职能课程的面授课时为8课时。随后通过自学和考试的方式进行。其中自学和考试部分需要32课时完成。运动损伤处理部分课程也采用与教练基本职能课程相同的模式进行授课。但是运动损伤处理的面授课程为4课时。

同时我们也为教练基本职能和运动损伤处理课程提供了线上授课的方式。教练可以通过访问ASEP官网进行网络授课。这种方式会使教练按照自己的时间，灵活选择合适的课程。教练可以在一个互动的环境中，通过阅读教材，观看视频，参与模拟课堂的学习，使自己处于真实的比赛和训练中。这种线上授课的方式更为方便，可以让教练按照自己的节奏进行学习，同时也为教练节省了大量面授上课的时间。

# ASEP青少年教练培训项目

对于广大青少年教练，ASEP为13岁或13岁以下青少年运动员的教练提供了初级和中级课程。我们也为这一一年龄段球员的家长、体育官员以及从事这一一年龄段体育教育的工作人员提供了一些课程和相关资源。本课程适用于青少年的公共训练场所，国家青少年体育组织、青年俱乐部、中学、军队等团体的运动队，以及一些地方俱乐部。我们通过线上与线下授课的方式，开展青少年体育教练授课课程。其课程针对棒球、篮球、橄榄球、足球、垒球、网球、排球和摔跤等运动项目进行相关指导。

## 我们的理念

我们的理念是运动员第一，比赛结果第二。我们也会致力于通过对业余教练的培训，将我们的理念付诸实践。如果想了解ASEP其他信息和青少年教练培训项目，请访问我们的官网与我们联系。

# 作者简介

梅林达·J. 弗莱格尔作为一名专业运动教练已经有27年（截至成书的2014年）的从业经验，曾在伊利诺伊大学作为首席运动教练工作13年，负责为学校的娱乐或运动俱乐部的运动员提供医疗保健和运动损伤预防等教育工作。

作为伊利诺伊州皮奥里亚大平原运动医学和康复中心的业务推广协调员，弗莱格尔为超过15所高中的运动员提供了运动训练服务，并定期与运动员的教练对于运动损伤处理问题进行咨询和沟通。作为该中心教育培训项目的协调员和美国红十字会心肺复苏的讲师，弗莱格尔一直致力于帮助教练成为熟练的运动损伤处理人员，并从中获得了宝贵的一手经验。

弗莱格尔在伊利诺伊大学工作期间，除负责本职工作外，还负责教授运动损伤课程。弗莱格尔毕业于伊利诺伊大学，并拥有伊利诺伊大学学士和硕士学位。弗莱格尔是美国运动训练治疗师协会和美国国家体能协会的成员，在1987年取得美国国家体能协会认证的运动和体能专家资格。

除了编写本书以外，弗莱格尔还曾参与编写了一些书的部分章节，包括教科书*Health on Demand*中的Injury Prevention and First Aid部分。